ein Ullstein Buch

ÜBER DAS BUCH:

Nur drei hauptamtliche Hafenärzte gibt es in der Bundesrepublik: in Hamburg, Bremerhaven und Bremen. Sie haben einen wahrhaft internationalen Patientenkreis. »Port Doctor« in Bremen war 26 Jahre lang Dr. Horst Falliner, und es ist ein Glücksfall, daß er im Ruhestand seinen zweiten Beruf entdeckt hat: den des Schriftstellers. Denn er hat eine Menge zu erzählen: von Seuchenfällen, Hygieneproblemen, exotischen Patienten, tragischen Schicksalen, dramatischen Arbeitsunfällen, aber auch von den Schattenseiten der Liebe im Hafen, von warmer Menschlichkeit und unverwüstlichem Humor. Köstlich seine Typologie der Kapitäne – und der Kapitänsfrauen –, dramatisch seine Erfahrungen als »letzter Arzt vor New York«, klug und einfühlsam seine Beobachtungen in der Sprechstunde mit Patienten aus aller Welt: »Hier gibt es nichts, was es nicht gibt – und das mehrmals täglich«, sagt der Autor und denkt dabei nur an einige wenige Fälle aus seinem ereignisreichen Leben: an den pockenverdächtigen afrikanischen Matrosen, den geisteskranken skandinavischen Kapitän, die unglückliche sowjetische Bordärztin, die glückliche splitternackte Bordbesucherin, den indischen Offizier, der Selbstmord verüben wollte, und den spanischen Seemann, der einen Mord begangen hat. Erzählt wird das alles auf so lebendige, persönliche Art, daß der Leser sich unmittelbar beteiligt fühlt. Ein packendes, informatives und unterhaltsames Buch!

ÜBER DEN AUTOR:

1915 in Danzig-Neufahrwasser geboren, besuchte Falliner ein humanistisches Gymnasium in Königsberg und studierte in Berlin, München und Königsberg Medizin. Als Truppenarzt einer Gebirgsdivision erlebte er den Zweiten Weltkrieg an so konträren Schauplätzen wie dem Balkan und der Eismeerfront. 1946 ging er zunächst ans Kreiskrankenhaus Grömitz/Holstein, 1948 ans Hauptgesundheitsamt Bremen, wo er – da Dermatologe – Leiter der Beratungsstelle für Geschlechtskrankheiten wurde. Seine hafenärztliche Tätigkeit begann 1956, als er das Hafengesundheitsamt Bremen als Leitender Medizinaldirektor übernahm. Nach einem Vierteljahrhundert Dienst im Überseehafen begann er, seine Lebenserinnerungen niederzuschreiben, »damit meine Frau und meine Kinder endlich erfahren, warum ich manchmal so spät nach Hause kam«. Da sich aber sowohl Sohn wie Tochter für den Arztberuf entschieden haben, kann des Vaters Beispiel so abschreckend nicht gewesen sein.

Horst Falliner

Brauchen Doktor an Bord!

Ein Hafenarzt erzählt aus seinem Leben

ein Ullstein Buch

ein Ullstein Buch/maritim
Nr. 20627
Herausgegeben von J. Wannenmacher
im Verlag Ullstein GmbH,
Frankfurt/M – Berlin

Originalausgabe

Umschlagentwurf:
Hansbernd Lindemann
unter Verwendung einer
Farbillustration von
Christel Hudemann-Schwartz
Der Umschlag zeigt das Flaggensignal
»Ich benötige einen Arzt!«
(Doppelstander A und Flagge N)

Printed in Germany 1986
Gesamtherstellung:
Ebner Ulm
ISBN 3 548 20627 1

April 1986

CIP-Kurztitelaufnahme
der Deutschen Bibliothek

Falliner, Horst:
Brauchen Doktor an Bord!: Ein Hafenarzt
erzählt aus seinem Leben / Horst
Falliner. – Orig.-Ausg. –
Frankfurt/M; Berlin: Ullstein, 1986.
(Ullstein-Buch; Nr. 20627: maritim)
ISBN 3-548-20627-1
NE: GT

Für MARGRIT, AXEL und GABI,
damit sie endlich erfahren,
warum ich manchmal so spät
nach Hause kam.

Inhalt

Vorwort

Die allgemeine Lebenserfahrung lehrt, daß in einem Welthafen alle Zwischenfälle nebst Komplikationen, die sich ein halbwegs intelligenter Mensch unter Aufbietung maximaler Phantasie überhaupt nur auszudenken vermag, eines mehr oder weniger – meist weniger – schönen Tages tatsächlich eintreten.

Die gleiche Erfahrung gilt für eine hafenärztliche Praxis, hier natürlich mehr in medizinisch modifizierter Form. Manchmal sind es ganze Schiffe, die Unruhe in den Tagesablauf des Hafenarztes bringen, sei es, daß ihr Proviantvorrat bakteriell verseucht ist, so daß die eine Hälfte der Besatzung krank, die andere am Verhungern ist; sei es, daß ihre Trinkwassertanks chemisch vergiftet sind, so daß die ganze Besatzung halb betrunken ist, weil sie mangels Trinkwassers auf andere Flüssigkeiten ausweichen mußte.

Meistens sind es aber doch die einzelnen Menschen, die aus allen Richtungen der Kompaßrose in die Praxis des Hafenarztes kommen, hier – manchmal buchstäblich – den Duft der großen weiten Welt verbreiten und für Abwechslung in seinem an sich schon unkonventionellen Dasein sorgen. Sie bestätigen tagtäglich den Satz, der auf jede hafenärztliche Praxis der Welt zutrifft: »Hier gibt es nichts, was es nicht gibt – und das mehrmals täglich!«

Ob das nun ein pockenverdächtiger afrikanischer Matrose
oder ein geisteskranker skandinavischer Kapitän ist,
eine sehr unglückliche sowjetische Bordärztin
oder eine sehr glückliche splitternackte Bordbesucherin,
ein indischer Offizier, der Selbstmord verüben wollte,
oder ein spanischer Seemann, der einen Mord verübt hat –,
sie alle zeigen, wie oft sich in der Praxis eines Hafenarztes die Welt der Schiffahrt und die Welt der Medizin überschneiden.

Wer über diese Dinge berichten will, muß aber bedenken, daß es möglicherweise Leute gibt, die weder mit der einen noch mit der anderen dieser beiden Welten jemals direkt etwas zu tun hatten. Es gibt eben Leute, die ihr ganzes Leben lang mit Blinddarm und Mandeln herumlaufen, nur weil sie nie einen Arzt in ihre unmittelbare Nähe kommen ließen; und es gibt andere, die ihr ganzes Leben lang niemals Schiffsplanken unter den Füßen hatten, nur weil nie ein Schiff in ihre unmittelbare Nähe kam.

Da kann es dann schon zu Mißverständnissen kommen wie bei den beiden Helgolandfahrern, die an der Pier in Bremerhaven das erste Schiff ihres Lebens erblickten. Überwältigt vom Anblick der hochaufragenden Bordwand, rief der eine, als er die Schweißnähte des Schiffsrumpfes entdeckte: »Ja, Sakrament, da schau her, Loisl, dös Schinakel is' aus Eisen!« Der Loisl schüttelte über so viel Naivität entsetzt den Kopf und zischte seinem Freund leise, damit die herumstehenden Preußen dessen Bildungsdefizit nicht mitkriegten, zu: »Eisen könnt' fei' net schwimmen, damischer Depp, damischer!« Worauf dieser nach einem langen Blick auf die armdicken Stahl- und Manilatrossen, mit denen das Schiff an den Pollern festgemacht war, nachdenklich murmelte: »Ja mei, dösweg'n hoabn's dös so fest oagbund'n!«

Um also zu vermeiden, daß sich bei jemandem, der über keine eigenen medizinischen oder nautischen Erfahrungen verfügt, ähnliche Mißverständnisse einschleichen, sind vorsichtshalber einleitend einige historische Zusammenhänge und sprachliche Feinheiten erläutert, wodurch hoffentlich das Verständnis erleichtert wird.

Man sollte daher das einleitende Kapitel mit der gebotenen Gründlichkeit überfliegen. Vergessen kann man es ja immer noch.

H. F.

1. Kapitel

Allgemeines und Historisches ...

Die Schiffahrt ist eine Welt für sich.

Mit eigener Geschichte, eigener Sprache, eigenen Zeitbegriffen und uralten eigenen Gesetzen.

Ihre Spitzenposition: der »Master next God«.

Die Medizin ist ebenfalls eine Welt für sich.

Auch mit eigener Geschichte, eigener Sprache, eigenen Zeitbegriffen und uralten eigenen Gesetzen.

Ihre Spitzenposition: der »Halbgott in Weiß«.

In den großen Häfen aller sieben Meere müssen beide Welten notgedrungen aufeinandertreffen und sich überschneiden. Im Schnittpunkt steht ein ziemlich einsamer, ganz auf sich selbst gestellter Mann: der Hafenarzt.

Er ist eine Art Wanderer zwischen beiden Welten, aber er muß in beiden zu Hause sein. Er muß ihre Geschichte kennen, ihre Sprache sprechen, ihre Gesetze und Zeitbegriffe verstehen und mindestens dreimal täglich Probleme dieser beiden grundverschiedenen Welten aufeinander abstimmen und lösen.

Dafür hat er ungefähr alle Möglichkeiten zur Verfügung, die er sich ausdenken kann. Da er nicht nur Arzt, sondern seit altersher Beamter, also »Hoheitsträger« des Staates ist, konzentriert sich in seiner Person eine ganz hübsche Menge Macht. Er könnte sie jederzeit sowohl gegen eine Einzelperson als auch gegen ein ganzes Schiff anwenden, ohne daß ihn jemand daran hindern dürfte.

Das vom Hafenarzt mit flackerndem Blick und hohler Stimme gemurmelte Wort: »Seuchengefahr!« läßt auch agilste Lokalpolitiker zur Salzsäule erstarren, die allenfalls noch zu einem matten Kopfnikken in der Lage ist.

Und im Weltbild der Kapitäne aller Flaggen ist der Hafenarzt sowieso von jeher eine Art höherer Gewalt, die ungefähr zwischen totalem Maschinenausfall und Windstärke 12 einzuordnen ist. Wer sonst könnte seinen Dampfer aus dem Fahrplan schmeißen?

Die Rechtsgrundlage, aufgrund welcher der Hafenarzt agiert und reagiert, ist auf die magische Formel IGV zu bringen. Sie bedeutet im

Klartext: »Internationale Gesundheits-Vorschriften«. Jeder, der diese Formel zu hören bekommt – egal, womit er in der Schiffahrt sein Geld verdient –, verzieht schmerzhaft das Gesicht. Denn niemand kennt sie genau, aber jeder weiß, daß man mit ihr alles durchsetzen kann. Die IGV sind Vorschriften der Welt-Gesundheits-Organisation, die unter der Abkürzung ihres englischen Namens WHO weltweit bekannt ist. Da sie eine Unterorganisation der UNO ist, gehören ihre IGV zu den höchstrangigen Vorschriften, die es auf dieser Welt gibt. Sie rangieren gleich nach den Zehn Geboten. Im Gegensatz zu diesen machen sie allerdings nicht im entferntesten den Eindruck göttlicher Inspiration. Jeder Satz läßt vielmehr aufgrund seiner Unklarheit klar erkennen, daß an ihm etwa hundert Verwaltungsjuristen herumgefeilt und -gefeilscht haben. Sie kamen, um das Unglück voll zu machen, aus mehreren Dutzend Ländern, deren Rechtssysteme recht unterschiedlich waren.

So wird man den Begriff »hygienisch einwandfrei« z. B. im angloamerikanischen, skandinavischen, romanischen, sozialistischen und islamischen Recht jeweils ein bißchen anders auslegen als im deutschen.

Jeder, der weiß, wieviel Unklarheiten ein einzelner Verwaltungsjurist in kürzester Zeit anzurichten in der Lage ist, kann sich mühelos vorstellen, was dabei herauskommen mußte, wenn sich hundert von der Sorte mehrere Jahre lang mit zwei Sachgebieten befaßten, von denen sie primär überhaupt nichts verstanden: der Gesundheit und der Schiffahrt.

Wenn der Hafenarzt also klug ist, begnügt er sich mit dem stillen Wissen um seine potentielle Macht, macht aber um Gottes willen keinen Gebrauch von ihr, sondern lieber – soweit vorhanden – von seiner angeborenen Vernunft.

Am besten verhält er sich immer so, wie es die jeweilige Lage erfordert. Gegen dieses Rezept kommt kein anderes an.

Hafenärzte, die sich länger als ein Jahr in ihrem Amt halten konnten, haben mit Sicherheit diese goldene Regel zur Maxime ihres Handelns erhoben. Sonst wären sie nicht mehr im Amt. Sie hätten sich aus dem Chaos, das sie angerichtet hätten, längst in eine hübsche ruhige Nervenklinik zurückgezogen. Als Stationsarzt natürlich.

Aber ich will nicht abschweifen.

... über den Arztberuf

Jeder Mensch, der einen halbwegs vorzeigbaren Beruf ausübt, macht sich früher oder später Gedanken über dessen Vorgeschichte und historische Entwicklung.

Es hebt ja nicht nur das eigene Selbstgefühl, sondern auch das Ansehen nach außen, wenn man – ganz nebenbei natürlich – auf sehr alte Traditionen und Bräuche hinweist; wenn man vielleicht ein vergilbtes Dokument oder gar ein abgenutztes Instrument vorzeigt, mit dem vor Jahrhunderten schon irgendwelche Leute das taten, was man jetzt selber tut.

Nur konnten die es damals natürlich nicht ganz so gut und ganz so schnell. (Lediglich *die* Damen, die sowieso wissen, daß ihr Gewerbe das älteste der Welt ist, pflegen sich bescheiden aller Hinweise hierauf zu enthalten.)

Wenn jedoch ein Hafenarzt in Grübeleien verfällt, hat er es wesentlich schwerer als andere Leute, weil er ja in zwei Richtungen grübeln muß: einerseits über die Geschichte der Medizin, andererseits über die Geschichte der Schiffahrt.

Überspitzt könnte man sein Problem auf die Formel bringen: Wer war zuerst da, der Hafen oder der Arzt?

Konkret läßt sich diese Frage natürlich nicht beantworten. Selbst wenn man das Alter eines trepanierten Schädels und das eines im Moor konservierten Einbaums mit Hilfe des Radiokarbon-Testes ungefähr aufs Jahrhundert genau bestimmen kann, sagt das Ergebnis nichts Endgültiges über die Priorität aus. Die Funde müssen ja nicht von der jeweiligen Premiere stammen.

Aber wenn man sich die Geschichte der Menschheit, soweit sie bekannt ist, vor Augen hält, muß man – alles in allem – doch zu der Auffassung kommen, daß der Arztberuf älter ist als der des Seemanns.

Denn als vor mehreren hunderttausend Jahren der Homo erectus durch die Weiterentwicklung seiner Großhirnrinde zum Homo sapiens avancierte und aus dem Dunkel der Vorzeit in das Licht der Historie trat, wird er mit Sicherheit gleich, wenn nicht schon vorher, Rat und Hilfe eines anderen Homo sapiens benötigt haben.

Der Prankenhieb eines Höhlenbären, der Stoß eines Mammutzahns oder der Sturz in eine Schlucht führten auch bei diesen verhältnismäßig abgehärteten Leuten dazu, daß man sich am anderen Morgen nicht mehr ganz wohl fühlte.

Und damit war dann schon aus dem Homo sapiens ein Homo patiens geworden, der nach dem weisen Alten aus der Nachbarhöhle schickte, in dessen Obhut man sich wohl fühlte, dessen Verständnis einem guttat und dessen Händen man sich anvertraute. Auch wenn er einem zuerst meist weh tat. Man glaubte ihm, daß das so sein mußte, bevor er heilende Kräuter darauf tat.

Hinzu kommt noch ein bemerkenswerter Umstand: Dem Schöpfer der Welt ist bei der Erschaffung des Homo sapiens offensichtlich ein Kunstfehler unterlaufen: Die Hemmschwelle gegen das Töten eigener Artgenossen ist bei dieser Spezies zeitweise gleich Null. Natürlich kämpfen auch Löwen, Wölfe oder Hirsche um die führende Position im Rudel oder um ein besonders hübsch geratenes Weibchen; aber wenn einer der Kontrahenten dabei zu Tode kommt, ist das meist ein Betriebsunfall. Normalerweise genügt eine Unterwerfungsgeste, ein Zeichen der Demut oder einfach die Flucht, um mit dem Leben davonzukommen. Anders beim sogenannten Homo sapiens. Solange man seine Geschichte überblicken kann, hat die Menschheit von Zeit zu Zeit ganz offensichtlich das unstillbare Verlangen gehabt, sich umzubringen. Auch heute noch.

Das hat im Lauf der Jahrtausende natürlich dazu geführt, daß die Leute mit den heilenden Händen nicht nur nebenamtliche Helfer blieben, sondern allmählich ein regelrechtes Standesbewußtsein entwickelten. Man brauchte sie ja auch praktisch pausenlos, zumal der Umsatz an Menschenleben, insbesondere auf dem nichtzivilen Sektor, mit fortschreitender Technik rapide anstieg.

Für die Heilkundigen war die Weltgeschichte jedenfalls eine Art Dauerpraktikum in Chirurgie. Millionenfach wird sich im Lauf der Geschichte die Versorgung eines Verwundeten so abgespielt haben, wie es Homer im Elften Gesang seiner Ilias schildert:

> »Hierauf bettet' er ihn und schnitt mit dem Messer den scharfen
> Stechenden Pfeil aus dem Schenkel und spülte davon mit erwärmtem
> Wasser das schwärzliche Blut, zerrieb die bittere Wurzel,
> Legte sie auf, die schmerzstillende, welche die Schmerzen
> Alle bezwang; da versiegte das Blut und vernarbte die Wunde.«

Dieser Operationsbericht über eine Wundversorgung ist über dreitausend Jahre alt. Der Operateur hieß Patroklos, er hatte die Kunst von seinem Freund Achilles gelernt, welcher wiederum von Chiron, einem Kentauren (!), ausgebildet worden war (wie man sieht, kommen Human- und Veterinärmedizin aus derselben Wurzel).

Übrigens waren natürlich – wie jeder Humanist weiß – weder Achill noch Patroklos approbierte Ärzte. Sie sind ja vielmehr als eng befreundete Nahkampfstars in die Mythologie eingegangen. Aber sie hatten offensichtlich erfolgreich einen Erste-Hilfe-Kursus mitgemacht, so daß Patroklos für den eigentlich zuständigen Truppenarzt einspringen konnte.

Dieser hieß übrigens Machaon und befand sich – wie es Truppenärzten dummerweise immer wieder passiert – selber im dicksten Kampfgetümmel; er wurde natürlich auch prompt verwundet. Schulterschuß!

Darauf gab ein gewisser Idomeneus dem allseits bekannten Nestor den Befehl, den verwundeten Truppenarzt sofort in seinem Streitwagen zurück ins Lager bei den Schiffen zu transportieren.

Wie jeder, der selbst Soldat war, weiß, wird im Krieg kein Befehl so schnell und so gern ausgeführt wie der, einen Verwundeten zurückzutransportieren. (Mir ist aus dem Zweiten Weltkrieg ein Fall bekannt, in dem ein Lkw mit Verwundeten aus Petsamo in Nordfinnland erst in der Einfahrt zum Luftwaffenlazarett Oslo zum Halten kam und an der Weiterfahrt nach Wien nur durch den Hinweis auf die dort ständig stattfindenden Luftangriffe gehindert werden konnte.)

Ich erwähne den antiken Verwundetentransport auch nur deshalb, weil Idomeneus bei dieser Gelegenheit einen Ausspruch tat, der es verdient, festgehalten zu werden. Er sagte nämlich, sozusagen als Erläuterung zu seinem Sonderbefehl:

»Denn ein Arzt ist höher denn viele andre zu achten!«

Wann in den folgenden dreitausend Jahren ist den Ärzten jemals wieder offiziell ein so hohes Lob ausgesprochen worden? Und wann hat jemals wieder ein General während eines Einsatzes sich höchstpersönlich darum gekümmert, daß sein verwundeter Stabsarzt sozusagen im Galopp zum rückwärtigen Verbandplatz transportiert wurde? Es war doch immer eher umgekehrt!

Na schön, zugegeben, die familiären Beziehungen des Verwundeten haben sicherlich eine gewisse Rolle gespielt.

Machaon war nämlich der Sohn des Asklepios (die Römer nannten ihn Äskulap), und dieser wiederum galt als Sohn des Gottes Apoll. Das wird für seine Praxis nicht von Nachteil gewesen sein. Er wird dank dieser Verwandtschaft etwas an sich gehabt haben, was jeden Patienten sofort tief beeindruckte und seine ärztlichen Erfolge psychosomatisch wesentlich erhöhte. Auf die Neuzeit übertragen wäre das so, als wenn ein Sohn Sauerbruchs, der außerdem noch Großneffe des Papstes ist – Enkelsohn geht ja nicht –, verwundet worden wäre. Um den hätte sich sein General auch persönlich gekümmert!

Übrigens möchte ich für Nicht-Humanisten nachtragen, daß *homo* nicht immer das bedeutet, was die meisten glauben, wenn sie das Wort hören. Es kommt aus dem Lateinischen und bedeutet »Mensch« oder »Mann«. Das, was die meisten mit dem Wort *homo* in Verbindung bringen, kommt von dem griechischen Wort *homoios,* welches »gleichartig« bedeutet.

Ich erwähne das nur deshalb, weil sich erst kürzlich in einer medizinischen Fachzeitschrift ein ausgewachsener Professor darüber erregte, daß in einer sexualwissenschaftlichen Arbeit lesbische Frauen als homosexuell bezeichnet wurden; sie wären doch keine Männer!

Das tat weh!

Aber ich will nicht abschweifen.

... über die Schiffahrt

Nachdem nun jedem logisch Denkenden glaubhaft sein muß, daß der Arztberuf sich parallel zur Menschwerdung entwickelt hat, will ich mit der gleichen Präzision über die Entstehung der Schiffahrt und damit des seemännischen Berufes berichten.

Man kann davon ausgehen, daß zu der Zeit, als die Menschen begannen, sich ihres Menschseins bewußt zu werden und sich gegenseitig Hilfe zu leisten – natürlich nur, wenn man irgendwie zusammengehörte –, daß also um diese Zeit die Menschen ganz bestimmt noch Angst davor hatten, sich dem unheimlichen Element Wasser anzuvertrauen. Es war schließlich so ganz anders als die inzwischen vertraute Mutter Erde.

Im übrigen herrschte in den ersten Jahrhunderttausenden noch in vielen Gegenden der Erde Eiszeit, und kein vernünftiger Mensch – besonders, wenn er gerade erst zum Homo sapiens befördert worden war –, wäre auf die Idee gekommen, sich ein Schiff zu erfinden, nur um damit über Gletscher zu rudern.

Nein, es hat wohl noch viele, viele Jahrtausende gedauert, bis es eines schönen – wahrscheinlich warmen – Tages zum Bau des ersten Wasserfahrzeugs kam. Wo das geschah, kann man genausowenig sagen wie etwa, wann es geschah. Mit Sicherheit werden wir an verschiedenen Plätzen der Erde und zu verschiedenen Zeiten damit angefangen haben. Man könnte es sich durchaus so vorstellen, daß ein paar Jungs, die an einem Flußufer planschten, eine Art Baumstamm herantreiben sahen, der ausnahmsweise kein Krokodil war. Der frechste der Teenager schwang sich auf den schwimmenden Stamm und merkte natürlich sofort, daß das eine ganz andere Sache war, als dauernd Schwimmbewegungen machen zu müssen. Ein ganz neues Gefühl bemächtigte sich seiner: das sogenannte Fahrgefühl! Die Stunde des ersten Wasserfahrzeugs, des Einbaums, hatte geschlagen. Das Zeitalter der Schiffahrt war angebrochen.

Natürlich war es nicht überall ein Einbaum; woanders waren es Schilfbündel, luftgefüllte Tierhäute oder ähnliches; aber der Einbaum hat sich an vielen Plätzen der Erde als besonders robustes Standardmodell erwiesen. Danach ging es weiter wie üblich: Die Experten – an Land natürlich! – nahmen die Sache in die Hand.

Da mußten die Einbäume nun ausgehöhlt werden, zuerst noch mit Steinwerkzeug, dann mit Feuer, dann erfand man Paddel, dann Riemen zum Rudern, dann kam einer auf die gute Idee mit dem Segel – und so weiter. Die Sache sprach sich herum, und irgendwann war es dann soweit, daß überall auf der Welt, wo die Möglichkeit dazu bestand, die Leute per Schiff unterwegs waren.

Zuerst waren die Schiffe klein und offen, also ohne Unterkunftsräume. Auch konnte man auf ihnen natürlich nicht kochen, da ein offenes Feuer an Bord ungefähr das letzte ist, was ein Seemann sich wünscht.

Da auch der Kompaß noch nicht erfunden war und die navigatorischen Kenntnisse nicht gleich so toll waren, daß man sich bei Dunkelheit oder schlechtem Wetter zurechtfinden hätte können, segelte oder ruderte man eben nur tagsüber. Bei guter Sicht konnte man sich an Landmarken – also an Vorgebirgen, Buchten oder sonstigen markanten Küstenformationen – orientieren. Wenn es dunkelte, lief man eine Bucht an, zog das Boot auf den Strand oder machte es am Ufer fest, kochte ab und legte sich zur Ruhe.

Manchmal ging nicht alles so programmäßig zu, sondern das Seemannsleben zeigte sich schon damals von seiner strapaziösen Seite, wie es der bereits zitierte Homer im Dreizehnten Gesang der Odyssee schildert:

»Und wir irrten umher und kamen in der Nacht hier an.
Mühsam ruderten wir das Schiff in den Hafen, und niemand
Dachte ans Abendbrot, sosehr wir seiner bedurften,
Sondern wir stiegen vom Schiff und legten uns nieder,
Und der süße Schlaf überwältigte mich, den Müden.«

Wenn man andererseits etwas Glück hatte, stand am Hang eine Hütte, durch deren mit Ziegenhaut bespannte Fensteröffnung der rote Schein eines Herdfeuers schimmerte; die züchtige Hausfrau erlaubte dann dem Fremden, den Herd (und was es sonst noch so gab) zu benutzen. Gastfreundschaft wurde damals ja großgeschrieben.

Und wenn man sehr viel Glück hatte, war der Hausherr selbst im Boot unterwegs und übernachtete ein paar Buchten weiter auf die gleiche Art, auch in einer Hütte, deren Hausherr seinerseits ein paar Buchten weiter übernachtete, usw. usw.

Wenn man bedenkt, daß die Schiffahrt rings ums Mittelmeer viele Jahrhunderte in dieser Form, sozusagen als Kreisverkehr, funktionierte, wird es verständlich, daß die Leute der Küstenregionen ringsum viel Ähnlichkeit miteinander haben.

Im Norden Europas entwickelte sich die Schiffahrt schon aus klimatischen Gründen wesentlich langsamer. Wer wegen Eisgang, Schneesturm und Nebel die Hälfte des Jahres seinen Einbaum hoch an Land lassen mußte und nicht aufs Wasser kam, hatte natürlich auch nur halb so viel Training und nur halb so viel Zeit und Gelegenheit für Innovationen, etwa neue Feinheiten der Takelage, der Steuerung oder der Rumpfkonstruktion.

So leuchtet es durchaus ein, daß Plinius und Tacitus, denen wir die ersten Berichte über die Schiffahrt der Germanen verdanken, nur von Einbäumen oder Booten aus Weidengeflecht berichten, die mit Tierhäuten, also Leder, bezogen waren.

Allerdings ließen sich die Germanen, wie sie nun mal sind, durch ihre technische Rückständigkeit keineswegs davon abhalten, die weit überlegene Trierenflotte des Drusus Germanicus anzugreifen.

Das konnte natürlich nicht gutgehen, aber per saldo hatte es doch zur Folge, daß sie sich die römischen Schiffe dabei etwas näher ansahen und ihnen an Konstruktionsmerkmalen das abguckten, was auch für die Schiffahrt unter nordischen Verhältnissen brauchbar war.

Ein gutes Jahrtausend später ergab sich dann für Seeleute und Schiffbauer aus Nord und Süd die Möglichkeit einer großen Schiffbau-Vergleichsschau: Das waren die Kreuzzüge, zu denen im Mittelmeer Tausende von Schiffen aller seefahrenden Nationen zusammenströmten, wobei sie natürlich von den Fachleuten mit sachkundigem Blick kritisch gemustert wurden.

Die Kreuzzüge waren – neben verschiedenen anderen Perspektiven, religiösen zum Beispiel – in nautischer Hinsicht jedenfalls eine

Art »Operation Sail« größten Stils. Klar, daß solche Massenkontakte, die immerhin zwei Jahrhunderte dauerten, einen Erfahrungsaustausch brachten, der dem Schiffbau in Nord und Süd zugute kommen mußte.

Die Leute aus dem Norden lernten beispielsweise die Kraweelbauweise kennen, bei der die Planken des Schiffsrumpfes stumpf aufeinanderstoßen, also eine glatte Außenhaut ergeben; bisher kannten sie eigentlich nur die Klinkerbauweise, bei der sich die Planken von oben nach unten überlappen – etwa wie Dachziegel.

Die Seeleute aus den Mittelmeerhäfen dagegen lernten, daß man auch mit rechteckigen Rahsegeln, wie sie die Hansekoggen hatten, gut segeln kann, nicht nur mit ihren dreieckigen Lateinersegeln, die an einer schräg nach oben stehenden, asymmetrisch am Mast befestigten Rah angeschlagen waren.

Da bei dieser Gelegenheit auch die Nützlichkeit des Magnetkompasses endgültig erkannt wurde – erfunden hatten die Chinesen ihn schon viel früher –, kann man zusammenfassend sagen, daß im ausgehenden Mittelalter der Stand des Schiffbaus und der Schiffahrt im Norden und Süden der Alten Welt etwa das gleiche Niveau hatte, von geographisch und klimatisch bedingten Unterschieden natürlich abgesehen.

Man hatte Decks eingebaut, so daß Unterkünfte für die Besatzung geschaffen waren. Man konnte nach Kompaß und nach den Gestirnen navigieren und war dadurch aus dem Stadium der Tages-Küstenschiffahrt in das der richtigen Hochseeschiffahrt fortgeschritten. Damit war der Aktionsradius erheblich erweitert. Logisch, daß das überall ausgenutzt wurde und daß damit – wie die Leute nun mal sind – das Zeitalter der großen Entdecker anbrach.

Aber ich will nicht abschweifen.

... über hafenärztliche Dienste

Mit dem vergrößerten Aktionsradius der Seefahrer war der entscheidende Faktor aufgetreten, der die Welt der Schiffahrt und die Welt der Medizin aufeinandertreffen ließ.

Beide hatten sich ja in den vergangenen Jahrtausenden ganz unabhängig entwickelt und eigentlich noch nie direkt miteinander zu tun gehabt.

Das hing noch mit einem anderen wichtigen Faktor zusammen, der in der Welt der Medizin eine große Rolle spielt, auch wenn man das zunächst nicht erkannte: der Inkubationszeit.

Unter Inkubationszeit versteht man die Zeitspanne, die von der Infektion, also dem Eindringen von Krankheitserregern in einen Organismus, bis zum Ausbruch der manifesten Erkrankung verstreicht.

Die Inkubationszeiten der Infektionskrankheiten sind verschieden lang. Bei der Cholera beträgt sie wenige Stunden bis fünf Tage, bei der Pest zwei bis fünf Tage, bei den Pocken zehn bis vierzehn Tage.

Natürlich gibt es eine Unzahl weiterer Infektionskrankheiten, die für ihr Opfer oft von schicksalhafter Bedeutung sind, aber die drei oben genannten Seuchen haben das Schicksal der gesamten Menschheit in unvorstellbarer Weise beeinflußt. Seit dem Altertum überzogen diese Geißeln der Menschheit immer wieder die Welt in großen Seuchenzügen, vom Fernen Osten bis ins entlegene Skandinavien.

Es leuchtet ein, daß die Schiffahrt in ihren frühen Stadien, als sie sich auf Inseln und Küsten beschränken mußte, wegen ihres geringen Aktionsradius bei der Verbreitung von Seuchen noch keine große Rolle spielte. Die Relation zwischen den verhältnismäßig kurzen Inkubationszeiten einerseits und den verhältnismäßig langen Reisezeiten (auch für kurze Strecken) andererseits ließ eine Verbreitung in größerem Umfang einfach nicht zustande kommen.

Seeleute, die sich vor ihrer Abreise infiziert hatten, waren ja schon kurze Zeit nach dem Auslaufen so schwer krank, daß sie beim besten Willen nicht weiterrudern oder -segeln konnten, wenn sie nicht sogar bald das Zeitliche segneten. Hochfieberhafte Kranke, in einem offenen Schiff Wind und Wetter ausgesetzt, haben immer schlechte Chancen, die Sache zu überstehen.

Für den Zielhafen hatte das natürlich sein Gutes: Es wurde kein infektiöser Kranker angelandet.

Das änderte sich nun alles, als größere Schiffe mit größeren Besatzungen – bei denen es nicht so auffiel, wenn unterwegs ein paar Leute wegstarben – und besseren navigatorischen Möglichkeiten allmählich einen weiteren Aktionsradius erreichten.

Jetzt lief das Spiel anders herum. Die größeren, schnelleren, Tag und Nacht segelnden Schiffe konnten gelegentlich, etwa auf einer Reise von Kleinasien nach Griechenland, schon mal die Inkubationszeit unterlaufen; das heißt, ein Seemann, der sich vor der Abreise infiziert hatte, erkrankte erst im Bestimmungshafen und infizierte dann seine dortigen Kontaktpersonen.

Wenn die Schiffe länger unterwegs waren, etwa zum westlichen Mittelmeer, konnte es geschehen, daß es, von der Erstinfektion ausgehend, eine Art Kettenreaktion gab: Ein erster Seemann erkrankte nach einigen Tagen und steckte einen anderen an, dieser nach einigen Tagen einen nächsten, der wiederum mit einigen Tagen Abstand den übernächsten ansteckte – und so fort. Wenn dann das Schiff im Bestimmungshafen eintraf, war erstens die Besatzung ziemlich dezimiert und zweitens der eine oder andere der überlebenden Seeleute bereits infiziert und damit eine sichere Infektionsquelle für die Leute im Hafen.

Diese Leute hatten natürlich noch keine Vorstellung von Bakterien und Viren, waren aber andererseits keineswegs auf den Kopf gefallen; und so dauerte es gar nicht lange, bis ihnen auffiel, daß zwischen gehäuft auftretenden Erkrankungen in ihren Häfen und Schiffsankünften aus fernen Ländern Zusammenhänge bestanden. Die Schutzmaßnahmen, die sie ergriffen, lassen außerdem erkennen, daß ihnen völlig klar war, wie sehr der Zeitfaktor im Ablauf einer Infektionskrankheit – also auch bei ihrer Bekämpfung – eine Rolle spielt.

Die ersten derartigen Schutzmaßnahmen wurden bereits im 14. Jahrhundert in den Mittelmeerhäfen eingeführt.

So ordneten 1377 die Behörden von Ragusa an, daß jedes Schiff *veniens de locis pestiferis* – zu deutsch: »das aus pestbefallenen Orten kommt« – einen Monat auf Reede ankern mußte, bevor es in den Hafen einlaufen durfte.

In Marseille wurde 1383 die Beobachtungszeit auf vierzig Tage verlängert. Seit damals, also seit über einem halben Jahrtausend, kennen wir den Begriff Quarantäne. Sprachlich abzuleiten ist er vom italienischen *quaranta giorni* (vierzig Tage); über das französische *quarantaine* kam er als »Quarantäne« in den deutschen Sprachschatz.

Daß man den Zeitraum der Beobachtung eines verdächtigen Schiffes auf vierzig Tage festsetzte, hängt vermutlich auch damit zusammen, daß die Zahl 40 seit Menschengedenken eine besondere mythische Bedeutung hat. Bereits im Bericht über die Sintflut im Ersten Buch Mose findet sich die Vorstellung von der reinigenden Vierzig-Tage-Frist. Vierzig Jahre dauerte die Wüstenwanderung des Volkes Israel. Vierzig Tage liegen zwischen der Kreuzigung und der Himmelfahrt Christi. Auch im Islam soll die Zahl 40 in verschiedener Hinsicht eine Rolle spielen.

Unabhängig von ihren mythischen Zusammenhängen bewies diese

Frist, daß die Menschen des Mittelalters vorsichtige Leute waren. Ohne etwas Sicheres über Inkubationszeiten zu wissen, hatten sie ein Mehrfaches derselben als zeitlichen Sicherheitsfaktor eingebaut. Ihr Prinzip hat noch heute Geltung, auch wenn die Quarantänezeiten für die einzelnen Krankheiten den modernen Erkenntnissen angeglichen wurden.

Zur praktischen Durchsetzung der Quarantäne war es selbstverständlich erforderlich, entsprechende örtliche Einrichtungen zu schaffen. Seeleuten ist mit mahnenden Worten allein ja nicht beizukommen.

Wieder waren es zunächst die großen Mittelmeerhäfen, die für Schiffe aus Seuchengebieten regelrechte Quarantänestationen einrichteten. Nach Ragusa (1397) folgten Venedig (1403) und Genua (1467). Teils waren es besondere Liegeplätze, durch Mauern abgetrennt von den übrigen Hafeneinrichtungen, teils mußten die Besatzungen, manchmal zusammen mit der Ladung, die Quarantänezeit auf einer vorgelagerten Insel, einer *isola,* verbringen. Der mit dem Quarantänewesen unlösbar verbundene Begriff der Isolierung ist hierauf zurückzuführen.

Daß die Mittelmeerhäfen wesentlich früher die Initiative ergriffen als die Häfen des nordeuropäischen Raumes, liegt an ihrer engen Verbindung mit den sogenannten endemischen Seuchengebieten des Nahen Ostens und Nordafrikas.

Unter endemischen Seuchengebieten versteht man Gebiete, in denen Seuchen praktisch ständig, jedoch nur in geringem Umfang vorhanden sind. Aber sie können natürlich immer wieder aufflackern, wenn äußere Ereignisse dies begünstigen. Bei der Cholera, die besonders oft durch infiziertes Trinkwasser übertragen wird, können es Erdbeben oder Überschwemmungen sein, die aus einer Endemie (= im Volk) eine Epidemie (= übers Volk) entstehen lassen.

Die deutschen Häfen hatten im ausgehenden Mittelalter nur wenig unmittelbare Kontakte zu endemischen Seuchengebieten. Sie ließen sich daher auch mit der Schaffung fester Quarantäne-Einrichtungen Zeit. Ihre Schiffahrtsverbindungen erstreckten sich vorwiegend auf Nord- und Ostsee und auf die westeuropäischen Atlantikhäfen, also auf Fahrtgebiete, in denen es normalerweise keine Seuchenprobleme gab.

Diese Situation blieb so bis weit in das 18. Jahrhundert, wie die Bremer Hafenstatistik des Jahres 1786 zeigt. Von den 478 Schiffen, die Bremen in diesem Jahr anliefen, kamen nur ganze fünf aus der

Levante. Alle anderen, von sechs Nordamerikafahrern abgesehen, hatten nur nord- oder westeuropäische Häfen berührt.

Das Fehlen ständiger Quarantäne-Einrichtungen hinderte die für die Häfen und ihre Menschen verantwortlichen Leute aber keineswegs daran, im Verdachtsfall mit drakonischer Härte einzugreifen. Sie hatten dabei den Vorteil, daß es noch keine Verwaltungsgerichte gab, bei denen die Betroffenen Einspruch mit aufschiebender Wirkung einlegen konnten.

So teilte der König von Dänemark 1728 dem Bremer Senat kurz und bündig mit, daß er in seiner Eigenschaft als Graf zu Oldenburg eine bewaffnete Fregatte in die Wesermündung gelegt habe, die alle aus der Levante kommenden Schiffe am Einlaufen in die Weser hindern werde, da in der Levante die Pest ausgebrochen sei.

Auch die Hamburger waren gegenüber seuchenverdächtigen Schiffen rigoros. Sie hinderten sie durch bewaffnete Wachtschiffe am Einlaufen in die Elbe und zwangen sie, sich für die angeordnete Quarantänefrist »unter die Kanonen des vor Cuxhaven liegenden Wachtschiffes zu legen.« Jeder Versuch, an Land zu kommen, war bei Todesstrafe untersagt.

Ganz kurzen Prozeß machte man mit Schiffen, die an einer Seuche Erkrankte an Bord hatten. Die durften erst gar nicht in die Flußmündung einlaufen, sondern wurden – vermutlich unter höflichem Hinweis auf die Kanonen des Wachtschiffes – auf See zurückgeschickt. Gott allein weiß, welcher Spezialbehandlung die Patienten dann auf hoher See unterzogen wurden, damit das Schiff endlich ohne Kranke an Bord in die Flußmündung einlaufen und auf Reede ankern durfte.

Übrigens wurde damals seuchenverdächtigen Schiffen das Führen einer Kennflagge vorgeschrieben. Sie mußte einfarbig sein, entweder grün oder gelb, damit die Seuchenschiffe leichter von den anderen unterschieden werden konnten, die ja ihre immer mehrfarbigen Nationalflaggen am Mast fuhren. Ab 1883 wurde dann in deutschen Häfen einheitlich die gelbe Quarantäneflagge eingeführt, wie sie auch heute noch international üblich ist. Sie ist die Flagge »Q« des Internationalen Signalbuches.

Die brutale Härte, mit der die Hafenstädte früher versuchten, die Einschleppung von Seuchen zu verhindern, kann man nur verstehen, wenn man weiß, zu welch riesiger Katastrophe sich eine Epidemie bei den damaligen sanitären Verhältnissen auswachsen konnte.

Das schlimmste Beispiel ist die Hamburger Cholera-Epidemie von

1892, bei der innerhalb von vier Monaten 16600 Menschen erkrankten, von denen 8600, also mehr als die Hälfte, starben. Damals war der Cholera-Erreger immerhin schon seit fast einem Jahrzehnt bekannt, es gab ein Reichsgesundheitsamt in Berlin, und ein Netz von Hygiene-Instituten und Gesundheitsämtern überzog das ganze Land.

Man kann nur ahnen, um wieviel katastrophaler sich derartige Epidemien in den vorstatistischen Jahrhunderten ausgewirkt haben müssen, als es derartige Einrichtungen noch nicht gab. Quarantänemaßnahmen waren Notwehr! Und dabei kam es in früheren Zeiten nicht auf die Verhältnismäßigkeit der Mittel an, die uns heute so heilig ist.

Im übrigen bestätigt aber die Hamburger Epidemie auch sehr deutlich die alte Erfahrung, daß für das Zustandekommen einer wirklich großen Seuchenkatastrophe immer mehrere Faktoren unheilvoll zusammentreffen müssen, von denen keiner alleine ausgereicht hätte, die Katastrophe auszulösen. Damals waren es folgende Faktoren:

1. Hamburg entnahm sein Trinkwasser oberhalb der Stadt aus der Elbe und pumpte es unfiltriert in das Leitungsnetz.
2. Durch die Elbe-Regulierung von 1879 waren die ursprünglichen Tideverhältnisse so geändert, daß bei auflaufendem Wasser die Flut höher elbaufwärts lief und Hafen- und Sielabwasser näher an die Schöpfstelle drückte.
3. Im Zuge der Hafenerweiterung von 1886/88 hatte sich das Hafengelände mit Werften, Schiffen, Betrieben und etwa 20000 Menschen elbaufwärts ausgedehnt, deren Abwässer und Verunreinigungen nun ebenfalls in der Nähe der Schöpfstelle in die Elbe gelangten.
4. Der August 1892 brachte eine Hitzeperiode mit minimalen Niederschlägen, so daß die Elbe weniger Wasser als sonst aus ihrem Oberlauf zuführte und die Wassertemperatur bis zu 22° C anstieg, was die Keimvermehrung begünstigte.
5. Schiffe, die aus Le Havre kamen, wo um diese Zeit Cholera herrschte, hatten ihre Ballast-Tanks dort mit Hafenwasser gefüllt. Dieses mit Sicherheit verseuchte Wasser wurde von den Schiffen in die Elbe gepumpt, wenn die Ballast-Tanks gelenzt werden mußten. Mit der Flut gelangte es dann zweimal täglich an die Schöpfstelle.

Aber wie gesagt, keiner dieser Faktoren allein hätte die Katastrophe ausgelöst, dazu mußten sie alle zusammentreffen. Man nennt das ein multifaktorelles Geschehen.

Es war so multifaktorell, daß man es auch einfach Schicksal nennen könnte.

Aber ich will nicht abschweifen.

2. *Kapitel*

Heutige Aufgaben des Hafenarztes

Allen romantischen Vorstellungen zum Trotz muß festgestellt werden, daß die erwähnte gelbe Flagge – aus alten Seemannsgeschichten als »Pestflagge« oder »Fieberflagge« berüchtigt – heute längst nicht mehr die dramatische Rolle spielt wie vor hundert Jahren.

Genausowenig wie heute ein Schiff überraschend vor der Hafeneinfahrt erscheint, sondern über Funk, Telex oder Telefon bei seiner Agentur und den Hafenbehörden angemeldet ist und lange, bevor es am Horizont auftaucht, seinen Liegeplatz zugewiesen bekommt, genausowenig gibt es heute erst beim Einlaufen durch das vorgeschriebene Flaggensignal über seinen Gesundheitszustand Auskunft.

Funk und Elektronik haben das gute alte optische Signalwesen in den meisten Häfen überflüssig gemacht. Die hübschen bunten Signalflaggen dienen jetzt in erster Linie dazu, am jeweiligen Nationalfeiertrag »über die Toppen zu flaggen«.

Aber dennoch sind sie – und mit ihnen die gelbe Quarantäneflagge – natürlich noch keineswegs offiziell abgeschafft. Vorschriften überleben ja immer die Realität um ein Mehrfaches.

Außerdem gibt es auch in der heutigen Zeit in manchen Ländern noch genug Häfen, in denen sich mit modernen Informations-Systemen nicht allzuviel abspielt. Da trifft es sich dann sogar ganz gut, daß ein Flaggensignal nicht nur von der Hafenbehörde wahrgenommen wird, sondern auch von vielen anderen Augen, so daß die Botschaft sogar den über seinem defekten Funkgerät eingeschlafenen Hafenbeamten erreicht.

In diesen hinsichtlich ihrer Kommunikationstechnik zurückgebliebenen Häfen geraten andererseits die Leute auch nicht gleich in Panik, wenn ein einlaufendes Schiff am Signalmast die gelbe Flagge Q zeigt, denn sie wissen auch, daß dieses Schiff zwar aus einem Seuchengebiet kommt, daß aber »an Bord alles wohl« ist. Erst wenn zwei Flaggen Q untereinander gesetzt sind, wird die Sache für den Beobachter interessant; denn dieses »QQ« bedeutet, daß das Schiff während der Reise aus einem Seuchengebiet verdächtige Krankheits- oder Todesfälle an Bord gehabt hat oder noch hat. Dieses Signal darf daher auch erst entfernt werden, wenn nach der hafenärztlichen Untersuchung die Anlauferlaubnis erteilt worden ist.

In einem modernen, »schnellen« Hafen spielt sich dagegen die Quarantäneabfertigung im Normalfall so ab, daß schon der Seelotse, sobald er an Bord geklettert ist, den Kapitän fragt, ob er irgendwelche gesundheitlichen Probleme an Bord hatte. Diese Befragung ist zwar nicht die eigentliche Aufgabe des Lotsen – er ist schließlich als nautischer Berater an Bord gekommen –, aber er übernimmt sie immer ganz gern, denn schließlich ist es auch für ihn wissenswert, daß etwa Koch und Steward im letzten Hafen wegen Typhusverdachts ins Hospital eingeliefert wurden. In diesem Fall würde er sicher gern auf das Mittagessen in der Messe verzichten und sich lieber nach getaner Arbeit nur den Mund mit Whisky spülen.

Diese Befragung nimmt er übrigens anhand der sogenannten Seegesundheitserklärung vor. Das ist eine in den Internationalen Gesundheitsvorschriften vorgeschriebene Erklärung, die der Kapitän beim Einlaufen in jeden Hafen abgeben muß. Sie ist in allen Häfen der Welt, von Kirkenes bis Kapstadt und auch seitwärts rum, gleichlautend und besteht aus sechs Fragen, die im Normalfall mit nein zu beantworten sind. Gefragt wird u. a. nach fieberhaften Erkrankungen, Todesfällen und auffälligem Rattensterben.

Letztere Frage wird nicht etwa aus Gründen des Tierschutzes gestellt, sondern mehr deshalb, weil man verhindern möchte, daß ein von der Pest befallenes Schiff im Hafen einläuft. Die Pest ist nämlich in erster Linie eine Erkrankung der Ratten und anderer Nager und wird von diesen durch Flöhe auf den Menschen übertragen. Wenn also der Besatzung auffiele, daß die Ratten ihr nicht mehr über den Weg huschen, sondern einfach nur tot herumliegen, wäre das ein sehr verdächtiges Zeichen.

Aus diesem Grund wird dem Rattenbefall der Schiffe in allen Häfen besondere Aufmerksamkeit gewidmet. Die IGV schreibt vor, daß alle Schiffe ein sogenanntes Ratten-Zertifikat mitzuführen haben, das alle sechs Monate durch eine Hafengesundheitsbehörde zu erneuern ist, nach gründlicher Untersuchung des Schiffes natürlich. Wenn dabei lebende oder tote Ratten gefunden werden, wird das Schiff meist mit Blausäure begast. Das ist für alle Beteiligten eine höchst unerfreuliche Geschichte: für den Agenten, weil er alles organisieren muß, obwohl er sowieso überlastet ist; für die Reederei, weil sie alles bezahlen muß (es können – so mit den Hotelkosten der Besatzung – leicht fünfstellige Summen herauskommen); für den Kapitän, weil er das Ganze für überflüssiges Theater hält; und für den Hafenarzt, weil er alle gegen sich hat.

Als wir einmal ein Schiff einer fernöstlichen Reederei – die für die desolaten Zustände auf ihren Schiffen weltweit so berühmt ist, daß man auch im heißesten Hochsommer immer mit Handschuhen an Bord geht – sehr gegen den Willen des Kapitäns hatten begasen lassen, wurden etwa 140 tote Ratten gefunden. Nach jeder Begasung und der anschließenden Belüftung werden von einem Desinfektionstrupp üblicherweise die Kadaver mit großen Drahtzangen eingesammelt, einige davon im Hygiene-Institut obduziert und darauf untersucht, ob die inneren Organe verdächtige Krankheitszeichen erkennen lassen; der Rest wird verbrannt. In diesem Fall hatten wir, um dem Kapitän die Berechtigung unserer Maßnahme vor Augen zu führen, die 140 Ratten – die übrigens erfahrungsgemäß nur etwa zehn Prozent der tatsächlich in ihren Verstecken an Bord gestorbenen Ratten darstellten – an Deck aufgereiht. Es sah aus wie die Strecke nach einer erfolgreichen Treibjagd. Dann bat ich den Kapitän, der ja vorher jeden Rattenbefall geleugnet hatte, an Deck, damit er sich das Ergebnis ansehen sollte. Ich wurde sehr enttäuscht, denn er musterte ungerührt unsere Strecke, zuckte mit den Achseln und sagte: »Na und? Die paar? Jedes anständige Schiff hat so ein paar Ratten!«

Außer um die Ratten kümmert sich der Hafenarzt natürlich auch mit angemessener Sorgfalt um die Menschen an Bord, wenn auch nicht mehr in der direkten Art, mit der sein Kollege vor zweihundert Jahren die ganze Besatzung antreten ließ und inspizierte, »Offiziere und Frauenzimmer« getrennt von den Mannschaften. Bei nur sechs verdächtigen Schiffen im Jahr mußte das damals auch noch zu schaffen gewesen sein.

Heute sorgt der Hafenarzt für die Gesundheit der Besatzung mehr auf die feine, indirekte Art, ohne den einzelnen dabei direkt zu belästigen, der ja jederzeit die Frage nach der Rechtsgrundlage oder dem Datenschutz aufwerfen und dadurch den gesamten Tagesablauf empfindlich stören könnte.

Er bedient sich vielmehr der bereits erwähnten Seegesundheitserklärung, eines Bogens Papier im Format DIN A4. Ein weltweit verbreitetes Ritual verlangt, daß der Kapitän seine sechs Fragen verneint, also sechsmal das Wort »no« hinschreibt, was im allgemeinen auch bei minderer Schulbildung, die in manchen Ländern nicht am Erwerb eines Kapitänspatents hindert, durchaus zu schaffen ist. Damit hat er dann schriftlich zugegeben, daß sein Schiff keines hafenärztlichen Beistandes bedarf.

Eigentlich könnte der Hafenarzt nun ruhig schlafen und die Besatzung an Land gehen – auch zum Schlafen. Merkwürdigerweise aber ergeben sich trotz dieses seit Jahrzehnten bewährten Rituals von Zeit zu Zeit doch noch Probleme. Sie sind vermutlich darauf zurückzuführen, daß manche Schiffe aus Ländern kommen, in denen Lebensqualität, Infektionsschutz, Umweltschutz, Vorsorge und nachgehende Fürsorge sowie Tauglichkeitsuntersuchungen nicht ganz so sorgfältig kultiviert werden wie bei uns. Es soll solche Länder geben.

Diesen aus allen Winkeln der Erde angeschleppten gesundheitlichen Problemen steht nun mutterseelenallein der Hafenarzt gegenüber, in der einen Hand die Internationalen Gesundheits-Vorschriften, die für den konkreten Einzelfall praktisch nichts hergeben, in der anderen Hand das Bundesseuchengesetz, das wiederum zuviel daraus macht. Vor allem kann es deshalb nicht ganz so frei wie an Land angewendet werden, weil die Internationalen Gesundheits-Vorschriften ihrerseits schlicht bestimmen, daß die in ihnen festgelegten Maßnahmen das Höchstmaß der auf den internationalen Verkehr anwendbaren Eingriffe darstellen.

Diese Differenz zwischen internationalen und nationalen Vorschriften – in der Realität oft die Differenz zwischen abstrakten Paragraphen und konkreten Bakterien – muß nun der Hafenarzt mit der Selbstsicherheit und dem Charme eines routinierten Taschenspielers überbrücken.

Hierfür bedarf er einer Eigenschaft, die ich »gesunden Fachverstand« nennen möchte. Das ist eine gelungene Synthese zwischen gesundem Menschenverstand und medizinischem Fachwissen, das aber um Gottes willen nicht durch die jeweils modernsten Theorien angekränkelt sein darf. Eine dieser beiden Eigenschaften allein nützt dem Hafenarzt so gut wie gar nichts, er braucht wirklich beide zugleich.

Außerdem können Kenntnisse in internationalem Seerecht nichts schaden, aber in den meisten Fällen auch durch Drohgebärden ersetzt werden.

Aufgrund seines gesunden Fachverstandes trifft der Hafenarzt dann seine Entscheidungen, die im optimalen Fall die eigene Bevölkerung vor größeren Seucheneinbrüchen bewahren, das Schiff nicht nennenswert an der Einhaltung des Fahrplanes hindern, die Besatzung nicht dezimieren und ihn selbst nicht unmittelbar mit dem Gesetz in Konflikt bringen. Es wäre ja auch kein Spaß, wenn er für die Millionen, die auf der einen oder anderen Seite als Unkosten entstehen könnten, nachträglich haftbar gemacht würde.

Derartige Entscheidungen trifft der Hafenarzt mehrmals täglich, einschließlich Mittwoch und Samstagnachmittag. Der Sonntag dagegen ist meist den Sonderfällen vorbehalten, in denen man irgendwelcher Spezialisten bedarf, sei es eines Chemikers oder des Chefs der Abdeckerei. Diese Leute äußern dann verständlicherweise besondere Freude, wenn man sie endlich in ihrem Wochenendhaus oder auf einer Party aufgestöbert hat.

Zusammenfassend kann man sagen, daß der Hafenarzt heutzutage zwei ganz verschiedene Aufgabenkomplexe zu bewältigen hat: Erstens soll er die eigene Bevölkerung vor der Einschleppung von Seuchen durch die internationale Schiffahrt schützen. Zweitens soll er die Befolgung der speziellen deutschen Vorschriften auf den deutschen Schiffen überwachen.

Ersteres ist ihm auf die geschilderte Art bisher offensichtlich ganz gut gelungen, denn in den vier Jahrzehnten seit dem Krieg sind auf dem Seeweg keine Seuchen bei uns eingeschleppt worden.

Natürlich gab es von Zeit zu Zeit Verdachtsfälle, aber sie konnten immer still und unauffällig abgeklärt werden, wobei das schwierigste hafenärztliche Kunststück darin bestand, Diskretion zu wahren. Der Mensch lechzt nun mal nach Sensationen, je gefährlicher, gruseliger und exotischer, um so besser. Und was ist gefährlicher, gruseliger und exotischer als eingeschleppte Pocken oder Cholera, mit der Chance einer kleinen Epidemie?

Die Tatsache, daß es Leute gibt, die von Berufs wegen diesen Sensationshunger stillen müssen und Informationen sogar honorieren, macht die Wahrung der Diskretion und damit die Verhinderung *überflüssiger* Ängste und Panikreaktionen nicht leichter.

Ich kann an die Abklärung dieser Verdachtsfälle, die mir im Laufe der Jahre so manche schlaflose Nacht bereiteten, aber auch nicht zurückdenken ohne ein Gefühl ganz großer Dankbarkeit gegenüber den ärztlichen Kollegen der Kliniken und Institute, die mir mit ihrem Fachwissen, ihren speziellen Untersuchungsmethoden und vor allem mit ihrem menschlichen Verständnis für die Schwierigkeit der Situation des unter Zeit- und Entscheidungsdruck stehenden Hafenarztes immer – auch sonntags – bereitwillig geholfen haben.

Was im übrigen die Verhinderung der Einschleppung von Seuchen angeht, so sind sich auch die leidenschaftlichsten Hafenärzte klar darüber, daß sie dies in letzter Zeit sozusagen auf einem Nebengleis erledigen. Denn das Einschleppungsrisiko durch den Luftverkehr, insbesondere durch Flugtouristik und Gastarbeiter-Ferienreisen, ist um ein Vielfaches größer als im Seeverkehr. Und auch der in gesundheitlicher Hinsicht völlig unkontrollierte Landverkehr in Kraftfahrzeugen, der heutzutage ja einen Aktionsradius bis Nordafrika und Kleinasien hat, bringt natürlich ein Einschleppungsrisiko von gewaltiger Größenordnung.

Nie zuvor in der Geschichte sind so viele Menschen in so kurzer Zeit über so große Entfernungen transportiert worden. Alljährlich sind es über eine Million Menschen, die aus Afrika, Asien und Südamerika in unser Land ein- oder zurückreisen. Die mit dem Fortschritt der Technik immer kleiner werdenden Schiffsbesatzungen stellen dagegen ein immer kleiner werdendes Infektionsrisiko dar.

Bei aller Passion für den traditionsreichen und interessanten Beruf des Hafenarztes: Was die Seucheneinschleppung angeht, ist er schon ein bißchen anachronistisch.

Ein Hafenarzt ist sozusagen der richtige Mann am falschen Platz.

Was den zweiten Aufgabenkomplex, die spezielle Überwachung der deutschen Schiffe, angeht, so ist hierbei das Paradoxon zu beobachten, daß die Zahl der gesetzlichen Vorschriften in den letzten Jahren immer mehr stieg, während die Zahl der deutschen Schiffe so rapide abnahm, als tobe draußen auf See ein gnadenloser U-Boot-Krieg. Es gibt sogar Leute, die zwischen diesen Zahlenbewegungen einen inneren – um nicht zu sagen kausalen – Zusammenhang sehen.

Für einen Hafenarzt ist es natürlich schon ein bißchen frustrierend, wenn er sich mühsam die Kenntnis gesetzlicher Vorschriften, deren Einhaltung er überwachen soll, angeeignet hat – und wenn dann kaum noch ein Dampfer da ist, den er daraufhin kontrollieren kann.

Man mußte früher schon sehr flott arbeiten, um im Laufe eines Zehn- bis Zwölf-Stunden-Tages alles zu überprüfen: die Schiffsapotheke mit vielen Dutzend Medikamenten und Instrumenten und medizinischem Gerät, von der Wärmflasche bis zum Eisbeutel (beides wurde immer gern verwechselt), die Krankenräume, Sanitärräume, Logisräume, Messen, Küchen, Pantries, die Proviantträume einschließlich Probeentnahmen von Lebensmitteln, das Trinkwasser einschließlich chemischer und bakteriologischer Untersuchungen, die Krankentagebücher, Betäubungsmittelbücher, Gesundheitszertifikate des Schiffes und Atteste der Köche und Stewards.

Nach getaner Arbeit gab es dann für alles neue Atteste und Zertifikate, die der nächste Hafenarzt wieder überprüfen konnte.

Aber diese segensreiche Tätigkeit ist mangels Masse nur noch relativ selten auszuüben. Es kann passieren, daß man zu einem seit Jahren bekannten Schiff geht, unglücklicherweise aus Richtung Bug zur Gangway kommt, so daß man die nagelneue Singapur-Flagge am Heck übersieht, und dann von einem höflich lächelnden chinesischen Kapitän mit den fröhlichen Worten begrüßt wird: »Schiff nix mehr German, Sir!«

Aber ich will nicht abschweifen.

3. Kapitel

Zur Sprache der Schiffahrt

Wer mit der Schiffahrt zu tun hat, gleichgültig in welcher Position, sollte wissen, daß ihre Umgangssprache von zwei Dingen geprägt ist: von Englisch und Unlogik.

An sich ist das ja ein erfreuliches Beispiel dafür, daß vernünftige Menschen auch ohne Logik auskommen. Es läßt uns sogar hoffen für den kleinen Teil der Menschheit, der nicht zur See fährt. Aber es bringt auch Schwierigkeiten für den Anfänger mit sich. Ein Beispiel, das den Schiffbau betrifft:

Jeder Mensch zwischen See und Alpen weiß, daß das Hinterteil des Schiffes »Heck« heißt und sich am Heck das »Ruder« befindet, das mittels der Ruderanlage bewegt wird. Jeder logisch denkende Mensch erwartet nun, daß das Schiff mit dem Ruder gerudert wird. Keineswegs! Es wird mit dem Ruder gesteuert.

Nun erwartet jeder logisch denkende Mensch, daß wenigstens der Mann, der das Schiff steuert, »Steuermann« heißt. Keineswegs, er heißt »Rudergänger«! Aber die Vorstellung, daß der Rudergänger *geht* , trügt. Er steht nämlich am Ruder, oder er sitzt, je nach Schiffstyp, auf einem barhockerähnlichen, hohen Stuhl. Letzteres findet man allerdings selten, vermutlich weil der Mann dann zu oft an den echten Barhocker des letzten Abends an Land denken würde.

Ein anderes Beispiel für die himmelschreiende Unlogik dieser Sprache:

Bekanntlich heißt, wer früher »Steuermann« war, heute offiziell »Schiffsoffizier« (die Mehrzahl von »Steuermann« lautet übrigens nicht »Steuermänner«, sondern »Steuerleute«, wurde also wohlgemerkt der Mehrzahl von »Hauptmann« und nicht von »Hampelmann« nachgebildet). Die Schiffsoffiziere unterscheiden sich nicht nur durch ihre einfachheitshalber durchnumerierten Ränge, sondern auch durch ihre Jacken. An diesen befindet sich nämlich, entweder am Ärmel oder auf der Schulterklappe, goldener Zierart in Form von Streifen. Wer an Bord eines Schiffes zu tun hat, sollte wissen, daß sich die Zahl der goldenen Streifen umgekehrt proportional zum Rang des Offiziers verhält.

Einfacher ausgedrückt: der Erste Offizier hat drei Streifen, der Dritte Offizier hat einen Streifen (Psychologen sehen darin vermutlich reines Imponiergehabe älterer Männer gegenüber jüngeren). Doch im Fall des Zweiten Offiziers wird von diesem Prinzip des umgekehrten Proporzes plötzlich wieder abgegangen: Der Zweite Offizier trägt tatsächlich zwei Streifen.

Ein in der Seefahrt Unerfahrener hält sich an Bord deshalb am besten immer an den Mann mit zwei Streifen. Bei dem weiß er, wen er vor sich hat, ohne viel rechnen zu müssen. Als Anrede ist: »Hey, Second!« zu empfehlen, weil der Mann auf diesen Ruf geradezu dressiert ist, zumal er an Bord für all das zuständig ist, wofür sich niemand sonst verantwortlich fühlt.

Der Einfluß der englischen Sprache ist besonders in der Bezeichnung für das Bedienungspersonal zu spüren. Der Kellner heißt an Bord »Steward«. Auf Passagierschiffen geht die feine englische Art soweit, daß die Stewards mit ihrem Vornamen angesprochen werden, so wie der Butler im Film. Folglich stellen sich die Stewards am ersten Abend ihren Passagieren formvollendet etwa so vor: »Mein Name ist Klaus, ich bin Ihr Steward.«

Eine Angehörige des weiblichen Bedienungspersonals wird Stewardess genannt. Das hat man vermutlich so geregelt, damit keine traurigen Assoziationen aufkommen, wenn ein Mädchen namens Maria Steward wäre. Jeder würde sich seine Stewardess sofort ohne Kopf vorstellen. Dabei sind die Stewardessen nicht mal bei den Bootsmanövern und Rettungsübungen kopflos. Außerdem sind ihre Köpfchen meist durchaus ansehnlich, vom Rest ganz zu schweigen.

Stewards und Stewardessen legen großen Wert darauf, als solche angeredet zu werden. Vermutlich ist das darauf zurückzuführen, daß das Wort Steward ursprünglich Verwalter oder Haushofmeister bedeutete, also eine sehr wichtige Persönlichkeit bezeichnete. Trotzdem sollte jeder Passagier wissen, daß joviale Worte bei Tisch fünfmal täglich kein ausreichendes Äquivalent für fünfmal Service de luxe sind. Und die Ladies unter den Passagieren sollten nicht glauben, daß ein liebevoller Augenaufschlag als Trinkgeld angerechnet wird. Das gilt nicht einmal für Einblicke in ein tiefes Décolleté. Letzteres führt höchstens dazu, daß an dem betreffenden Tisch ein anderer Steward auffällig gern für seinen Kollegen einspringt oder ihm beim Servieren hilft.

Einem Steward kann nichts Schlimmeres passieren, als mit einem schlichten Kellner verwechselt und als »Herr Ober« angeredet zu werden. Das ist ungefähr so, als würde ein Kurzsichtiger einen

Admiral mit »Herr Stationsvorsteher« ansprechen.

Ich erlebte bei einer Kreuzfahrt am ersten Tag der Reise, wie eine füllige Dame, die auf dem Sonnendeck ihr drittes Stück Sahnetorte verspeist hatte, in völliger Verkennung der Situation einem Steward zurief: »Ober, zahlen!« Damit hatte sie wirklich alles falsch gemacht, was falsch zu machen war. Erstens gehört bekanntlich der Nachmittagskaffee nebst Kuchen zur Bordverpflegung und braucht daher nicht extra bezahlt zu werden; zweitens hatte sie nicht mal »bitte« gesagt und drittens den Steward mit »Ober« angesprochen. Der Steward, der einen Stapel von dreißig Tellern balancierte, indem er die Hände in Höhe der Kniescheiben verschränkt hatte und den obersten Teller mit der Kinnspitze stabilisierte, erschrak über diese Anrede so, daß er in eine Art Veitstanz verfiel. Drei Kollegen hatten gut zehn Minuten zu tun, um die Scherben zusammenzusuchen.

Auf Frachtschiffen kann so etwas nicht passieren. Der wichtigste Unterschied zwischen einem Passagierschiff und einem Frachter ist – von ein paar anderen Nebensächlichkeiten abgesehen – folgender: Auf dem Frachtschiff wird der Steward von etwaigen Passagieren mit seinem Familiennamen angesprochen, genau wie die anderen Besatzungsmitglieder auch – bis auf den Kapitän. Für ihn hält sich auf allen Schiffen der Welt hartnäckig die Anrede »Käptn«, allerdings in den verschiedensten Schreibweisen. Für die Seeleute ist diese Regelung sehr praktisch, weil sie den Namen ihres Kapitäns sowieso nur selten kennen.

Ihr Informationsbedürfnis ist ja im ganzen etwas eingeschränkt. Ich habe in der Sprechstunde oft erlebt, daß sie im Seefahrtsbuch nachsehen mußten, wenn man sie fragte, von welchem Schiff sie kämen.

Aber nicht nur an den Bezeichnungen für das Bedienungspersonal erkennt man, daß England früher eine große Seefahrernation gewesen sein muß. Auch in den anderen Departments – wie die einzelnen Dienstzweige heißen – trifft man, wo man hinsieht, auf englische Bezeichnungen.

Der Mann, der an Bord für die Verwaltung aller technischen Ersatzteile, Werkzeuge und des sonstigen technischen Krams verantwortlich ist, heißt seit altersher »Storekeeper«. Er sollte große handwerkliche Fähigkeiten in allen Sparten der Metallbearbeitung haben, da er viele Reparaturen und Wartungsarbeiten selbst ausführen muß.

Die Bezeichnung »Chief« trifft man häufiger an, sie ist den Leitern der einzelnen Departments vorbehalten. Es gibt also den Chief Mate, das ist auf deutschen Schiffen der Erste Offizier, der für die Nautiker und das Deckspersonal verantwortlich ist; den Chief Engineer für das Maschinenpersonal; den Chief Steward und den Chief Cook für Service und Küche.

Man muß aber sehr aufpassen, wenn man zwischen Deutsch und Englisch hin und her wechselt. Während der Chief Mate wie gesagt der Erste Offizier ist, ist der Kochsmaat keineswegs ein Koch-Offizier, sondern der Gehilfe des Kochs, meist ein gelernter Schlachter oder Bäcker.

Etwas ganz anderes wiederum ist der Maat bei den Seestreitkräften, sei es bei der Bundesmarine, sei es bei der Volksmarine der DDR. Wenn auch die eine oder andere Kleinigkeit beide trennen mag und gewisse innere und äußere Unterschiede nicht zu leugnen sind, so sind sie sich jedenfalls darin einig, daß ihre Unteroffiziere nach alter Sitte – wie schon in der Kaiserlichen Marine – »Maat« heißen. Seeleute lernen eben ungern um.

Trotz des englischen Einflusses auf die Sprache der Schiffahrt ist es aber keineswegs so, daß ein gepflegtes Oxford-Englisch unabdingbare Voraussetzung für die Verständigung zwischen Hafenarzt und erkranktem Seemann ist. Auch der Londoner Hafenarzt muß mit einem analphabetischen Südamerikaner, der kein Wort Englisch spricht, klarkommen. Man kann noch so gut englisch sprechen, eine hafenärztliche Sprechstunde artet trotzdem ab und zu in eine Pantomime aus.

Zusammenfassend kann man daher sagen, es ist besser, zehn Sprachen zu je zehn Wörtern zu können, als eine Fremdsprache fließend zu beherrschen, die der Patient zufällig noch nie gehört hat.

Allein die drei indischen Worte *kannah* (Essen), *atschah* (gut) und *castello* (Abort, Stuhlgang) haben mir in der Diagnostik bei Bauchbeschwerden unwahrscheinlich viel weitergeholfen, wenn sie natürlich auch nicht immer die Röntgenaufnahme des Magens ersetzten. Aber man sah doch schon, wo's langging.

Manchmal gibt es natürlich auch Überraschungen. So war ich einmal an Bord eines indischen Schiffes zu einem kranken Seemann gerufen worden. In Indien gibt es ja Dutzende von Sprachen und Dialekten, die sich unterscheiden wie das Norwegische vom Sizilianischen. Der Patient kam aus einer abgelegenen Gebirgsgegend mit einer Sprache, die auch der Zweite Offizier, der auf indischen Schiffen für die Kranken zuständig ist, nicht verstand. Er holte daher den Serang hinzu, der etwa die Funktion eines Bootsmanns hat, aber auch beim Anheuern schon seine Hand im Spiel hat und natürlich ein bißchen kassiert. Auf die Art kennt er seine Leute jedenfalls schon vorher, meist kommen sie sogar alle aus derselben Gegend.

Der Serang war also zwischen dem Zweiten Offizier und dem Kranken als Dolmetscher eingeschaltet. Es dauerte auch nur eine Stunde, bis Befragung, Untersuchung und Behandlungsanweisung erledigt waren, die ich dem Zweiten Offizier in Englisch gab, welcher sie dem Serang in Groß-Indisch weitersagte, der sie dann dem Kranken in *seinem* Dialekt verklarte. So lief das Gespräch über diese Dolmetscherstaffette hin und her: Fragen, Antworten, Anweisungen, Rückfragen, Erklärungen. Als alles klar war, faßte der Offizier noch einmal zusammen, indem er sagte: »Also drei Tage Bettruhe, dreimal täglich zwei von den weißen Kapseln und fünfmal Gurgeln mit den gelben Tabletten!« Ich nickte erfreut, und erst danach erstarrte ich. Der Bengel hatte fließend deutsch gesprochen!

Als ich mich von meiner Überraschung erholt hatte, fragte ich ihn, wo er so gut Deutsch gelernt habe, und er antwortete, mit der selbstverständlichsten Miene der Welt: »Im Bett, bei Fräuleins.«

Nun kann es natürlich vorkommen, daß auch bei solcher Gelegenheit über Tabletten und Pillen gesprochen wird und sogar über Gurgeln; aber ich muß ihn doch etwas verwirrt angesehen haben, denn er erläuterte mir schnell, daß das Schiff auf einer Hamburger Werft gebaut worden sei, wo er als Bauaufsicht eingesetzt war. Er lebte also eineinhalb Jahre in Hamburg und hatte sich vermutlich täglich ein Stündchen auf der Werft blicken lassen. Kein Wunder, daß ihm für Studien ausreichend Zeit blieb.

Aber ich will nicht abschweifen.

4. Kapitel

Zur Sprache der Medizin

Die Sprache der Medizin war über zweieinhalb Jahrtausende lang ein Mixtum compositum aus Griechisch und Latein. Das hing ganz sicher damit zusammen, daß der bedeutendste Arzt der Antike ein Grieche war.

Er hieß Hippokrates und wurde um 460 vor Christus auf der Insel Kos geboren. Natürlich gab es schon lange vor ihm überall auf der Welt Ärzte, aber er war es, der die Medizin aus ihren uralten Bindungen an Religion und Philosophie löste und sie zu einer eigenständigen Wissenschaft erhob.

Er gründete die »Schule von Kos«, sozusagen die erste medizinische Fakultät. Außerdem gilt er als der Verfasser des altgriechischen Ärzte-Eides, der als »Hippokratischer Eid« zweieinhalb Jahrtausende überdauerte, bis er dann im Jahre 1948 in neuer Fassung als »Genfer Ärzte-Gelöbnis« vom Weltärztebund beschlossen wurde. Eine seiner Verpflichtungen lautet: »Ich werde Geheimnisse, die mir anvertraut werden, auch über den Tod des Patienten hinaus bewahren.«

Übrigens bedeutet der Name Hippokrates in der wörtlichen Übersetzung »Pferde-Beherrscher« oder, etwas feierlicher formuliert, »Rossebändiger«. Für die Griechen muß sich das aber immer so angehört haben, wie es sich für die Wiener anhören würde, wenn ihr bekanntester Arzt »Professor Fiaker« heißen würde. Auf jeden Fall könnte man in seinem Namen auch wieder einen versteckten mythischen Hinweis auf die gemeinsame Wurzel von Human- und Veterinärmedizin sehen.

Als dann eines mehr oder weniger schönen Tages – je nachdem, von welcher Seite aus man die Sache betrachtet – die Römer Griechenland in ihr Imperium Romanum einbezogen, drang, wie das so üblich ist, zusammen mit ihren Legionären auch ihre Sprache, das Latein, in Griechenland ein. Der rege kulturelle Austausch zwischen den Beteiligten ging so weit, daß ein griechischer Arzt sogar Leibarzt von drei römischen Kaisern wurde. Sie hießen Marc Aurel, Commodus und Septimius Severus, ihr Leibarzt war Galen.

Dieser dreifache Vertrauensbeweis für einen griechischen Gastarzt ist ein absoluter Einzelfall in der Weltgeschichte. Meist wurde der Leibarzt ja nicht einmal mehr bei der Trauerfeier für seinen kaiserlichen Patienten gesehen.

Galen lebte rund sechshundert Jahre nach Hippokrates. Da wurde es natürlich langsam Zeit, dessen Lehre zu überdenken und neu zu bearbeiten. So baute Galen das gesamte medizinische Wissen seiner Zeit – gestützt auf eigene anatomische und physiologische Forschungsergebnisse – zu einem System aus, das man nach ihm »Galenismus« nannte.

Dieses Gedankengebäude war bis ins ausgehende 17. Jahrhundert die Grundlage der abendländischen Medizin, also immerhin rund anderthalb Jahrtausende, was ja für eine wissenschaftliche Lehre ziemlich lange ist. Es bedeutet, daß auch noch die Leibärzte von König Gustav Adolf von Schweden und seines Gegenspielers Wallenstein im Geiste Galens dachten und handelten.

Daß eine Mischung aus Griechisch und Latein seit der Antike durch das ganze Mittelalter hindurch bis in die Neuzeit die Sprache der Medizin blieb, ist nur vor diesem historischen Hintergrund zu verstehen.

Ein kleines Beispiel dafür, wie gut diese Mischung auch noch in der Neuzeit gedieh, hat uns der deutsche Chemiker und Serologe Paul Ehrlich, der 1908 den Nobelpreis erhielt, geliefert. Er hatte zusammen mit dem japanischen Arzt Hata das Salvarsan entdeckt, eine Arsenverbindung, die einen entscheidenden Fortschritt in der Syphilis-Behandlung darstellt und überhaupt den Beginn der Chemotherapie markiert. Deren Traumziel bezeichnete Ehrlich mit dem griechisch-lateinischen Slogan: »Therapia magna sterilisans.« Er verstand darunter eine Behandlung, bei der eine einmalige Gabe eines Heilmittels zur vollständigen Heilung einer Infektion führt.

Dieses Wunschziel wurde allerdings erst ein halbes Jahrhundert später in bestimmten Fällen mit den modernen Antibiotika erreicht. Ich erwähne den Slogan Paul Ehrlichs auch nur deshalb, weil er ein so schönes Beispiel für die innige Verbindung der griechischen und lateinischen Sprache ist. Therapia ist nämlich die latinisierte Form des griechischen Wortes *therapeia* (= Behandlung); *magna* (= groß) und *sterilisans* (= unfruchtbar machend) sind lateinische Wörter. Dazu ist zu bemerken, daß natürlich die *Krankheitskeime* an ihrer Vermehrung gehindert werden sollten, nicht etwa die Patienten!

Die Anwendung der griechisch-lateinischen Gelehrtensprache in der Medizin war nebenbei natürlich auch – wie wir heute sagen – eine »vertrauensbildende Maßnahme«. So mancher Patient wird sich nämlich gedacht haben: »Wenn der Doktor das schwere Latein und das noch schwerere Griechisch kapiert hat, wird er das bißchen Medizin ja wohl auch begriffen haben!«

Ich muß in diesem Zusammenhang immer an einen Patienten denken, der uns in einer Münchener Klinik demonstriert wurde, weil bei ihm eine komplizierte Kniegelenks-Operation durchgeführt werden sollte; wie der dozierende Professor sagte, »trotz des periculum, daß die Immobilität des aritculus persistiert«. Der Patient, ein schlichter Münchener Bierkutscher, zeigte sich von den vielen Fremdwörtern sehr beeindruckt und lächelte geschmeichelt. Was der Professor gesagt hatte, bedeutete im Klartext, daß die Gefahr einer Kniegelenk-Versteifung bestehe. Möglicherweise hätte der Patient weniger gelächelt, wenn er das gewußt hätte.

Nach dem letzten Weltkrieg änderte sich, wie vieles in Deutschland, auch die Sprache der Medizin. An die Stelle der klassischen griechisch-lateinischen Gelehrtensprache schob sich unaufhaltsam immer mehr ein anglo-amerikanischer Mediziner-Slang.

Dazu trugen vor allem zwei Faktoren bei: erstens die Tatsache, daß nach dem Krieg ein Berg an englischsprachiger Fachliteratur nachgelesen werden mußte. Da bleibt eben so manches hängen. Zweitens die Tatsache, daß bei uns eine akute Bildungsreform ausbrach, die bedauerlicherweise chronisch wurde und der der größte Teil unserer humanistischen Gymnasien zum Opfer fiel. Praktisch wird es Griechisch-Unterricht bald nur noch in Grundschulen geben. Die liegen dann aber alle in Griechenland.

Wer darüber traurig ist, soll sich mit dem Gedanken trösten, daß die vorhin erwähnte vertrauensbildende Wirkung der klassischen Gelehrtensprache inzwischen sowieso stark geschmälert wurde.

Ein paar hunderttausend griechische Gastarbeiter wissen auf Anhieb, daß sie Nierensteine haben, wenn der Doktor etwas von Nephrolithiasis murmelt. Und ihre Arbeitskollegen aus dem romanischen Sprachraum schalten genauso schnell, daß sie sich einen Bruch des Oberschenkelhalses zugezogen haben, wenn ihr Arzt nach einem Blick auf das Röntgenbild die knappe Bemerkung »fractura colli femuris« fallen läßt. Alle drei Worte sind lateinisch und daher auch in ihrer Sprache verständlich.

So ist es vielleicht auch im Hinblick auf die vertrauensbildenden Maßnahmen ganz gut, daß nach anderthalb Jahrtausenden mal ein Wechsel zum Englischen eintrat. Britische Gastarbeiter sind ja außer in der Bundesliga verhältnismäßig selten. Und für die deutschen Patienten ist trotz des weitverbreiteten Schulenglisch die medizinischenglische Fachsprache nicht viel verständlicher als früher die griechisch-lateinische.

Einer jungen Mutter in der Klinik, die den Arzt fragen möchte, wann sie ihr Baby in ihr Zimmer gestellt bekommt, könnte die Stationsschwester zum Beispiel antworten: »Der Chefarzt ist zu einem Ärzte-meeting als chairman einer round table conference, der Oberarzt macht gerade ein chirurgisches staging bei einem borderline tumor und dann anschließend bedside training mit den Studenten, und der Assistenzarzt macht stand-by bei einer second look operation. Wegen Ihres rooming-in müssen wir also bis morgen warten.«

So ist dann wieder alles ins richtige Lot gerückt. Statt kein griechisches Latein verstehen die Patienten jetzt kein medizinisches Englisch.

Von der Sprache der Seefahrt unterscheidet sich die Sprache der Medizin aber natürlich nicht nur durch die etymologische Herkunft, sondern auch durch ihren Sound. Die Sprache der Seefahrt ist rauh, aber herzlich, die der Medizin sanft, aber herzlos.

Beide Sprachen sind sozusagen jobadäquat. Aber wer wollte sich auch gern von einem Arzt operieren lassen, bei dem er den Eindruck hat: »Der fühlt wie du den Schmerz!« Sachliche Routine des Helfers, mag sie auch wortkarg sein, ist für den Hilflosen immer noch mehr wert als einfühlsame Beredsamkeit.

Leute, die allerdings meist außerhalb von Kliniken arbeiten, z.B. Psychologen, Pädagogen, Pastoren, Politiker – also die vier großen Ps, die unsere geistige Szene beherrschen –, vertreten oft die Auffassung, daß auch die Gespräche über Patienten immer von menschlicher Wärme und herzlicher Anteilnahme gekennzeichnet sein sollten und erkennen lassen müssen, daß der Patient kein anonymer Fall, sondern ein leidender Mitmensch ist.

Ein Gespräch zwischen Chefarzt und Schwester über eine für den nächsten Tag angesetzte Operation sollte sich demnach etwa so anhören:

Chefarzt: »Ach, Schwester Gabi, bereiten Sie doch bitte für morgen früh unsere sympathische, nette Frau Sengstake, die in Zimmer 17 liegt, zur Operation vor. Ich möchte ihr morgen die Gallenblase herausnehmen, damit ihre Koliken endlich aufhören und sie sich bald wieder ganz ihren drei reizenden Kindern und ihrem immer so geduldigen und freundlichen Mann widmen kann.«

Schwester: »Wie schön, Herr Chefarzt, unsere tapfere kleine Frau Sengstake hat es wirklich verdient, daß Sie sie von ihren Schmerzen befreien. Die Ärmste hat stets gelitten, ohne zu klagen. Ich sehe schon, wie die ganze Familie sich freut, wieder eine gesunde Mutti zu haben!«

In der Realität hört sich das Gespräch meist allerdings etwa so an:

Chefarzt, im Weggehen, über die Schulter: »Übrigens, Schwester, morgen acht Uhr die Galle von 17!«

Schwester: Senkt knapp die Augenlider. Nur wenn sie ein geschwätziger Typ ist, sagt sie: »Okay.«

5. Kapitel

In der Sprechstunde des Hafenarztes

Die Sprechstunde eines Hafenarztes unterscheidet sich besonders in zwei Punkten von der seiner Kollegen: Sie hat internationale Besetzung, und sie verlangt oft eine anormale Indikationsstellung.

Allein die zweite Eigenart reicht schon aus, einen manchmal an den Rand der Schizophrenie zu treiben.

Zunächst aber zur Internationalität: Man wird es vielleicht nicht glauben, aber auch diese wird auf die Dauer zur Routine. Wenn Tag für Tag in der Sprechstunde nicht nur die vier Grund-Hautfarben Schwarz, Weiß, Gelb und Braun, sondern noch diverse Unterschattierungen vertreten sind, schreckt man höchstens auf, wenn mal zwei Deutsche nacheinander erscheinen.

Über die sprachlichen Verständigungsmöglichkeiten und -schwierigkeiten habe ich ja schon gesprochen. Sie sollte man also nicht überbewerten. Ein Kinderarzt muß ja auch bei einem Säugling zu einer Diagnose kommen, ohne sich mit ihm unterhalten zu können. Auf den Einwand, daß da aber die Mutter dabei ist, die Auskunft geben kann, ist zu erwidern, daß die heutzutage meist türkisch spricht. Außerdem stören Mütter bekanntlich nur die Untersuchung.

Ich will damit nur sagen, daß ein Mensch, der ganz auf sich selbst angewiesen ist, mit größeren sprachlichen Schwierigkeiten fertig wird, als er sich vorher vorstellen konnte.

Natürlich gibt es manchmal kleine Mißverständnisse. In jenen sagenhaften Jahren, als es bei uns noch mehr Schiffe als Matrosen gab, half man diesem Mangel dadurch ab, daß ausländische Seeleute angeheuert wurden, vorzugsweise Spanier und Türken.

Wer neun Jahre lang Latein gelernt hat, wird mit Spaniern in sprachlicher Hinsicht immer klarkommen, vor allem, wenn sich das Gespräch praktisch nur auf ihren Körper und seine Organe bezieht. So schrecklich viele davon gibt es ja nicht.

Bei den Türken hilft einem allerdings die beste humanistische Schuldbildung nichts. Man ist sozusagen mit seinem Latein am Ende. Um mich zu belehren, hörte ich daher sehr aufmerksam hin, als einer der ersten türkischen Seeleute zur Impfung kam.

Übrigens kann man von Türken pauschal sagen, daß sie sehr fleißig waren und immer höflich und korrekt auftraten, wenn sie frisch nach

Deutschland gekommen waren. Nach einiger Zeit legte sich das dann natürlich; sie paßten sich den hiesigen Bräuchen an.

Der Türke, von dem ich hier berichte, klopfte also kurz an, kam herein, schloß die Tür sogar selbst und sagte mit leichter Verbeugung und höflichem Lächeln: »Askla!«

Ich zeigte auf den Kleiderhaken, worauf er zustimmend nickte, Jacke und Hemd auszog und an den Haken hängte.

Dann wies ich auf den Stuhl, wo er mit höflichem: »Askla!« Platz nahm.

Als ich ihn geimpft hatte und über die Impfstelle einen Streifen geklebt hatte, sagte er in fragendem Ton: »Askla?«

Als ich nickte, stand er auf und zog sich wieder an. Ich unterschrieb den Impfpaß und gab ihn ihm, was er mit einem freundlichen: »Askla!« quittierte.

Dann ging er zur Tür, drehte sich noch einmal zu mir um, sagte in strammer Haltung: »Askla!« und verschwand. Ich freute mich sehr, daß ich nun das erste Wort Türkisch gelernt hatte.

Sehr bald merkte ich allerdings, daß es nicht mein erstes Wort Türkisch, sondern sein erstes Wort Deutsch gewesen war. Es sollte »Alles klar!« heißen.

Ihm war schnell aufgefallen, daß seine deutschen Arbeitskollegen mit dieser Formel ohne weiteres den ganzen Achtstundentag auskamen, egal, worum es ging.

Da hatte er sich eben sofort angepaßt.

Dieselbe Formel spielte übrigens auch bei einem Unfall im Hafen eine gewisse Rolle.

Eine multinationale Arbeitsgruppe, die sich sogar aus mehr Nationalitäten als Männern zusammensetzte, weil einer von ihnen zwei Staatsangehörigkeiten besaß, war damit beschäftigt, die oberen Stockwerke eines großen Speichers umzubauen.

Sie hatten sich die Arbeit so eingeteilt, daß einer von ihnen, ein Jugoslawe, unten eine Karre mit dem gerade benötigten Baumaterial belud und sie dann mit einem Flaschenzug, der im Dachgiebel installiert war, hochhievte. Wenn er unten die Karre beladen hatte, rief er seinen oben arbeitenden Kollegen zu: »Alles klar!«, damit die sich bereit machten, die Karre in Empfang zu nehmen. Wenn sie oben angelangt war, ergriff sie einer der Kollegen und zog sie durch eine Fensteröffnung herein, wobei er nach unten »Alles klar!« rief. Nun wußte der Mann unten, daß er das Seil loslassen konnte.

Wenn die Karre oben ausgeladen war, schrie einer nach unten: »Alles klar!«, worauf sich der Jugoslawe in die Hände spuckte, das Seil packte und die leere Karre herunterfierte.

Da das Team gut eingespielt war, ging die Sache auch tagelang gut, bis der Mann oben – übrigens ein Portugiese, und die sind ja immer sehr temperamentvoll – eines Tages seinen Ruf »Alles klar!« etwas voreilig ausstieß, denn er hatte die Karre noch nicht fest im Griff.

Der Mann unten aber hatte natürlich – froh über die Pause – auf den Ruf hin das Seil sofort losgelassen, so daß die schwere Karre, den Gesetzen der Schwerkraft folgend, sofort wieder abwärts sauste.

Etwas überrascht, aber doch geistesgegenwärtig, versuchte der Jugoslawe noch schnell, den Absturz der Karre zu bremsen, indem er wieder sein Seil packte; aber die Karre hatte schon zu viel Fahrt und riß ihn am anderen Seil in die Höhe.

Auf halbem Wege trafen sie sich. Präziser ausgedrückt: Die Karre traf ihn, und zwar von oben an Kopf und Schultern.

Danach fuhr die Karre weiter abwärts, der Mann weiter aufwärts, bis er mit dem Kopf gegen den Balken im Giebel knallte, an dem der Flaschenzug befestigt war. Seine Kollegen in den oberen Etagen waren natürlich etwas erstaunt, als er plötzlich von außen zu ihnen hereinschaute und dann grußlos nach oben weiterfuhr, so daß sie versäumten, ihn zu packen und zu sich hereinzuziehen.

Inzwischen war die Karre unten aufgeprallt, umgestürzt und leer geworden, weil ihre Ladung herauskippte. Dadurch war sie nun natürlich wieder leichter als der Mann, der oben am anderen Ende des Flaschenzuges hing, so daß er blitzartig wieder abwärts fuhr.

Auf halbem Wege trafen sie sich erneut, aber diesmal erwischte ihn die Karre natürlich von unten und verursachte bei ihm Prellungen und Abschürfungen an den Beinen und am Rücken.

Unten prallte der Mann dann ziemlich heftig auf den Boden, wobei sein Steißbein in Mitleidenschaft gezogen wurde.

Durch den Aufprall verständlicherweise etwas benommen, ließ er das Seil los, wodurch nun wieder die Karre das Übergewicht hatte, rasant abwärts rauschte und ihn am Kopf erwischte.

Wahrscheinlich nur, weil Jugoslawen ein bewundernswert harter und widerstandsfähiger Menschenschlag sind, kam er mit Prellungen und Blutergüssen davon. Allerdings wunderte sich der Rettungs-Sanitäter, der den Verletzten in den Unfallwagen geladen hatte und dem Fahrer zurief: »Alles klar!«, daß das Unfallopfer trotz seiner halben Bewußtlosigkeit heftig zusammenzuckte und aus dem Wagen springen wollte.

Entgegen einer weitverbreiteten Vorstellung sind Seeleute keine rauflustige Bande, sondern ganz friedfertige Leute, jedenfalls solange sie als Patienten in der Sprechstunde oder im Wartezimmer sind.

Egal, was in der Welt gerade an Schießereien zwischen den Nationen stattfindet – und es geschieht in dieser Beziehung ja immer etwas –, im Wartezimmer des Hafenarztes herrscht absoluter Burgfrieden. Da sitzen dann Russen und Amerikaner, Israelis und Araber, Rot-Chinesen und National-Chinesen friedlich hustend nebeneinander und schieben sich höflich den Aschenbecher zu.

Wenn der Seemann dann das Sprechzimmer betritt, ist es die erste Aufgabe des Hafenarztes, hinter ihm die Tür zu schließen. Der Seemann unterscheidet sich nämlich von allen anderen Menschen dadurch, daß er nie eine Tür hinter sich zumacht.

Zu erklären ist diese lästige Angewohnheit vermutlich durch die Bordverhältnisse auf See. Die Logis auf modernen Schiffen sind ja längst keine Massenunterkünfte mehr wie etwa zur Segelschiffszeit. Jeder, der eine etwas gehobene Funktion an Bord ausübt, hat eine Einzelkammer. Die anderen sind höchstens zu zweit untergebracht.

Diese Art der Unterbringung, die zunächst in sozialer Hinsicht als sehr fortschrittlich gefeiert wurde, hat jedoch wie alle sozialen Fortschritte auch ihre Schattenseiten: Sie führt leicht zur Vereinsamung.

Auch in den Zwei-Mann-Kammern sind beide Bewohner ja nicht ständig zusammen, vor allem, wenn sie verschiedenen Wachen zugeteilt sind. Oft ist es dann ungefähr so wie in der bekannten Whisky-Werbung: »Einer geht, der andere kommt.«

Deshalb ist das Kommunikationsbedürfnis groß und wird mit der Reisedauer immer größer. Wenn das Schiff auf See ist und mit Einstiegdieben daher kaum zu rechnen ist, bleiben die Türen meist tagsüber offen, wenn man nicht gerade schlafen will. So hat man wenigstens ständigen Lauschkontakt zu allem, was in der Nachbarschaft geschieht. Außerdem hat dieses System der offenen Tür den Vorzug, daß ein Vorbeigehender eher hereinschaut, als wenn er erst an die Tür klopfen müßte.

Wer lange genug mit stets geöffneter Tür gewohnt hat, macht natürlich auch an Land keine Tür mehr hinter sich zu.

Anfangs hatten wir daher ein Schild an der Tür angebracht, auf dem in allen gängigen Sprachen die Bitte ausgesprochen wurde, sie hinter sich zu schließen. Das verzögerte aber nur den Ablauf der Sache, weil es eine Weile dauerte, bis jeder Seemann seine Sprache gefunden hatte, die er dann vielleicht gar nicht lesen konnte. Meist versank er erst in tiefes Nachdenken darüber, was man von ihm eigentlich wollte. Die Tür vor ihm war ja schon zu.

So erwies es sich als praktikabelste Lösung, daß man sich die Arbeit teilt: Der Patient tritt ein, und der Doktor schließt die Tür hinter ihm.

Wenn dieses Eintrittszeremoniell abgelaufen ist und beide Beteiligten Platz genommen haben, empfiehlt es sich übrigens, zunächst eine nochmalige Identitätskontrolle vorzunehmen und sehr gründlich zu prüfen, wen man nun tatsächlich vor sich hat.

Das ist besonders wichtig, wenn von einem Schiff mehrere Patienten gekommen sind, deren Namen sich für unsere Ohren kaum unterscheiden. Es kann passieren, daß von drei Seeleuten der eine Mohamed Ali, der zweite Ali Mohamed und der dritte Mahumed Ali heißt.

Wenn man die Burschen verwechselt – was ziemlich leicht passieren kann, weil man sie ja nie vorher gesehen hat und unsere Aussprache ihres Namens für sie meist nur eine Quelle der Heiterkeit ist –, wird das in verschiedener Hinsicht sehr unangenehm.

Für den Hafenarzt ist es lästig, nachträglich die Eintragungen auf den Karteikarten zu ändern. Dabei hat es sich als zweckmäßig erwiesen, den Befund neu zu schreiben, falls er kurz ist, ihn aber unverändert stehen zu lassen, falls er lang ist, und in dem Fall nur den Namen des Patienten zu korrigieren.

An Bord würde eine Verwechslung verständlicherweise fassungsloses Erstaunen hervorrufen, z. B. wenn Mohamed Ali (mit einer Schnittwunde am Daumen) abgemustert und auf dem Luftwege in die Heimat transportiert wird, während für Ali Mohamed (mit monatelang bestehenden chronischen Magengeschwüren) drei Tage leichter Dienst und täglicher Verbandwechsel empfohlen wird.

Und natürlich würden auch die Kollegen in der Klinik den Kopf schütteln, wenn sie bei dem wegen Magengeschwüren eingewiesenen Mohamed Ali außer einer Schnittwunde am Daumen beim besten Willen nichts feststellen könnten, insbesondere keinen krankhaften Befund am Magen.

Deshalb ist es schon besser, die richtige Diagnose dem richtigen Namen zuzuordnen. Man erspart sich und den anderen Beteiligten wirklich eine Menge Ärger.

Manche Patienten, die aus fernöstlicher Höflichkeit dem Doktor auf keinen Fall widersprechen wollen, bejahen vorsichtshalber beide Male, wenn man sie fragt, ob sie Mohamed Ali oder Ali Mohamed heißen. Bohrt man sehr hartnäckig nach, nennen sie manchmal noch einen dritten Namen.

Das sollte einen nicht unwirsch machen, denn es ist nun mal bei manchen Völkern üblich, daß z. B. ein Mann, dessen älterer Bruder gestorben ist, den Namen desselben übernimmt (oft auch seine Witwe, was den Todesfall möglicherweise erst richtig zum Trauerfall für ihn macht).

Über diese Namenserbschaft sollte man nicht überheblich lächeln. Man braucht ja nur an die Briten zu denken, bei denen ein Mr. Smith nach dem Tode seines Bruders plötzlich Lord Ginhall oder so ähnlich heißen kann.

Um allen Risiken aus dem Wege zu gehen, hat es sich in der Praxis jedenfalls als sehr zweckmäßig erwiesen, als Auskunftsperson einen neutralen Dritten von der Besatzung hinzuzuziehen, möglichst einen, der wenigstens etwas lesen und schreiben kann.

Bei der Befragung seiner internationalen Patienten muß der Arzt wissen, daß es für die Gesten – neuerdings sagt man auch Körpersprache – bei Verneinung und Bejahung sehr unterschiedliche, landsmannschaftlich bedingte Bedeutungen gibt.

Das fängt schon bei den Griechen an. Während alle anderen Europäer, auch die südlichen, zur Bejahung nicken und zur Verneinung den Kopf schütteln, machen die Griechen das genau umgekehrt. Bei der Verneinung nicken sie, allerdings fangen sie mit einer Rückwärtsbewegung an, d. h., sie werfen den Kopf mit südlichem Temperament in den Nacken, geben einen schnalzenden Zungenlaut von sich, sagen »ochi« und nicken dann heftig. Bei der Bejahung schütteln sie dagegen langsam und bedächtig den Kopf in der Waagerechten.

Beide Verhaltensweisen können den Arzt sehr verunsichern, vor allem, weil ihm so etwas vorher kein Mensch gesagt hat, auch nicht in den Vorlesungen über Psychologie. Daher habe ich anfangs einmal einem griechischen Seemann fünfmal mit steigender Intensität und Lautstärke die Anwendung von Zäpfchen erklärt, weil er auf die Frage, ob er alles verstanden habe, dauernd den Kopf schüttelte. Vermutlich hat er mich für genauso bekloppt gehalten wie ich ihn.

Diese Form der Bejahung und Verneinung ist übrigens bis weit nach Ostasien verbreitet und auch bei manchen Afrikanern üblich.

Besonders verwirrend wird die Sache natürlich, wenn die Jungs sich etwas Englisch angeeignet haben, aber ihre ursprüngliche Gestik beibehalten. Da kann es einem passieren, daß der Patient auf die Frage, ob er die Beschwerden schon lange habe, heftig nickend »no, no, Sir«, sagt. Statt dann lange herumzurätseln, was er denn nun in Dreiteufelsnamen wirklich meint, ist es am zweckmäßigstens, man hält sich an den alten internationalen Grundsatz: »Gesagt ist gesagt!«

Nachdem Identität und sprachliche Gewohnheiten des Patienten geklärt sind, versucht man üblicherweise, etwas über die Anamnese, also die Vorgeschichte, zu erfahren. Hierbei erweist sich sehr bald, daß zwischen den Völkern offensichtlich erhebliche Unterschiede beim Wissen über Bau und Funktion des menschlichen Körpers bestehen.

Auch der schlichteste Europäer und Amerikaner wird Beschwerden, die er an Herz, Lunge oder Bauch hat, einigermaßen verständlich lokalisieren können. Natürlich erfolgt auch hier die Beschreibung oft mit sehr bildhaften, manchmal dramatisierenden Erläuterungen: Da brennt es, sticht es, klopft es – und so weiter. All das paßt aber noch irgendwie in das uns allen vertraute anatomische Bezugssystem.

Bei vielen außereuropäischen Patienten ist es ganz anders. Ohne jeden Bezug auf anatomische Verhältnisse ist da die Rede von einem glühenden Speer, der vom Rachen bis in den Anus durchsticht, von einem Feuerball, der zwischen Schultern und Leistenbeuge rotiert, oder von einem Schwert, das pausenlos in den Rücken schlägt.

Da muß man schon sehr viel orientalische Ausschmückungen abziehen, um zum Kern der Beschwerden zu kommen. Aber bei der Untersuchung schafft man es doch meist, aus der blumenreichen Schilderung, die manchmal mehr wie ein Wehrmachtsbericht klingt, die eigentlichen Beschwerden herauszufiltern.

Schwierig wird es aber, wenn völlig verschiedene Beschwerden, die zwar gleichzeitig bestehen, aber nichts miteinander zu tun haben – wie ein Hühnerauge und eine Mittelohrentzündung –, vom Patienten mit großer Überzeugungskraft in einen ganzheitsmedizinischen Zusammenhang gebracht werden. Seine Klage lautet dann etwa: »Seit das Ohr weh tut, kann ich nicht mehr richtig auftreten!«

Erfahrungsgemäß ist es völlig unmöglich, dem Patienten sein ganzheitsmedizinisches Krankheitsbild auszureden; man sollte sich daher auch jeden Versuch ersparen. Am besten ist es immer, man läßt ihm seine Überzeugung, daß der böse Geist der Krankheit diesmal bei ihm aus rätselhaften Gründen gleich zweimal zugeschlagen hat, und behandelt beide Beschwerden getrennt, wie es sich gehört.

Diese Krankheitsphilosophie, gepaart mit völligem Unverständnis für die westliche Medizin, kann natürlich manchmal zu seltsamen Situationen führen.

So bat mich ein Patient, dessen Lunge ich gerade abhörte, dringend, noch mit der Krankheit im rechten Knie zu telefonieren, das täte nämlich auch weh! Natürlich tat ich das und hörte mir die Arthrose seines Kniegelenks mal zur Abwechslung durch das Stethoskop an, obwohl das laute Knacken auch ohne Verstärkung zu hören war. Ich sah keinen Grund, das schöne, intakte Weltbild dieses Menschen zu zerstören.

Vielleicht wird allerdings der nächste Kollege, der sein Knie behandelt, ohne es mit dem Stethoskop abzuhören, von ihm als oberflächlicher Ignorant angesehen worden sein.

In diesem Zusammenhang muß betont werden, wie wichtig es ist, daß man in Situationen, die an sich von schreiender Komik sind, die Fassung behält und im Patienten keine Sekunde lang den Eindruck aufkommen läßt, daß er sich irgendwie lächerlich gemacht hätte.

So kam einmal ein junger, offensichtlich sehr eitler Afrikaner in mein Sprechzimmer. Man muß sagen, er stolzierte eher: gepflegte Afro-Frisur, Ohrringe, goldene Halskette, tailliertes buntes Freizeithemd, hautenge, schneeweiße Jeans, Handtäschchen, hochhackige Schuhe mit Messingreifen um die Absätze, etwa wie früher die Tanzsporen bei Kavallerie-Offizieren.

Ich bat ihn, Platz zu nehmen, und wies auf den Patientenstuhl. Neben dem Stuhl stand zufällig einer dieser hübschen Abfalleimer, schneeweiß, mit gewölbtem Deckel und einem Pedal, mit dem man den Deckel öffnen kann, ohne ihn anzufassen.

Der Patient hatte meine Geste leider mißverstanden, ging – wegen des glattgebohnerten Bodens und seiner hohen Absätze sehr vorsichtig – auf den Eimer zu, drehte sich langsam um und ließ sich behutsam nieder. Dabei trat er mit einem hohen Absatz auf das Pedal, der Deckel schlug hoch und traf ihn, der inzwischen bereits in Hockstellung war, voll von unten aufs Gesäß. Natürlich war er auf diesen Schlag nicht gefaßt und machte, da er praktisch noch auf den Fußspitzen stand, einen Hechtsprung nach vorne und landete auf allen vieren zu meinen Füßen.

Dieser Vorgang entbehrte natürlich nicht der Komik. Aber wenn ich auch nur gelächelt hätte, wäre der ganze Stolz eines jungen Afrikaners, der es endlich so weit gebracht hatte, daß er sich modisch gekleidet einen weißen Doktor leisten konnte, zerbrochen, und die westliche Welt hätte einen fanatischen Feind mehr gehabt.

So nickte ich ihm nur anerkennend zu und sagte: »Well, your test was very good!« Darauf strahlte er mich an, wie nur junge Afrikaner strahlen können; ich glaube nicht, daß er noch sehr lange über die inneren Zusammenhänge dieses Tests gegrübelt hat.

Übrigens kann man die Seeleute aller Länder in zwei große Gruppen einteilen. Die Demarkationslinie zwischen diesen beiden Gruppen möchte ich die »cleanness line« nennen, also die Sauberkeitsgrenze. Sie kennzeichnet ein interessantes Phänomen, das man auf die einfache Formel bringen kann: Je ärmer das Heimatland, um so sauberer seine Seeleute, wenn sie zum Arzt gehen.

Man wird nie erleben, daß ein Afrikaner, Asiate oder Mittelamerikaner ungewaschen oder in schmutziger Wäsche in die Sprechstunde kommt. Mögen Wäsche und Kleidung noch so abgetragen sein, sie sind frisch gewaschen und gebügelt. Ganz offensichtlich ist für diese – vom Besitz her – armen Menschen ein Arztbesuch eine große Ausnahmesituation, sozusagen ein Erlebnis.

Verständlich, daß er die seltene Gelegenheit benutzt, um dem Doktor auch harmlose Kleinigkeiten zu präsentieren, etwa eine kleine Rißwunde oder eine verstopfte, reiskorngroße Talgdrüse an irgendeiner oft schwer zugänglichen Körperstelle. Selbst wenn der Arztbesuch deshalb keine größeren therapeuthischen Eingriffe nach sich zieht, so liefert er doch eine Menge Gesprächsstoff, zunächst an Bord und später, mit nicht mehr kontrollierbaren Einzelheiten ausgeschmückt, im Kreis der Familie. Hier kann der Seemann dann erzählen, daß er drei Taifune, zwei Schiffsuntergänge und einen Arzt überlebt hat.

Besonders gut trifft es sich, falls er als Beweis noch einige aufwendig verpackte Medikamente vorzeigen kann, die den Kreis der staunenden Zuhörer besonders beeindrucken, wenn sie den Aufdruck »Made in Western Germany« tragen.

Aber auch darüber soll man nicht lächeln, es ist schließlich nichts anderes, als wenn bei uns auf einer Party jemand eine aus Fernost mitgebrachte, garantiert echte tibetanische Wurzel herumzeigt, die, egal, in welcher Applikationsform, sämtliche Gebrechen mit Sicherheit heilt.

Übrigens war ein besonderer Renner in den Dörfern östlich von

Suez jahrelang ein Gallenpräparat, das als erbsgroßes silberfarbenes Dragee auf dem Markt war. Als ich dieses Medikament einmal dem Serang, also dem Bootsmann eines indischen Schiffes, verordnet hatte, schickte der Agent bereits eine Stunde später, noch kurz vor Auslaufen des Schiffes, per Taxi drei »dringende Fälle« vom selben Schiff, die alle über plötzliche Gallenbeschwerden, natürlich in der blumenreichen Sprache des Orients, klagten. Nachdem sie verhältnismäßig aufrecht und gefaßt das Sprechzimmer betreten hatten, preßten sie die Hände auf den Oberbauch, krümmten sich zusammen und konnten vor Schmerzen nur noch die vier Worte stammeln: »Please, Sir, silver pills!«

Die Magie der silbernen Kügelchen ihres Serangs hatte sie offensichtlich so überwältigt, daß es ihnen unerträglich erschien, ohne sie die Heimreise antreten zu müssen.

Natürlich muß man sich sowieso darüber klar sein, daß ein großer, wenn nicht der größte Teil der den ausländischen Seeleuten verschriebenen Medikamente in die Heimat mitgenommen und dort irgendwie vermarktet wird. In Dakar erlebte ich einen Straßenhändler, der in seinem Bauchladen neben einzelnen Zigaretten, Sicherheitsnadeln, Rasierklingen und leeren Cremedosen auch Tabletten verschiedenster Farben und Größen verkaufte, ohne daß irgendwer sagen konnte, wofür oder wogegen sie waren. Medizin ist eben Medizin.

Aber auch hierüber soll man nicht lächeln, denn auch in Millionen deutscher Badezimmerschränkchen sieht es nicht viel anders aus.

Im Gegensatz zu den sauberen Seeleuten aus armen Ländern bewegen sich ihre Kameraden aus den wohlhabenden, sozial durchorganisierten Ländern der nördlichen Hemisphäre sehr oft jenseits der »cleanness line«; sie erscheinen in unsauberer Haut und Wäsche in der Sprechstunde.

Natürlich gilt der alte militärische Grundsatz »frischer Dreck ziert den Soldaten« im gleichen Sinne auch für den Seemann; niemand wird erwarten, daß einer, der einen Arbeitsunfall hatte, sich wäscht und umzieht, bevor er sich zum Arzt bringen läßt.

Es ist aber doch sehr auffallend, wie oft Leute, die schon am Vortag angemeldet wurden und seit drei Tagen an Bord nicht mehr gearbeitet haben, ungewaschen und in unsauberer Wäsche in die Sprechstunde kommen.

Andererseits muß ich feststellen, daß dies kein spezifisches Verhalten der Seeleute ist, sondern offensichtlich mehr ein Generationsphänomen. Es ist nämlich genausooft bei anderen jungen Leuten festzustellen, bis hin zu dem ja sehr reisefreudigen Nachwuchs der Universitäten.

Offensichtlich ist ein Arztbesuch für diese Generation ziemlich unwichtig und nebensächlich, da kostenlos. Er steht einem einfach zu, etwa wie eine Auto-Inspektion oder eine Reparatur in der Garantiezeit. Für die zieht man sich ja auch keine frische Unterhose an oder wäscht sich mitten in der Woche die Füße.

Natürlich kann man der Auffassung sein, daß Unsauberkeit ein unveräußerlicher Bestandteil der persönlichen Freiheit ist. Aber es ist doch besonders betrüblich, daß sich diese Einstellung nicht nur auf die männlichen Mitglieder der jungen Generation beschränkt. Andererseits ist das isabellenfarbene Hemd schließlich auch die historisch verbürgte Erfindung einer Dame.

Ein Hafenarzt braucht nie ins Theater zu gehen. Abgesehen davon, daß er dafür selten Zeit hat, kann er in der Sprechstunde fast täglich bühnenreife Darstellungen bewundern. Manchmal muß man sich direkt dazu zwingen, objektiv zu bleiben und nicht als Lohn für eine besonders gut gelungene Show den Hauptdarsteller für einige Tage dienstuntauglich zu schreiben oder ihn gar abzumustern und aus dem winterlichen Nordeuropa in die stets sonnige Heimat zu schicken.

Hinter diesen Darstellungen, die oft die Intensität und Ausdruckskraft eines antiken Dramas erreichen, steht die simple Tatsache, daß eine Heimreise aus Krankheitsgründen von der Reederei bezahlt wird, während in allen anderen Fällen der Seemann selbst dafür aufkommen muß. Das reizt natürlich jeden denkenden Menschen dazu, einen Versuch zu machen. Denn der Reeder hat Geld genug, man selbst aber nie.

Von den häufigen Versuchen, für ein paar Tage krankgeschrieben in der warmen Koje bleiben zu können, während die anderen auf dem vereisten Deck herumtorkeln, soll gar nicht erst gesprochen werden. Es geht mehr um den großen Preis der Schauspielkunst, die kostenlose Heimreise. Bei völliger Gesundheit, versteht sich.

Soweit ich weiß, ist das bei mir nur einem gelungen. Es war natürlich ein Grieche; die sind ja seit Odysseus als besonders listenreich berühmt. Außerdem steckt jeder Grieche bekanntlich drei Levantiner in die Tasche, ganz abgesehen von den drei Leuten, die jeder Levantiner seinerseits in die Tasche steckt.

Es erschien also eines Tages der Zweite Offizier eines griechischen

Schiffes in der Sprechstunde, das heißt, er erschien nicht einfach, sondern wankte mehr herein. Es war so schlimm, daß ich ihn, indem ich die Tür hinter ihm schloß, vorsichtshalber stützte.

Er fiel in den Stuhl, sackte in sich zusammen, preßte beide Hände vor den Magen, rülspte diskret, aber doch sehr deutlich, und schwieg dann zunächst einmal, offensichtlich von Schmerzen überwältigt. Dann berichtete er mit schwacher Stimme, immer wieder von Krämpfen unterbrochen, daß er seit Wochen Magenschmerzen habe, besonders, wenn er längere Zeit nichts gegessen habe. Es würde besser, wenn er eine Kleinigkeit wie einen Keks esse; mehr essen könne er nicht, er müsse dann oft erbrechen. Außerdem sei sein Stuhl pechschwarz. Auf die Routinefrage, wieviel er rauche, gab er vier bis fünf an. Natürlich war mir längst bekannt, daß man in Seefahrtskreisen nicht die einzelnen Zigaretten, sondern die Päckchen zählt.

Es war also die typische Anamnese für ein Zwölffingerdarmgeschwür. Und auch der Untersuchungsbefund mit starkem Druckschmerz an typischer Stelle im Oberbauch sprach für diese Diagnose. Da er angab, noch nicht gefrühstückt zu haben, überwies ich ihn gleich zum Röntgen in die Ambulanz einer nahen Klinik.

Der Kollege rief gegen Mittag zurück und teilte mit, daß der Röntgenbefund nicht ganz klar sei, weil der Patient, wie er auf Nachfrage zugab, doch morgens Kaffee getrunken und eine Zigarette geraucht habe, was er aber nicht als Frühstück ansah. Ein Geschwür sei nicht mit Sicherheit festzustellen, aber eben auch nicht auszuschließen. Unter Berücksichtigung der Anamnese, insbesondere der sehr konkreten Angaben über Hungerschmerz und schwarz verfärbten Stuhl einerseits und der bevorstehenden langen Reise mit vielen Seetagen andererseits müsse man doch eine stationäre Untersuchung und Behandlung dringend empfehlen. Der Patient sähe das auch ein, möchte die Behandlung aber lieber in Athen durchführen lassen, weil er hier völlig vereinsamt wäre, während er in Athen seine Familie habe.

Das Gespräch mit dem Schiffsmakler, der die griechische Reederei vertrat, ergab, daß der diese Regelung auch bevorzugte, weil ein Flugticket nach Athen ja wesentlich billiger für den Reeder war als zwei oder drei Wochen Krankenhausaufenthalt in Deutschland, mit einem Tagessatz um die dreihundert Mark, zuzüglich Arzthonorare.

Also wurde der Patient wegen Dienstunfähigkeit aufgrund des dringenden Verdachts auf ein Duodenal-Ulcus abgemustert und die stationäre Behandlung im Heimathafen empfohlen. Das Arrangement des Heimfluges mit allem Drum und Dran erledigte, wie üblich in solchen Fällen, der Makler auf Kosten des Reeders.

Anderntags erschien zufällig der Funkoffizier desselben Schiffes in der Sprechstunde. Am Ende der Behandlung fragte ich ihn ganz am Rande, ob denn ihr Zweiter Offizier gestern noch die Heimreise angetreten habe oder erst heute zurückfliege. Worauf der Funker ahnungslos berichtete, daß der Zweite schon gestern die Spätmaschine nach Frankfurt genommen habe, weil er ja übermorgen heirate und vor dem Hochzeitstermin natürlich noch eine Menge zu erledigen habe.

Auf meine Frage, seit wann der Zweite seine Beschwerden gehabt habe, reagierte der Funker völlig verständnislos; der hätte doch noch ganz groß seinen Junggesellenabschied gefeiert.

Der Funker wird sich über mein erstarrtes Gesicht sicher gewundert haben. Es ließ sich alles ganz einfach rekonstruieren: Der Zweite Offizier war wie in fast allen Handelsflotten für die Betreuung der kranken Seeleute an Bord verantwortlich, während das Schiff auf See ist. Er hatte also ständig den Leitfaden zur Hand, in dem die Symptome der einzelnen Krankheiten, ihre Besonderheiten und ihre Behandlungsmöglichkeiten erläutert werden. Er hatte sich nach bestimmt gründlichem Studium ein Krankheitsbild herausgesucht, das nicht sofort mit Sicherheit festzustellen, aber auch nicht, vor allem unter Zeitdruck, auszuschließen ist. Die Symptome hatte er fleißig auswendiggelernt und mit großer schauspielerischer Begabung vorgetragen. Auch den Trick mit der Röntgenuntersuchung hatte er gut hingekriegt, da in allen Leitfäden immer darauf hingewiesen wird, daß Kranke, die zum Röntgen von Magen oder Darm geschickt werden, ganz nüchtern sein müssen, weil sonst die Untersuchung kein klares Bild ergeben könne.

Man muß wirklich neidlos anerkennen, daß es ein Meisterstück an Schlitzohrigkeit und Simulierkunst war, womit dieser würdige Nachfahr des listenreichen Odysseus es fertigbrachte, daß Mr. Onassis, Mr. Niarchos oder wer auch immer der Reeder seines Schiffes war, seinen Hochzeitsurlaub bezahlte.

Wie eingangs erwähnt, ist neben der Internationalität der Patienten das zweite Kriterium, durch das sich die Praxis eines Hafenarztes von der seiner Kollegen unterscheidet, die anormale, also unübliche Indikationsstellung, zu der er oft gezwungen wird.

Unter Indikation versteht man die Notwendigkeit einer bestimmten

Behandlung, wobei natürlich Erfolgschancen und Risiken abzuwägen sind.

Beispielsweise besteht bei einem Beinbruch zunächst einmal die Indikation zur Schienung.

Nun geht man natürlich bei der Beurteilung eines Krankheitsfalles und der Indikationsstellung zwar immer auch von den zur Verfügung stehenden Möglichkeiten aus. Die Möglichkeit, für die man sich entscheidet, muß andererseits aber in einem vernünftigen Verhältnis zur Notwendigkeit liegen.

Man wird also beispielsweise Lieschen Müller von nebenan, die über Schmerzen im rechten Unterbauch klagt, nicht sofort mit Blaulicht in die Klinik jagen, sondern sie zu Hause ins Bett stecken, fasten lassen und abends noch mal nach ihr sehen oder sich telefonisch berichten lassen, wie sich der Zustand entwickelt. Auch wenn er sich verschlimmert und die Anzeichen für eine Blinddarmentzündung deutlicher werden, ist das kein Versäumnis, denn der Krankenwagen für den Transport in die Klinik ist ja normalerweise in Minuten da.

Ganz anders sieht die Sache für alle Beteiligten, besonders aber für den Arzt aus, wenn es sich statt um Lieschen Müller um den Funker eines großen Schiffes handelt. Auch wenn er die gleichen Beschwerden hat, ist die Indikationsstellung, also die Überlegung, welche Maßnahmen angemessen sind, eine völlig andere.

Bei ihm kann ich nämlich nicht abends »eben noch mal nachsehen«, wie sich sein Zustand entwickelt, ob etwa die Temperatur ansteigt, ob Bauchdeckenspannung oder Erbrechen aufgetreten sind, oder was Leuten mit einer akuten Appendicitis sonst noch so einfällt, um ihren Arzt zu erschrecken.

Denn abends ist das Schiff bereits seit Stunden auf See, auf dem Weg nach New York.

Und ich bin der letzte Arzt vor New York!

Also muß ich entscheiden, und zwar sofort.

Der Zeitdruck, unter dem die Entscheidung getroffen werden muß, wird einem manchmal noch dadurch drastisch vor Augen geführt, daß die Schlepper, wenn man an Bord gerufen wird, schon längsseits liegen und der Lotse ungeduldig auf der Brücke von einer Nock zur andern tigert und endlich die Leinen losschmeißen lassen will.

Die Festmacher, die schon seit einer halben Stunde auf der Pier rumlungern, wollen dasselbe; auch sie werden ungeduldig, weil sie längst beim nächsten Schiff sein müßten.

Der Kapitän verflucht schon lange seinen Entschluß, den Makler damit beauftragt zu haben, er solle so kurz vor Auslaufen noch den Arzt rufen.

Der Makler hält den Kapitän sowieso für völlig schwachsinnig, weil er ihm diesen Auftrag erteilt hat.

Das Schiff, das als nächstes an diesem Liegeplatz festmachen soll, schwimmt schon im Wendebecken und wartet darauf, daß sein Platz endlich frei wird.

Die Schlepperkapitäne, die schon seit einer Stunde längsseits liegen, halten es schließlich vor Ungeduld nicht mehr aus und kommen über ihre langen Holzleitern an Bord geklettert, um zu fragen, was auf diesem gottverdammten Dampfer überhaupt los ist. Sie haben schließlich noch weitere Orders.

So sind also alle gegen den Doktor. Und der steht wieder einmal mutterseelenallein gegen alle anderen, egal, wie er entscheidet.

Denn wenn er den Funker von Bord nimmt, darf das Schiff nicht auslaufen, das ist zwingende Vorschrift. Es hat auf einen neuen Funker zu warten, den die Reederei möglicherweise erst aus dem Urlaub zurückrufen und womöglich um die halbe Welt einfliegen muß. Wie viele Telefongespräche, ebenfalls um die halbe Welt, und wie viele Tage dazu erforderlich sind, kann nur der ermessen, der so einen Zirkus schon einmal durchgemacht hat.

Es ist jedenfalls für Reederei, Kapitän und Makler eine ausgewachsene Katastrophe, nicht zuletzt, weil jeder Tag allein an Liegegebühren viele tausend Mark kostet, ganz abgesehen von den anderen laufenden Unkosten. Nur ein fahrendes Schiff verdient ja bekanntlich Geld.

Aber das alles muß den Hafenarzt kalt lassen. Er weiß sowieso, daß er praktisch nur die Wahl zwischen zwei Übeln hat und in jedem Fall Fluch auf sein Haupt lädt: Nimmt er den Funker von Bord, verfluchen ihn alle Beteiligten als nervenschwachen Ignoranten, der keine Ahnung hat, was er anrichtet. Er hätte ihm doch bloß eine Spritze zu geben brauchen. Nimmt er den Funker nicht von Bord und der geht auf der Reise wegen eines durchgebrochenen Blinddarms zugrunde, verfluchen ihn alle Beteiligten als nervenschwachen Ignoranten, der sich beeinflussen ließ und keine Ahnung hat, was er da anrichtete. Er hat ihm bloß eine Spritze gegeben, statt ihn zur Operation einzuweisen!

Und alle werden ihre Hände in Unschuld waschen und sagen: »Lieber Doktor, warum wohl, glauben Sie, haben wir Sie noch so kurz vor Auslaufen an Bord gerufen? Doch nur, weil alle erkannt hatten, wie schlecht es um unseren Funker stand – alle, außer Ihnen!«

Da wird es dem lieben Doktor auch nicht leichtfallen, dem internationalen Versicherungspool gegenüber, der die Rente an die Hinterbliebenen zahlen muß, zu verklaren, worin die »unvorhersehbare Verkettung unglücklicher Umstände« bestand, die unabdingbar zu diesem traurigen Ereignis führen mußte.

Lieber nimmt er das andere Risiko in Kauf, daß nämlich der Funker nach ein paar Tagen Bettruhe und Antibiotika-Behandlung ohne Operation davonkommt, seinem Schiff nachfliegt, seinen Ablöser ablöst, dieser seinen Urlaub fortsetzt und alle zusammen darin einig sind, daß das ganze Theater überflüssig war, aber der Doktor natürlich ... (siehe oben).

Auch in ganz anderer Hinsicht muß ein Hafenarzt oft von der landesüblichen Indikationsstellung Abstand nehmen. Das hängt nicht nur mit den unterschiedlichen Tauglichkeitsmaßstäben für den Seemannsberuf zusammen, sondern auch mit den unterschiedlichen Vorsorge- und Überwachungssystemen der einzelnen Länder.

In Deutschland muß jeder Seemann, vom Decksjungen bis zum Kapitän, alle zwei Jahre die »Gesundheitskarte machen«, das heißt, er wird vom Vertrauensarzt gründlich untersucht, ob die gesundheitlichen Voraussetzungen für die Seediensttauglichkeit gegeben sind. Ist das aus irgendwelchen Gründen nicht der Fall, wird ihm die Gesundheitskarte vorübergehend oder auch endgültig entzogen. Ohne sie aber kann er nicht mehr zur See fahren, denn jeder Seemann auf einem deutschen Schiff muß eine gültige Gesundheitskarte haben. Köche und Stewards werden sogar jedes Jahr untersucht, weil sie bei Vorliegen einer Infektionskrankheit für die anderen Besatzungsmitglieder eine besondere Gefahr darstellen würden.

Anderswo ist das alles ganz anders! Es muß jedenfalls anders sein, denn sonst wäre nicht auf manchen Schiffen eine Anhäufung von Invaliden anzutreffen, die man nach europäischen Maßstäben nicht einmal als Passagiere mitnehmen würde, geschweige denn als Arbeitskräfte.

Es gibt eben Länder, in denen die Armut so groß und die allgemeinen sozialen Verhältnisse so schlecht sind, daß es das große Los ist, als Seemann angeheuert zu werden, damit an Bord seine klimatisierte Unterkunft und regelmäßige Verpflegung zu haben und im reichen Ausland in Second-hand-Läden billig einzukaufen, was man dann zu Hause mit Gewinn teuer verkaufen kann.

Mit der Arbeit wird man das schon irgendwie hinkriegen, schlimmstenfalls muß man eben als »Topas« schuften, das ist auf indischen

Schiffen trotz des schön klingenden Namens der Unterste in der Schiffshierarchie, nämlich der Mann, der die Toiletten der anderen Mannschaften sauberzuhalten hat (nicht etwa die der Offiziere, das ist schon ein ausgesprochener Vertrauensposten für bewährte Leute).

Für dieses große Los tun die Leute schon einiges, und die einfachste Gewinnformel heißt natürlich Bakschisch.

Vermutlich ist eine ganze Bakschisch-Kette dafür erforderlich: Der Bewerber zahlt an den Serang, der sich meist Leute aus seinem Dorf wählt, weil er es an Bord mit ihnen einfacher hat als mit Fremden. Der Serang zahlt an den Heuerbaas, der von der Reederei den Auftrag hat, die erforderlichen Seeleute auszusuchen; und der Heuerbaas zahlt an einen Personalbearbeiter der Reederei, damit ihm dieser Auftrag erhalten bleibt.

So sind alle zufrieden, der mehr oder weniger invalide Seemann nicht zuletzt deshalb, weil er so – und vermutlich nur so – die Möglichkeit sieht, seine Gebrechen, die er zunächst tapfer herunterspielt, im Lauf der Reise einem Arzt vorführen zu können.

Und dann hocken sie eines Tages in der Sprechstunde: Rheumatiker mit verkrümmten Wirbelsäulen, Arthrotiker mit knirschenden Gelenken, Diabetiker mit haushohem Blutzucker, Emphysematiker, die kaum Luft kriegen, Kurzsichtige, die alleingelassen nicht mal ihren Dampfer wiedererkennen würden, und immer wieder Zahnkranke, die nach jahrzehntelanger Karies nur noch ein halbes Dutzend Zähne haben und sich praktisch nur mit Brei ernähren.

Alle sind nach unseren Maßstäben nicht im entferntesten seediensttauglich, und man müßte sie, wenn man auf sein ärztliches Gewissen hören würde, abmustern und entweder in ein Krankenhaus einweisen oder nach Hause schicken.

Aber offenbar hat jedes Gewissen, auch das ärztliche, seine Grenzen, und zwar da, wo die Realität die Grenzen zieht. Wäre das nicht so, würde jeder Hafenarzt allmonatlich eine ganze Rheumaheilstätte und diverse andere Fachkliniken mit ausländischen Seeleuten füllen, und das wäre weder sinnvoll noch praktikabel.

Die andere Möglichkeit, die Leute aus Mitleid mit ihren Beschwerden abzumustern und heimzuschicken, hätte für sie existenzvernichtende Wirkung. Sie würden zwar schleunigst zum heimatlichen Flugplatz geflogen werden, aber schon dort fände meist jede Versorgung und Fürsorge ihr Ende. Man hätte ihnen mit dieser Entscheidung sozusagen das große Los, das sie bereits in Händen hielten, wieder entrissen.

Denn auch mit christlicher Nächstenliebe kann man manchmal viel Unheil anrichten.

So bleibt dem Hafenarzt nichts anderes übrig als das, was man etwas verschämt »symptomatische Therapie« nennt; er wird dem Kranken, soweit es möglich ist, mit ambulanten Mitteln Erleichterung verschaffen, ohne aber sein Grundleiden bessern zu können.

Würde er einen der beiden anderen Wege gehen, würde die angestrebte Menschlichkeit de facto zu Unmenschlichkeit werden. Auch diese Erkenntnis gehört zu dem gesunden Fachverstand, den man bei einem Hafenarzt voraussetzen muß.

Noch eine andere Erkenntnis sollte er gewinnen, die zwar nicht ganz so dramatische Folgen verhindert, aber doch wichtig ist, weil sie Peinlichkeiten erspart. Das ist das Wissen um die unterschiedliche Schamhaftigkeit der Völker.

Bei den Nordeuropäern hat die Schamhaftigkeit praktisch Miniformat erreicht, wogegen auch gar nichts einzuwenden ist. Das spart Zeit und erleichtert alles, beispielsweise eine Impfung, wenn die Dame den Reißverschluß ihres sommerlichen Walla-Walla-Kleides von oben bis unten aufzieht und dann, sozusagen im Freien stehend, haucht: »Ich wußte gar nicht, daß Sie nur den Oberarm brauchen.«

Man muß nur wissen, daß anderswo ganz andere Sitten herrschen.

Bei einem einfachen indischen Seemann, der wegen Erkrankung an seinem Genital zur Untersuchung kommt, muß man praktisch um die Öffnung jedes einzelnen Hosenknopfes kämpfen. Und auch der als Dolmetscher mitgekommene Zweite Offizier ist offensichtlich von so tiefer Schamhaftigkeit erfüllt oder nimmt auf die seines Schutzbefohlenen so rührend Rücksicht, daß er sich nach einigen einleitenden Worten sofort mit dem Rücken zum Zimmer ans Fenster stellt und für weiteres nicht mehr ansprechbar ist. Ganz bestimmt ist er nicht mehr dazu zu bewegen, sich umzudrehen und zu erläutern, wo es dem Patienten weh tut. Der aber läßt die ganze Untersuchung nur mit größtem Widerwillen über sich ergehen. Wenn man ihn glücklich so weit hat, daß er den Reißverschluß oder wenigstens die Mehrzahl der Hosenknöpfe geöffnet hat, hält er krampfhaft beide Hände schützend vor seine *private parts* (wie die Engländer diese Organe so treffend nennen) –, ganz so, als hätte man schon ein Skalpell gezückt.

Muß man womöglich sogar einen Harnröhrenabstrich machen, was sich ja manchmal für eine klare Diagnose nicht vermeiden läßt, schaut er einen – sobald er begriffen hat, was man mit ihm vorhat – mit dem entsetzten Blick eines waidwunden Rehs an, der einen noch lange verfolgt. Zugleich ruft er schrill vor Angst seinem Offizier eine Frage zu, der aber steht wie ein Denkmal am Fenster und dreht sich auch nicht einen Zentimeter um, sondern schaut interessiert zu, wie unten die Eisenbahn rangiert.

Was einen an diesem Verhalten der indischen Patienten – das man natürlich voll akzeptieren muß – nur etwas verwundert, ist der Umstand, daß gerade in ihrer Heimat schon vor über einem Jahrtausend das Kamasutra, das älteste indische Lehrbuch der Liebeskunst, geschrieben wurde, das ja nun an Deutlichkeit, wenn auch poetisch verschönt, nichts zu wünschen übrig läßt. Und auch die vielen hundert steinernen Figuren, die an weltberühmten Tempeln, zu denen Millionen Menschen pilgern, die im Kamasutra beschriebenen Künste plastisch demonstrieren, lassen eigentlich nicht darauf schließen, daß die Menschen dort sinnenfrohem Treiben abgeneigt waren. Oder daß die alten Bildhauer mit geschlossenen Augen an den Figuren meißelten und ihre *models* dauernd die Hand vor die *private parts* hielten.

Aber vielleicht ist es ja so, daß die alte Weisheit: »Tempora mutantur, et nos mutamur in illis« (zu deutsch: »Die Zeiten ändern sich, und wir ändern uns in ihnen«) nicht nur für das einzelne Individuum gilt, sondern auch für ganze Populationen. Aus eisernen Legionären sind schließlich auch schmachtende Papagalli geworden, der Furor teutonicus tobt sich im Dritten Programm aus, und auch die Superlovers aus dem Fernen Osten sind eben schamhaft geworden.

Aber ich will nicht abschweifen.

6. Kapitel

Wie man an Bord eines Schiffes gelangt

Eigentlich vergeht kaum ein Tag, an dem man als Hafenarzt nicht an Bord eines Schiffes muß. Es hat Tage gegeben, da waren es im Lauf von 24 Stunden fünf oder sechs Schiffe, die über vierzig Kilometer verteilt lagen. Wenn man Pech hatte, war man von einem weit abgelegenen Liegeplatz gerade vor einer halben Stunde zurückgekommen und wurde dann dringend auf das Nachbarschiff des vorigen gerufen. Da half auch das Funksprechgerät nicht, über das man – durch Schaden klug geworden – immer erst im Büro anfragte, bevor man von einem Bordbesuch zurückfuhr.

Hafenärztliche Bordbesuche unterscheiden sich von ärztlichen Hausbesuchen an Land wie ein Hindernislauf von einem Spaziergang im eigenen Garten. Dabei will ich gar nicht von den dramatischen Notfällen reden, in denen über Funk durchgegeben wird, daß an Bord eines einlaufenden Schiffes ein Seemann einen Herzanfall hat und dringend ärztlicher Hilfe bedarf.

Wenn dann die Anfrage beim Hafenkapitän ergibt, daß das Schiff unter den gegebenen Umständen – also Tide, Strömung, Wind – noch mindestens drei Stunden bis zum Liegeplatz braucht, ist es schon besser, diese Zeitspanne abzukürzen. Dazu braucht man natürlich ein Boot. Auch wenn man kein eigenes hat, ist das kein Problem. Die Wasserschutzpolizei hat genug davon, darunter ein paar schnelle Renner.

Hier muß man einschieben, daß es wohl nirgendwo eine so gute, problemlose und unbürokratische Zusammenarbeit zwischen Behörden gibt wie im Hafen. Von der NASA vielleicht abgesehen.

Die maßgeblichen Leute im Hafen sind der Hafenkapitän, die Chefs der Wasserschutzpolizei, des Hafenbauamts, des Hafenzollamts, des Seemannsamts, der Feuerwache und – last not least – der Hafenarzt.

Das Wort »Gang« hat in den Ohren der Binnenländer einen absolut negativen Klang, sie denken dabei an die Gangster von Chicago. Im Hafen ist das anders, da ist eine Gang eine ganz ehrbare Bezeichnung. So sind die Hafenarbeiter in Gruppen eingeteilt, die man als Gang bezeichnet. In Zeiten der Konjunktur wurden die einzelnen Gangs sogar abends über den Rundfunk zur Frühschicht aufgerufen.

In diesem guten Sinne bilden die obengenannten Behördenchefs eine Art Gang. Jeder von ihnen kann sich fest darauf verlassen, daß der andere ihm weit über die offizielle Amtshilfe hinaus beisteht, wenn er Hilfe braucht. Jeder von ihnen verfügt über eine Menge Möglichkeiten in technischer und personeller Hinsicht, außerdem hat jeder seine Querverbindungen, die er allerdings meist diskret behandelt und nach denen natürlich auch keiner fragt. Hauptsache, er beendet das Gespräch mit der Formel: »Okay, ich fix' das für Sie und ruf' gleich zurück!«

Im vorliegenden Fall bekam ich also ein Polizeiboot und rauschte dem Schiff, das den Kranken an Bord hatte, entgegen.

Das Übersteigen von einem fahrenden Schiff auf ein anderes ist immer mit einer gewissen Akrobatik verbunden. Aber die Bootsführer der Wasserschutzpolizei sind ausgebuffte Könner. Das Längseitsgehen und Angleichen an die Geschwindigkeit war also kein Problem. Von der hohen Bordwand hing schon eine Jakobsleiter herunter, denn das Schiff war natürlich längst über Sprechfunk verständigt, daß ihm der Arzt entgegenkomme. Die Jakobsleiter ist übrigens eine Tauwerksleiter mit Holzsprossen. Diesmal reichte sie nicht ganz bis zu uns herunter, weil das Schiff in Ballast fuhr, also hoch aus dem Wasser ragte, während unser Boot ja sehr niedrig war. Für solche Fälle haben die Boote eine ganz normale Holzleiter an Bord, die dann gegen den Rumpf des anderen Schiffes gelehnt wird und über die man die Jakobsleiter erreicht. Wenn die Holzleiter von zwei kräftigen Leuten gehalten wird und der Bootsführer keine Schlenker fährt oder die Geschwindigkeit nicht ändert, kann einem bei dieser Kletterpartie nichts passieren.

An Bord ist dann zu entscheiden, ob man dem Kranken »mit Bordmitteln« hilft und er nach der Behandlung in der Koje bleibt – wie in diesem Fall –, oder ob es besser ist, ihn mit dem schnelleren Polizeiboot abzutransportieren und dann mit einem über Funk bestellten Krankenwagen ins Hospital bringen zu lassen.

Auch das Übersetzen eines Kranken auf ein Boot ist kein allzu großes Problem. Es gibt dafür sogenannte Transport-Hängematten, ein Zwischending zwischen einer Krankentrage und einer Hängematte, wo der Kranke sozusagen fest eingebunden ist und die dann an ihrer stabilen Halterung abgefiert wird. Wenn es ganz eilig ist, kann die Transport-Hängematte auch vom Rettungshubschrauber hochgehievt und zum Hospital geflogen werden.

Solch dramatische Hilfsaktionen kommen aber selten vor. Seeleute sind hart im Nehmen und verlieren nicht so schnell die Nerven, und wenn sie wissen, daß sie in zwei Stunden vom Doktor an der Pier erwartet werden, fühlen sich Leute, die vorher wochenlang auf See waren, schon so gut wie gerettet.

Aber auch die anderen Bordbesuche, zu denen man mit dem Wagen fährt, sind sehr oft zeit- und energieaufwendig. Eigentlich nie kann man im Wagen dicht an das Schiff heranfahren. Meist muß man ihn viele hundert Meter vom Liegeplatz entfernt abstellen und mit seiner dicken Tasche zu Fuß weitergehen.

Das Gehen artet dabei oft in Klettern aus, denn zuerst erklettert man die landseitige Rampe des Schuppens, an dem das Schiff ungefähr liegt. Nicht überall sind Treppenstufen, so daß man sich – natürlich im ehemals sauberen Anzug – auf die Rampe hochstemmen muß. Dann sucht man eine offene Tür des Schuppens, die sich meist am anderen Ende befindet.

Wenn man den Schuppen durchquert, sollte man auf die Gabelstapler achten, die offensichtlich alle mit Rennfahrern besetzt sind. Zwischen den oft bis zur Decke gestapelten Gütern aller Art und Gerüche sind meist nur schmale Gassen frei. Man tut gut daran, vorsichtig um die Ecke zu linsen, bevor man sich daranmacht, so eine Gasse zu betreten, weil alle Gabelstaplerfahrer eine raffinierte Slalomtechnik beherrschen, mit der sie um die Ecken geflitzt kommen.

Außerdem haben sie natürlich an ihrem Gefährt vorne zwei große, spitze, schwertartige Lastenheber, die eigentliche Gabel, die sie auf Fußhöhe senken oder auf Kopfhöhe anheben können. Egal, in welcher Höhe sie einen Passanten damit treffen, man kann ihn danach nur schwer wieder von der Gabel abstreifen. Also vermeidet man besser jedes Zusammentreffen, auch dann, wenn sie langsam fahren und eine schwere Last gestapelt haben.

Ich machte diese Erfahrung, als ich an einem stillen Samstagmorgen meinen Wagen ziemlich dicht an der Pier abgestellt hatte, weil das eines der wenigen Plätzchen im Hafen war, wo keine Eisenbahnschienen verlegt waren. Auf denen ist einem Kollegen nämlich einmal sein Auto durch eine Lok um die Hälfte verkürzt worden.

Das einzige, was sich auf der Pier bewegte, waren zwei Gabelstapler, die langsam herumkurvten und die Morgenruhe belebten. Sie hatten ein paar ziemlich lange, dünne Rohre aufgegabelt, die natürlich quer zur Fahrtrichtung lagen und auf jeder Seite um zwei Meter überstanden. Das Bild erinnerte an Zirkusartisten, die langsam mit ihren langen Balancierstangen übers Seil marschieren. Die Gabelstapler fuhren für ihre Verhältnisse eigentlich ganz vernünftig. Aber der Mensch denkt, Gott lenkt. In diesem Fall hatte er offensichtlich etwas gegen weiße Autos.

Ich machte jedenfalls an Bord nichtsahnend einige Impfungen, als der eine der Gabelstaplerfahrer in die Messe kam, durch das Fenster nach unten wies und höflich fragte: »Gehörte Ihnen der weiße Wagen da?«

Daß er die Frage in der Vergangenheitsform stellte und beim Reinkommen sogar die Mütze abgenommen hatte, verstörte mich etwas; andererseits war es eine gekonnte psychologische Vorbereitung auf den Anblick, den mein Auto bot.

Der Gabelstapler hatte es mit den Rohrenden voll erwischt und nach seiner Art Türen, Fenster und den Kofferraum geöffnet. Tröstlich war dabei allenfalls, daß der Wagen überhaupt noch an Land stand, wenn auch ganz woanders als vorher.

Wie gesagt, mit Gabelstaplern ist nicht zu spaßen, weder im Schuppen noch außerhalb, und bei keinem Tempo.

So beschwerlich es also ist, in einen Schuppen hineinzugelangen und ihn unbeschädigt zu durchqueren, so schwierig ist es manchmal auch, auf der gegenüberliegenden Seite eine Tür zu finden, die sich aufschieben läßt und auf die Rampe zur Wasserseite führt. Nie habe ich es erlebt, daß zwei gegenüberliegende Türen zu öffnen waren, immer mußte man den langen Schuppen entweder diagonal oder sogar auf geschlängelten Wegen durchqueren, um zur Wasserseite zu gelangen.

Hier ist man dann von dem Schiff, zu dem man will und das natürlich ein paar hundert Meter weit rechts oder links von der Ausgangstür liegt, nur noch durch drei oder vier lange Eisenbahnzüge getrennt, die auf den Gleisen zwischen Schuppen und Pier stehen oder rollen.

Wenn sie rollen, hat es den Vorteil, daß man mit Sicherheit weiß: Man muß warten, bis sie stehen. Wenn sie aber stehen, hat es den Nachteil, daß man nicht weiß, wann sie wieder rollen. Da dies manchmal mit einem schmetternden Ruck durch die vierzig Wagenlängen entfernte Lok eingeleitet wird, unterläßt man es besser, auf gut Glück über die Puffer zu klettern oder unter ihnen durchzukriechen, wie man es bei Rangierern sieht. Bei denen ist nämlich die Versicherungsfrage klar geregelt.

Unsereinem bleibt nichts anderes übrig, als am ganzen Zug entlang zu einem seiner beiden Enden zu laufen. Wenn man das erreicht hat, befindet sich dort meist die Mitte des nächsten Zuges, so daß man nun wieder in die eine oder andere Richtung bis zu dessen Ende laufen muß, wo auf dem nächsten Gleis dann der nächste Zug steht. Das wiederholt sich so oft, bis man alle Züge der Länge nach abgelaufen hat und leise fluchend an der Pier steht. Bei sehr schlechtem Wetter darf im Hafen auch laut geflucht werden.

Die ganze Sache kann eigentlich nur dadurch verzögert werden, daß einer oder mehrere Züge zu rollen anfangen, während man zwischen ihnen herumhastet. Dann muß man natürlich warten, bis sie stehen.

Möglicherweise sind sie nach ein paar Minuten alle weg, und man hätte, wäre man nur etwas später gekommen, mit wenigen Schritten das Schiff direkt erreicht.

Es kann vorkommen, daß man an der Pier steht und dort keine Bordwand aufragen sieht, sondern das gesuchte Schiff tief unter sich entdeckt.

Das passiert vor allem immer dann, wenn Niedrigwasser ist – der Tidenhub in Bremen beträgt im Durchschnitt 4,2 m – und ein kleines Schiff noch seine volle Ladung hat, also tief im Wasser liegt. Dann ist die Höhendifferenz zwischen Pier und Deck so groß, daß man keine Gangway mehr anlegen kann. Sie wäre entweder zu kurz oder zu steil. In diesen Fällen muß man die an allen Liegeplätzen in der Piermauer eingelassenen eisernen Steigsprossen benutzen.

So war es auch einmal, als ich auf einen kleinen tunesischen Weintanker gerufen wurde. Ich stand oben auf der Pier, und tief unter mir lag der kleine Tanker. An sich ist das Hinunterklettern, wenn man es mehrere dutzendmal geübt hat, kein Problem, vorausgesetzt, man ist schwindelfrei. Allerdings können die Sprossen, wenn sie naßgeregnet sind, sehr glitschig sein, besonders, wenn einer der Vorgänger Öl an den Schuhsohlen hatte.

Für diese Art des Anbordgehens braucht man natürlich beide Hände, hat aber als Doktor immer seine meist ziemlich dicke und schwere Arzttasche dabei.

Ein günstiger Zufall wollte es, daß gerade, als ich überlegte, wohin ich meine Tasche an Deck werfen sollte, der Kapitän erschien und mich auch tatsächlich hoch oben entdeckte. Mittels Zeichensprache, die ja immer am sichersten ist, verständigten wir uns sofort.

Er verschwand für eine Minute und kam dann mit einem seiner Matrosen wieder, der sofort wie ein vergiftetes Eichhörnchen die Steigleiter hochraste. Oben schnappte er sich meine Tasche, schwang sich wieder auf die Steigeisen und raste im gleichen Tempo hinunter, nachdem er den Griff der Tasche zwischen die Zähne genommen hatte. Er apportierte sozusagen meine Tasche, und ich fand den Trick an sich sehr gut, auch wenn ich ihn nicht nachvollziehen wollte.

Jedenfalls hatte ich jetzt beide Hände frei und kletterte bequem hinunter. An Deck begrüßte ich den Kapitän und wollte nach meiner Tasche greifen. Aber der Kapitän winkte ab, und schon kam der Matrose wieder angeflitzt – mit einer schneeweißen Serviette in der Hand. Mit dieser machte er sich über die Tasche her, um den Handgriff, den er ja zwischen den Zähnen gehabt hatte, sauberzuwischen.

Ich war einigermaßen sprachlos.

Als ich an Bord fertig war und das Schiff verlassen wollte, brachte mich der Kapitän an Deck, wie das so üblich ist; er hatte aber auch gleich den Matrosen gerufen, der sich wieder meiner Tasche bemächtigte. Diesmal wickelte er gleich die Serviette um den Griff, nahm ihn zwischen die Zähne und apportierte die Tasche nach oben.

Was dieser tunesische Kapitän zelebrierte, war wirklich ein Muster an arabischer Höflichkeit. Er hatte sich in seinen Gast hineingedacht.

Wenn ich dazu bemerke, daß mit Sicherheit kein deutscher Kapitän auf diese Idee gekommen wäre und mit noch größerer Sicherheit sich kein deutscher Seemann zu ihrer Ausführung hergeben hätte, so soll das keine böse Kritik sein. Anderswo sind die Leute eben anders.

Mit gleicher Sicherheit hätte der deutsche Kapitän dem Matrosen gesagt: »Hol mal einen Tampen für die Tasche!«, und der Matrose hätte die Tasche mittels des Tampens erst abgefiert und nachher hochgehievt.

Wer mag, kann darin den typischen Unterschied zwischen europäischem technischem Denken und dem spontanen persönlichen Engagement des Orientalen sehen.

Das Anbordgehen ist seit altersher mit einem gewissen Ritual verbunden. Es besteht vor allem darin, daß man zunächst den Kapitän aufsucht. Dieser alte Brauch geht darauf zurück, daß der Kapitän Hausherr an Bord ist und also das Recht hat zu wissen, wer sich alles auf seinem Schiff herumtreibt.

Deshalb ist am Zugang zum Schiff, also an der Gangway, eine Wache postiert, der sogenannte Wachsmann. Das ist fast immer ein alter Fahrensmann, der also selbst zur See gefahren ist und sich auch mit Seeleuten auskennt.

Seit seiner Fahrenszeit kann er Englisch, zumindest Pidgin-Englisch. Das war ursprünglich eine englisch-chinesische Mischsprache, die zunächst in Ostasien grassierte und sich von da epidemieartig über die ganze Welt ausbreitete. Auch unsere hohen Staatsmänner bedienen sich ihrer manchmal auf Auslandsbesuchen, um einerseits ihre schlichte Volksverbundenheit, andererseits ihre Weltläufigkeit zu demonstrieren.

Der Wachsmann begrüßt also den Besucher, fragt nach Woher und Wohin und bringt ihn dann zum Kapitän. Wenn er den Besucher kennt, wie beispielsweise den Hafenarzt, tippt er nur kurz an die Mütze, denn er weiß, daß der andere an Bord Bescheid weiß und sich nicht aus Versehen in den Maschinenraum verirrt.

Auf Ostblockschiffen nimmt man das aber, wie alles andere auch, wesentlich ernster. Da ist der Wachsmann ein stämmiges Besatzungsmitglied, oft durch eine rote Armbinde gekennzeichnet (der Mann mit der Armbinde ist hier also nicht, wie bei Fußballmannschaften, der Kapitän!). An Bord volkseigener Schiffe bewegt man sich immer in offizieller Begleitung. Es soll aber gleich hinzugefügt werden, daß die Behandlung, die man dort erfährt, genauso höflich bis herzlich ist wie auf allen anderen.

Bei Kriegsschiffen wird das Ritual des Anbordgehens ganz besonders ernst genommen. Das gilt für alle Besucher, egal, ob sie von einem in der Nähe liegenden Schiff kommen oder einen längeren Weg hinter sich haben, etwa vom Mond. Als Neil Armstrong am Montag, dem 21. Juli 1969, als erster Mensch den Mond betrat, brauchte er niemanden um Erlaubnis zu bitten, sondern sprach lediglich den lesebuchreifen Satz: »Für einen Menschen ist dies nur ein kleiner Schritt, aber für die Menschheit ein gewaltiger Sprung!« Als er jedoch nach seiner Rückkehr vom Mond den US-Flugzeugträger betrat, bat er den Kommandanten wie jeder andere Besucher ganz offiziell: »Bitte an Bord kommen zu dürfen!«

Daraus ist deutlich zu ersehen, daß es beim Betreten des Mondes wesentlich weniger zeremoniell zugeht als beim Betreten eines Kriegsschiffes.

Den Kapitän zu finden, fällt nicht schwer, vorausgesetzt, er ist an Bord und man kennt sich etwas aus. Man braucht eigentlich nur zu wissen, daß Kapitäne immer ziemlich oben logieren und daß die Steuerbordseite des Schiffes die »feine« Seite ist, wo die feinen Leute wohnen.

Über der Tür zu seinen Räumen ist ein Schild mit der Aufschrift »Master« angebracht (das »next God« hat man diskreterweise weggelassen).

Wenn der Hafenarzt beim Kapitän eintritt und ihn begrüßt, ist der immer sehr erfreut. Darauf darf er sich aber nichts einbilden. Wenn einer auf monatelanger Reise Tag für Tag von früh bis spät auf der Brücke und in der Messe immer nur dieselben Gesichter sieht, ist seine Freude über ein neues wirklich tief und echt.

Selbst wenn man ihm knallharte Hiobsbotschaften überbringt, etwa daß bei seinem in Rotterdam ins Hospital eingewiesenen Koch Typhus festgestellt wurde, erlischt sein freudiges Begrüßungslächeln keineswegs gleich. Er wird dem Arzt in jedem Fall erst einmal Platz und einen Drink anbieten, auch selbst beides nehmen und dann erst fragen: »Was meinten Sie eben?«

Über die Drinks, die man an Bord aus Berufsgründen schlucken muß, bestehen an Land grundfalsche, aber weitverbreitete Vorstellungen. Viele Leute glauben nämlich, daß die Seeleute schon zum Zähneputzen einen leichten Mosel nehmen, bevor sie vorm Frühstück zum Anwärmen den ersten Aquavit kippen, und daß sie bei Besuchern die gleiche Freude am Alkohol voraussetzen.

Diese Auffassung geht jedoch an der Wirklichkeit weit vorbei. Das Anbieten eines Drinks gehört an Bord ebenso zum Begrüßungsritual wie das »Good morning!«, das man murmelt, auch wenn es draußen in Strömen gießt und der Morgen alles andere als gut ist. Genausowenig wie erwartet wird, daß nach dem »Good morning!« die Sonne durch die Wolken bricht, wird erwartet, daß man automatisch jeden Drink annimmt. Andernfalls wäre der Hafenarzt täglich vormittags gegen zehn Uhr spätestens volltrunken. Das weiß natürlich jeder vernünftige Kapitän und ist also keineswegs betrübt oder gar gekränkt, wenn man dankend ablehnt.

In den ersten Jahren nach dem Krieg, als noch die wenigsten Leute wußten, wie man Whisky schreibt, geschweige denn, wie er schmeckt, war das zugegebenermaßen etwas anders. Aber da waren auch die Polizisten noch wahre Freunde und Helfer und nicht so streng zu uns Autofahrern. Wenn damals jemand im Hafen mehr oder weniger betrunken Auto fuhr, mußte er schon auf dem Bürgersteig angebraust kommen – und zwar auf der linken Seite –, bevor sie ihm sagten, er solle das lieber bleiben lassen und sich nach rechts rüberscheren.

Mir ist es eigentlich nur einmal passiert, daß ein Kapitän wirklich traurig war, als ich seinen Drink ablehnte. Ich war an dem Tag sehr früh morgens zu einem Kranken auf ein skandinavisches Schiff gerufen worden – welcher Nationalität genau, möchte ich als höflicher Mensch verschweigen. Die Skandinavier sind ja allesamt in bezug auf

Alkohol sehr fleißig, weil er bei ihnen so teuer ist. Sie mögen es aber wie alle, die diese Vorliebe teilen, nicht, daß viel darüber gesprochen wird.

Als ich an Bord beim Kapitän anklopfte, meldete er sich nicht, was mich aufgrund der frühen Morgenstunde nicht wunderte. Wozu hat man seinen Chief Mate, pflegen Kapitäne um diese Uhrzeit erst mal zu denken.

Als ich den Patienten dann untersucht hatte und eigentlich ganz gern jemanden von der Schiffsleitung davon unterrichtet hätte, daß sie auf seine Mitarbeit für eine Weile verzichten mußte, weil ich ihn ins Hospital einweisen wollte, wurde der Kapitän gerade von einem Taxifahrer unter Assistenz des Wachsmannes in seine Kajüte geschleift. Es war ein schönes Beispiel dafür, wie die werktätige Bevölkerung des Hafens auch in schweren Fällen zusammenhält.

Obwohl der Kapitän an sich das Ziel der Klasse voll erreicht hatte, bekam er durch eine Bemerkung des Wachsmannes doch mit, um wen es sich bei dem frühen Besucher handelte. Er wurde für etwa eine Minute schlagartig taufrisch und glockenklar, schüttelte mir herzlich die Hand, schaute mich aus rotverglasten Augen treuherzig an und sprach noch deutlich verständlich die freundlichen Worte: »Doktor, gut, daß Sie da sind, ich brauch' Saufkompanie!«

Als ich bedauernd sagte, ich hätte noch ein paar Kleinigkeiten zu erledigen und müßte ihn daher gleich wieder meines Anblicks berauben, schüttelte er nur mißmutig den Kopf, ging murrend an seinen Kühlschrank und griff sich eine große Flasche Bier. Traurig wankte er dann zu seiner Koje und hatte mich offenbar schon als untauglich abgeschrieben.

7. Kapitel

Über Proviantprobleme

In der frühen Zeit der Schiffahrt machte die Ernährung der Seeleute keine Schwierigkeiten. Für die kurzen Reisen konnte man entweder genug Proviant mitnehmen oder ihn abends im Hafen oder am Biwakplatz ergänzen. Es wurde ja nur tagsüber gerudert oder gesegelt.

Als die Reisen länger wurden und man nicht jeden Abend irgendwo anlegte, mußte man auch Proviant für längere Zeit mitführen. Damit entstand ein großes Problem, unter dem die Seeleute viele Jahrhunderte lang zu leiden hatten. Denn da es ja keine Kühlmöglichkeiten an Bord gab, konnte man nur Proviant mitnehmen, der sich auch ohne Kühlung möglichst lange hielt.

Die Hauptnahrungsmittel an Bord waren daher vom Altertum bis zur Neuzeit immer die gleichen: Schiffszwieback, der übrigens schon in der Antike als *panis nauticus* bekannt war, Hülsenfrüchte, Pökelfleisch, Trockenfisch und geräucherter Speck.

Auch wenn diese Lebensmittel über längere Zeit haltbar waren, wurde die Speisekarte – an Bord sagte man »Speiserolle« – dadurch natürlich nicht abwechslungsreicher. Es war im Gegenteil so, daß die Verpflegung um so eintöniger und schlechter wurde, je länger die Reise dauerte. Der mit Mehlwürmern, Maden und Kakerlaken durchsetzte Schiffszwieback mußte ebenso gegessen werden wie faulendes, tranig gewordenes Salzfleisch, steinharte Erbsen oder ranziger Speck.

Jeder erfahrene Seemann klopfte natürlich seinen Zwieback erst auf der Tischkante aus, um darin nistendes Ungeziefer zu entfernen (jeder unerfahrene machte das spätestens vom zweiten Tag an ebenso). Das klappernde Klopfen mit dem Zwieback war viele Jahrhunderte lang sozusagen die Tafelmusik auf den Schiffen! Es gab übrigens noch ein anderes Rezept: Man sollte einen frisch gefangenen Fisch aufs Brot legen, um damit das Ungeziefer herauszulocken, und erst dann, wenn nach Auflegen eines neuen Fisches keine Maden oder Kakerlaken mehr aus dem Brot krochen, sollte man es essen. Ich persönlich würde dann allerdings lieber gleich den frischen Fisch essen.

Mit der Qualität des Pökelfleisches sah es übrigens ähnlich aus. Man öffnete die Fässer immer in Lee, also auf der windabgewandten Seite des Schiffes, weil der Gestank, der aus ihnen quoll, unerträglich war.

Alles in allem war die Ernährung an Bord vom Altertum bis zur

Erfindung des Kühlschranks unvorstellbar eintönig und von miserabler Qualität. Außerdem war sie ungesund. Die Vitamin-Mangelkrankheiten haben in den Jahrhunderten der Langreisen, also nachdem die großen Entdeckungsreisen begonnen hatten, viele tausend Seeleute Gesundheit oder Leben gekostet.

Vasco da Gama verlor auf seiner Entdeckungsreise nach Indien in den Jahren 1497/98 mehr als ein Drittel seiner Besatzung durch Krankheit, wobei der Skorbut eine besonders große Rolle spielte.

Auch der französische Seefahrer, Wissenschaftler und Schriftsteller Louis-Antoine de Bougainville, der im Auftrag Ludwigs XV. von 1766 bis 1769 eine Reise um die Welt unternahm, hebt in seinem Bericht an den König besonders die Schwierigkeiten hervor, die er mit der Ernährung der Seeleute gehabt hatte:

> »Seit der Abreise aus dem Hafen Praslin hatte der Skorbut sehr bei uns überhandgenommen, keiner war ganz davon frei, und die Hälfte vom Schiffsvolk zur Arbeit völlig untüchtig. Hätten wir acht Tage länger auf See verbringen müssen, so hätte es einen großen Teil das Leben und die übrigen die Gesundheit gekostet. Die Lebensmittel hatten einen so fauligen Geruch und waren so verdorben, daß wir den Augenblick unserer traurigen Tage, wo zur Einnahme dieser ekligen und ungesunden Nahrung geläutet ward, für den elendsten hielten!«

Jeder, der weiß, wie wichtig die Bordverpflegung nicht nur für die Arbeitskraft, sondern auch für die Stimmung der Seeleute ist, kann sich vorstellen, wie miserabel das Betriebsklima auf der Fregatte Seiner Majestät *La Boudeuse* gewesen sein muß. Wenn ausgerechnet der Zeitpunkt, an dem zum »Backen und Banken« geläutet wurde, als »elendster Augenblick« des Tages galt, muß mit der Verpflegung tatsächlich einiges nicht gestimmt haben.

Das ganze Ausmaß der Eintönigkeit der Bordverpflegung, und zwar noch bis weit in das vorige Jahrhundert hinein, zeigt die Speiserolle in einem Heuervertrag, der am 27. Februar 1835 vom »Secretario« der Stadt Stralsund für die Galeasse *Johanna Louisa* besiegelt wurde. Danach erhielt jeder Schiffsmann:

Sonntags zum Frühstück Grütze oder Graupen,
zu Mittag und Abendbrot Erbsen.
Montags zum Frühstück Erbsen,

zu Mittag und Abend Grütze oder Graupen.
Dienstags zum Frühstück Grütze oder Graupen,
zu Mittag und Abend Erbsen.
Mittwochs zum Frühstück Erbsen,
zu Mittag und Abend Grütze oder Graupen.
Donnerstags zum Frühstück Grütze oder Graupen,
zu Mittag und Abend Erbsen.
Freitags zum Frühstück Erbsen,
zu Mittag und Abend Grütze oder Graupen.
Sonnabends zum Frühstück, zu Mittag und Abend
Grütze oder Graupen,
und außerdem am Sonntag, Dienstag und Donnerstag täglich 1 Pfund Rindfleisch oder 3/4 Pfund Schweinefleisch oder 1/2 Pfund Speck; an den 4 Grütztagen aber 1/2 Pfund Schweinefleisch.

»Dem Schiffer stehet es übrigens frei, drei Tage der Woche statt Fleisch 1/2 Pfund Stockfisch bei der Grütze zu geben«, hieß es vorsichtshalber im Heuervertrag.

Außerdem erhielt jeder Schiffsmann wöchentlich 1/2 Pfund Butter, »wenn Stockfisch gegeben wurde, aber 1 Pfund Butter«, und 7 Pfund hartes Brot.

Die eigentlichen Pointen dieses Heuervertrags von 1835 aber waren folgende:

Der Seemann verpflichtete sich durch die Unterzeichnung des Vertrages bezüglich der Speiserolle, »sich damit ohne Murren oder einige Widerwärtigkeit begnügen zu lassen.«

Außerdem erkannte er folgenden Grundsatz an:

»Da jedoch diese Portionen nur zur Sättigung bestimmt sind, so können die Schiffsleute dasjenige, was einer oder der andere von dem ihm zugetheilten Speisen nicht verzehren sollte, keineswegs als ihr Eigenthum betrachten, noch weniger etwas davon von Bord nehmen oder verkaufen, sondern das nicht Verzehrte fällt dem allgemeinen Proviante des Schiffes zurück.«

Ein hübsches, ziemlich appetitanregendes Beispiel dafür, wie segensreich sich die in der zweiten Hälfte des vorigen Jahrhunderts erfundene Kühltechnik auf die Bordverpflegung auswirkte, ist eine Speisekarte aus jüngster Zeit.

Sie stammt von einer Kreuzfahrt der neuen *Europa* nach Westafrika, einer ziemlich warmen Gegend. Laut Logbuch der Reise herrschte in Dakar eine Durchschnittstemperatur von 28,5° C, im Schatten natürlich. An sich kein Wunder, denn Dakar liegt ungefähr auf halbem Wege zwischen den Kanarischen Inseln und dem Äquator.

Trotzdem konnte der Chefkoch für das »Welcome Diner«, unbesorgt um die Qualität seiner Proviant-Vorräte, folgende Speisefolge empfehlen:

Halber kanadischer Hummer, Sauce Chantilly, Toast,
Schwalbennestersuppe mit Cherry, Chesterstangen,
gefülltes Seezungenröllchen Careme, Weißweinsauce, Fleuron,
Tournedos Rossini, Sauce Madeira,
Prinzeßbohnen in Kräuterbutter, Pommes frites,
Eisbecher Romanow – Erdbeeren, Vanille-Rahmeis, Schlagsahne,
Schokoladenstreusel, gebackener Camembert, Kirschen,
Mokka, Gebäck,
frische Früchte.

Wem der Vorschlag des Chefkochs nicht konvenierte, hatte die Auswahl zwischen fünfzig weiteren Gerichten à la carte. Wer aber auch dabei nicht das Richtige fand, konnte immer noch auf das Mitternachtsbüffet hoffen. Das offerierte an jenem Tage nämlich:

Roastbeef mit Meerrettich,
rohen und gekochten Schinken,
Puterbrust,
Salat Fatmé,
Käseplatte,
Torte, Kaffee,
Obst.

Danach mußte man dann allerdings bis zum Frühstück durchhalten. Aber es ist nicht anzunehmen, daß sich einer der Passagiere hungrig in den Schlaf geweint hat.

Das gilt übrigens auch für die Besatzung, obwohl die natürlich andere Verpflegung bekam, allerdings so gut und schmackhaft, daß sie mittags sogar den Passagieren unter der Überschrift: »Aus der Mannschaftsküche« als besonderes Gericht angeboten wurde.

Man muß natürlich auch bedenken, daß Passagiere in den meisten Fällen lediglich zwei bis drei Wochen an Bord bleiben und nur vorübergehend diesem massiven Frontalangriff auf ihren Stoffwechsel ausgesetzt sind. Die Besatzung fährt dagegen in vielen Fällen jahrelang auf demselben Schiff. Wenn sie täglich das gleiche Essen wie die Passagiere bekäme, würde sie mit Sicherheit nach einiger Zeit sagen: »So oft Kaviar ist aber auch nichts!« Die ganz Gesundheitsbewußten müßten fürchten, vielleicht sogar rogenabhängig zu werden.

Die Gegenüberstellung der Speiserolle der *Johanna Louisa* von 1835 und der Menükarte der *Europa* von 1983 sollte aber keineswegs eine sozialkritische Diskussion darüber auslösen, ob es angemessen ist, heutzutage einen derartigen Überfluß anzubieten, besonders, wenn die Reise in die dritte Welt führt. Sie sollte lediglich demonstrieren, wie revolutionierend sich die moderne Kühltechnik auf die Provianthaltung an Bord auswirkt – genauer gesagt, auswirken *kann.*

Denn auch aus den modernsten Kühlanlagen können Lebensmittel nur so gut herauskommen, wie sie hineingekommen sind. Kälte tötet nämlich Bakterien oder andere Keime nicht ab, sondern stoppt nur ihre Vermehrung.

Ein kleines Beispiel dafür sind die Eiswürfel im Whisky, die unerfahrene Tropenreisende sich gern ins Glas geben lassen in der etwas naiven Meinung, was aus dem Kühlschrank käme, sei immer frisch und unschädlich. Wenn aber das Wasser, das für die Herstellung der Eiswürfel eingefroren wurde, schon vorher mit Salmonellen – das sind Erreger von paratyphusähnlichen Erkrankungen – verseucht war, schluckt der fröhliche Whiskytrinker praktisch genauso viele Krankheitskeime, wie er geschluckt hätte, wenn er das Wasser vorm Einfrieren getrunken hätte. Natürlich ist der Whisky ein angenehmes Geschmackskorrigens.

Ein weiteres Beispiel für das gleiche Problem, aber in anderer Größenordnung, erlebte ich an Bord eines modernen Schiffes, dessen Kapitän ich die Hiobsbotschaft überbringen mußte, daß seine gesamten Fleischvorräte mit Salmonellen verseucht waren.

Auf dem Schiff waren in den letzten Wochen immer wieder fieberhafte Durchfallerkrankungen aufgetreten, bei manchen Seeleuten so stark, daß sie ins Hospital eingewiesen werden mußten. Natürlich muß es auch der Reederei aufgefallen sein, daß praktisch in jedem Hafen ein Seemann im Krankenhaus verschwand. Aber unternommen wurde nichts, außer daß sie für jeden Erkrankten umgehend einen Ersatzmann zum Schiff fliegen ließ.

Als das Schiff nun nach Hamburg kam und der dortige Hafenarzt bei der Prüfung des Krankentagebuchs sah, was sich abgespielt hatte, wollte er es genauer wissen. Er entnahm vom ganzen Proviantvorrat Lebensmittelproben zur bakteriologischen Untersuchung. Als er das Ergebnis bekam – in fast allen Fleischsorten und im Geflügel Salmonellen –, war das Schiff schon auf dem Weg nach Bremen, so daß er mir die Befunde telefonisch durchgab.

Außerdem teilte er mir mit, daß bei einem ins Hamburger Hafenkrankenhaus eingelieferten Seemann dieses Schiffes Salmonellen des gleichen Stammes festgestellt worden seien. Da es ein in Europa ziemlich seltener Stamm war, konnte man davon ausgehen, daß dieser Mann und auch die anderen Seeleute des Schiffes durch den Genuß des infizierten Fleisches erkrankt waren.

Mit dieser Botschaft suchte ich nun also den Kapitän des Salmonellen-Dampfers auf. Es war ein etwa 30000 BRT großes, modernes Schiff, wie alle skandinavischen Schiffe pieksauber gehalten. Da es aber fast ein Jahr in der Trampfahrt eingesetzt war, hatte man den Proviant während der Reise in Ostasien ergänzen müssen. Dabei mußte das salmonellenversuchte Fleisch an Bord gelangt sein.

Wenn ich diese Mitteilung einem Hoteldirektor oder dem Besitzer eines Lebensmittelgeschäftes überbracht hätte, wäre der ganz sicher mit dem Stuhl und den Nerven zusammengebrochen. Nicht so der Kapitän. Er nickte anerkennend zu dieser medizinischen Detektivarbeit und sagte: »Aha!«

Dann schlug ich vor, daß wir uns mal die Provianträume ansehen sollten. Er rief den Chief Mate an und beauftragte ihn, den Zahlmeister und den Koch in den Proviantraum zu schicken. (Er hätte diese natürlich auch selbst anrufen können, aber man hat ja seine Leute für so etwas. Das ist auf allen Schiffen so üblich.) Zum Proviantraum fuhren wir in einem Fahrstuhl, ein Zeichen dafür, wie groß und modern das Schiff war. Unten angelangt, trafen wir den Chief Cook und den Purser, der dem Kapitän und mir einen Pelzmantel umhängte. Die Provianträume bestanden nämlich aus einem riesigen Tiefkühlraum und mehreren kleineren Räumen, die sozusagen die Funktion von Auftauräumen hatten.

Im Tiefkühlraum hingen viele Zentner Fleisch: ganze Rinderviertel, ein Dutzend halbe Schweine, Hammel, viele Dutzend Geflügel, noch mehr Dutzend Schinken und unendlich viele Würste aller Art. Wer skandinavische Smörbrod-Tafeln kennt, weiß ja, was an Fleisch- und Wurstsorten dazu gehört. Alles hing dicht bei dicht. Da ein Schiff ja dauernd in Bewegung ist, sei es durch Seegang, sei es durch

Vibration, müssen die einzelnen Stücke sich viele hunderttausendmal aneinander gerieben haben, so daß infiziertes Fleisch durch Schmierinfektion das nichtinfizierte ebenfalls kontaminierte. Die Kälte des Tiefkühlraums konnte die Keimvermehrung aufhalten, nicht aber die Schmierinfektion verhindern. Die Keimvermehrung begann dann im Auftauraum, wo das für den nächsten Tag vorgesehene Fleisch gelagert wurde.

Mir war schon vorher klar, was geschehen mußte, aber es ist immer besser, man sieht sich die Sache vor Ort an. Außerdem verhindert man dadurch den Eindruck, daß die Entscheidung vom grünen Tisch aus getroffen wurde.

Als wir wieder im Office des Kapitäns saßen, nahm ich in diesem Fall den Whisky ganz gern an, erstens zur Erwärmung und zweitens, weil er – da ohne Eis – ja nicht durch Salmonellen verseucht sein konnte.

Als der wortkarge Kapitän mich dann fragend ansah, sagte ich ihm mit dürren Worten, es gäbe nur eine Möglichkeit, die Lebensmittelinfektion loszuwerden: alle Fleischvorräte vernichten, Provianträume, Küche und alles Küchengerät desinfizieren!

Der Kapitän nickte stumm und griff zum Telefon.

An den meisten Liegeplätzen im Hafen sind Telefonanschlüsse vorhanden. Wenn das Schiff festgemacht hat, stellen die Leute vom Hafenamt einen Münzapparat an Bord auf. In diesem Fall hatte der Kapitän den Apparat in seinem Office installieren lassen. Daß er ein vorsorglich denkender Mann war, ersah ich auch daraus, daß er eine ganze Schachtel voller 1-DM-Münzen daneben stehen hatte.

Er wählte eine endlos lange Nummer, was länger dauerte als das anschließende Gespräch. Das bestand auf seiten des Kapitäns nur aus drei Sätzen zu maximal sechs Worten. Sein Gesprächspartner war offensichtlich von der gleichen skandinavischen Redseligkeit.

Der Kapitän hatte soeben mit seiner Reederei gesprochen. Jetzt nickte er wieder und sagte: »Jaha!« Damit brachte er zum Ausdruck, daß mein Vorschlag von der Reederei akzeptiert worden war.

Ich war zwar vieles gewöhnt, vor allem hatte ich schon längst gelernt, daß in der Schiffahrt andere finanzielle Größenordnungen gelten als an Land. Aber diese spontane, viele tausend Mark teure Entscheidung ohne Rückfrage nach billigeren Möglichkeiten und ohne den geringsten Versuch eines Protestes hat mich doch beeindruckt.

Nachdem wir schweigend einige Schluck getrunken hatten – wobei die einzige Kommunikation darin bestand, daß wir nach jedem Schluck anerkennend nickten –, unterbrach der Purser offensichtlich ungern unser Schweigen und fragte, woher er frisches Fleisch bekommen würde. Das war nun natürlich nicht meine Sache, aber durch seine Frage kam mir doch zu Bewußtsein, daß ich noch einiges zu erledigen hatte.

Jede Angelegenheit, die nicht ausgesprochen Routine ist, spielt sich ja auf zwei verschiedenen Ebenen ab: zunächst auf der abstrakten, auf der in diesem Falle die epidemiologischen Probleme und ihre Konsequenzen erkannt und abgeklärt worden waren; alsdann aber auf der konkreten Ebene, auf der die Erkenntnise nunmehr in die Tat umgesetzt werden müssen.

Als ich in meinen Überlegungen soweit gekommen war, fiel mir ein, daß wir Sonntag hatten.

Es ist wirklich kein Aberglaube, daß die ausgefallensten Sachen immer am Wochenende oder an Feiertagen passieren. Jeder, der in einer Position ist, in der er selbständig unwiderrufliche Entscheidungen ad hoc treffen muß, wird mir das bestätigen.

Ich trank also aus und sagte dem Kapitän, in zwei Stunden würden Abtransport und Desinfektion beginnen, er möge seine Leute bereithalten. Denn erfahrungsgemäß ist es immer gut, Leute, denen man etwas zu sagen hat, auf Termine festzunageln. In diesem Fall hatte ich allerdings keine Ahnung, wann was geschehen würde. Ich fuhr also grübelnd in mein sonntäglich stilles Büro und machte mir zunächst eine Liste der Leute, die ich nun anrufen mußte.

Einige Gewichtstonnen Fleisch zu vernichten, ist ja nicht so einfach, als wenn es sich um einige Wurstzipfel handelt, die man eventuell schlicht über Bord werfen kann.

Daher rief ich als ersten den für den Hafen zuständigen Veterinär an. Er war gerade noch mit seinem Sonntagvormittags-Aperitif beschäftigt, also sehr friedlich gestimmt, und meinte, das sei doch kein Problem, warum ich das Zeug nicht einfach zur Abdeckerei bringen ließe? Nur zeigte er sich etwas erstaunt, als ich nicht wußte, wo sich diese Einrichtung befand. Anscheinend hatte er vergessen, daß unsere beiderseitigen Patienten einen unterschiedlichen biologischen Status hatten.

Aber er wollte jedenfalls gleich den Leiter der Abdeckerei anrufen und auf meine Sendung vorbereiten. Dabei fiel auch ihm ein, daß es Sonntag war und daß die Sache Überstunden kosten würde. Ich genoß es sehr, ihm sagen zu können, daß Geld überhaupt keine Rolle spiele. Diesen Genuß hat man ja verhältnismäßig selten.

In der Schiffahrt sind diese Dinge so geregelt, daß der Makler die

Rechnung bezahlt, die Reederei den Makler bezahlt und sich anschließend das Geld vom P&I-Club erstatten läßt. Dieser Protection and Indemnity Club ist ein Zusammenschluß von Reedern zum Zwecke der Versicherung auf Gegenseitigkeit, wobei die Kosten im Verhältnis der Tonnage der Mitglieds-Reedereien umgelegt werden. Man müßte die geschilderte Zahlungskette also noch insofern ergänzen, als an deren Ende der P&I-Club sich das Geld wieder vom Reeder zurückholt. Der volkswirtschaftliche Laie muß bei diesem System zwangsläufig zu der Auffassung gelangen, Hauptsache, das Geld zirkuliert, von wem zu wem, ist von sekundärer Bedeutung.

Jedenfalls war damit die Endstation unseres Salmonellen-Fleisches schon einmal klar. Was mit ihm in der Abdeckerei weiter geschehen würde, lag außerhalb meiner Verantwortung und damit meines Interesses.

Als nächster stand auf meiner Telefonliste der Makler. Natürlich hat man im täglichen Ablauf nicht mit dem Chef der Firma, also dem eigentlichen Schiffsmakler, zu tun, sondern mit seinen Beauftragten, den Agenten. Für das Schiff, das ihnen zugeteilt wurde, sind sie eine Art Mädchen für alles. Sie betreuen ihr Schiff während seiner Liegezeit von der ersten bis zur letzten Minute, oft schon lange vor der ersten und noch lange nach der letzten Minute seines Aufenthalts. Sie besorgen alles, von einigen hundert Tonnen Öl für die Maschine bis zu einigen hundert Gramm Vogelfutter für den Sittich des Kapitäns.

Wenn sie nach ihrem ersten Besuch an Bord des Schiffes, für das sie Tage vorher Schlepper, Liegeplatz und Hafenarbeiter-Gang bestellt haben, die Gangway herabsteigen, haben sie in ihrem Notizbuch eine unendlich lange Liste von Dingen, die sie möglichst sofort erledigen müssen.

Einen derart gehetzten Mann mußte ich nun zu meinem – und sicher auch zu seinem – Bedauern in der Sonntagsruhe stören. Er war schon über den Aperitif hinausgelangt und, wie man deutlich hörte, beim Essen. Als ich ihm sagte, daß er die gesamten Fleischvorräte des Schiffes fortschaffen müsse, sagte er: »O Gott«; als ich ihm sagte, daß sie verseucht wären, sagte er: »Igitt.«

Ich schilderte ihm den vorgesehenen Ablauf des Unternehmens und deutete an, welche Maßnahmen dabei auf ihn selbst zukämen: Bestellung einer Arbeiter-Gang, eines Containers, eines Lastwagens, ach ja, und vielleicht wäre es zweckmäßig, für die Arbeiter Handschuhe und warmes Zeug zu ordern, sie müßten ja im Tiefkühlraum arbeiten.

Er sagte noch mehrmals »O Gott« und »Igitt«, aber als ich ihm eröffnete, er müsse noch die näheren Einzelheiten mit der Abdeckerei regeln, steigerte er sich zu: »Ogottogott und Igittigitt.«

Obwohl die Agenten der Schiffsmakler hartgesottene, fixe und wendige Burschen sind, hatte ich diesmal den Eindruck, daß ich ihn an die Grenze seiner Kapazität gebracht hatte. Ich wünschte ihm »weiter guten Appetit«, glaubte aber nicht, daß er an seinem Mittagessen noch viel Freude haben würde.

Der nächste auf der Telefonliste war der Chef der Desinfektionsanstalt. Der war inzwischen mit seinem Mittagessen fertig und in entsprechend guter und gelöster Stimmung. Er war auch sonst ein Mann, der sich nicht aus der Ruhe bringen ließ. In seinem Fach war er theoretisch immer auf dem neuesten Stand, in praktischer Hinsicht sehr vielseitig und bei Schwierigkeiten immer einfallsreich.

Da er fast zwei Meter groß war, kam er mit Seeleuten immer gut aus.

Er ertrug meine Hiobsbotschaft auch diesmal mit Fassung und meinte nur, daß die Desinfektion von Kühlräumen ihre Probleme habe; aber er würde sich schon was einfallen lassen. Als er fragte, wann die Sache stattfinden solle, sagte ich ihm, er könne ruhig schon zum Schiff fahren. Es ist ja eine alte Erfahrung, daß eine Arbeit, an der mehrere Gruppen beteiligt sind, schneller in Gang kommt und abläuft, wenn die nächste Gruppe schon darauf wartet, endlich anfangen zu können.

An den Tatort selbst begab ich mich natürlich nicht, weil eine weitere alte Erfahrung besagt, daß man sich aus den Streitigkeiten, die todsicher entstehen, wenn mehrere Arbeitsgruppen an ein und derselben Sache beteiligt sind, am besten dadurch heraushält, daß man nicht an Ort und Stelle ist.

Für die Beteiligten hinterließ ich daher, daß ich noch einige Bordbesuche zu machen hätte und nicht zu erreichen wäre, und fuhr nach Hause. Nur den diensthabenden Inspektor hatte ich beauftragt, in drei Stunden mal nachzusehen, wie die Sache lief, und mir Bescheid zu sagen.

Er rief dann auch an und teilte mit, daß alles ganz gut voranginge. Nur habe er den Hafenarbeitern ein paar Mettwürste wegnehmen müssen, die sie unauffällig beiseite gebracht hätten, trotz der Salmonellen.

Gegen Abend klingelte das Telefon erneut.

Nach den ersten beiden Worten des Anrufers wußte ich, daß ich einen Fehler gemacht hatte. Die beiden Worte hießen: »Zollamt Überseehafen.«

Das Zollamt wollte wissen, ob mir etwas von einem Frischfleischtransport, angeblich zur Vernichtung, bekannt sei.

Nun muß man sich die Situation einmal bildhaft vorstellen (ich bekam sie später bis ins einzelne geschildert): Da sitzen die Zöllner an einem schönen sonnigen Sonntag von früh bis spät in ihrem Glasgehäuse und langweilen sich entsetzlich. Keine Lastzüge, wenige Pkw, keine Scharen von Hafenarbeitern, nur wenige Spaziergänger. Alle Rätsel in allen Sonntagszeitungen sind gelöst. Dauernd Krimis lesen kann man auch nicht. Man gähnt und gähnt – und dann kommt plötzlich ein Lastzug mit einem Container.

Er hält vorschriftsmäßig an der Rampe. Der Zöllner geht, erfreut über die Abwechslung, zum Führerhaus, aber niemand reicht ihm die Zollpapiere heraus. Er fragt, ob der Wagen leer sei, und erhält zur Antwort: »Nee, voll Fleisch!«

Klar, daß auch ein erfahrener Zollbeamter sich nun auf den Arm genommen fühlt, aber auch zeigen will, daß man so nicht mit ihm umspringen kann. Im Befehlston kommandiert er: »Aufmachen!« Der Fahrer, der der naiven Meinung war, ungenießbare Lebensmittel dürften jederzeit zollfrei eingeführt werden, will etwas sagen, aber der Zöllner ist schon an der Rückwand des Containers. Der Fahrer öffnet die Tür, und dem Zöllner rollen einige Schinken und Würste entgegen.

Er soll ungefähr im Dreieck gesprungen sein. Denn in dem Moment dachte er tatsächlich, daß er die frechsten Fleischdiebe aller Zeiten vor sich hätte.

Alles, was zur Erklärung vom Fahrer vorgebracht wurde, der ja so ganz hundertprozentig auch nicht verstanden hatte, was eigentlich im einzelnen los war, klang verworren und unklar, war daher unglaubwürdig.

Der Zöllner rief in unserem Büro an. Der diensthabende Inspektor konnte ihm zwar die Fakten bestätigen, aber natürlich nicht erklären, warum das Fleisch »ohne Papiere aus dem Zollausschlußgebiet« exportiert werden sollte. Er gab dem Zöllner meine Telefonnummer. Und der machte natürlich Gebrauch davon.

In so einem Fall ist es erfahrungsgemäß immer am besten, selbst ebenso erstaunt zu sein wie der Frager, ihm erst mal völlig recht zu geben, daß das eine bodenlose Sauerei sei, und im übrigen ebenfalls alles völlig unverständlich zu finden.

Ich wies darauf hin, daß sowohl der Kapitän als auch der Purser, daß auch der Makler und der Spediteur hätten wissen müssen, daß die Fleischladung nicht ohne ihre Bescheinigung hätte transportiert werden dürfen. Es sei mir wirklich absolut unverständlich, warum keiner dieser Leute an die Zollabfertigung gedacht hatte.

Nach einem weiteren, schon etwas ruhigeren Gedankenaustausch, wobei wir uns in der Geringschätzung aller genannten Beteiligten völlig einig waren, machte ich ihm einen Vorschlag: Er solle in sein Wachbuch eintragen, daß bis morgen früh 8.00 Uhr im Zollamt eine hafenärztliche Bescheinigung vorliegen würde, die alle erforderlichen Angaben über die aus seuchenhygienischen Gründen notwendige Ausfuhr des Fleisches zum Zwecke der Vernichtung enthielt. Ich würde jetzt die Sache selbst in die Hand nehmen, und im übrigen möge er den Lastzug nun aber zur Abdeckerei fahren lassen.

Er war inzwischen soweit, daß er sagte, er wäre ja auch froh, das Zeug loszusein. Dann fragte er noch, ob er sich desinfizieren müsse, er hätte allerdings das verseuchte Fleisch nicht angefaßt. Ich sagte ihm, wenn er nicht hineingebissen habe, brauche er keine Angst vor Ansteckung zu haben. Wir lachten beide herzlich über diesen Scherz.

Am Montagmorgen war der Liegeplatz des Schiffes bereits leer, ein Zeichen dafür, daß der Purser, der Agent und irgendein Schlachter in der Stadt ganz ausgeschlafene Jungs waren, die auch am Sonntagabend vor einem lukrativen Geschäft nicht zurückschreckten.

Denn immerhin war der leere Kühlraum groß und die nächste Reise lang. Und kein Purser auf einem skandinavischen Schiff könnte es wagen, ohne sehr solide Fleischvorräte auszulaufen.

Natürlich hat die hafenärztliche Überwachung der Lebensmittelhygiene auf ausländischen Schiffen ihre Grenzen. Sie verlaufen dort, wo die konkrete Gefährdung unserer Bevölkerung aufhört und das exotische Brauchtum beginnt. Diesen Grenzverlauf festzustellen ist nicht ganz einfach, vor allem, weil es ihn konkret gar nicht gibt. Man ist ungefähr in der Situation eines Verhandlungspartners, der in seinen Überlegungen von der Dreimeilenzone ausgeht, während der andere die Zweihundertmeilenzone beansprucht.

Was soll man schon machen, wenn man auf einem exotischen Dampfer im Vorbeigehen sieht, daß sich der Koch bei der Vorbereitung des Essens wegen des schönen Wetters an Deck gesetzt hat, einen riesigen Kochkessel auf den Boden gestellt hat und mit seinem Messer etwas Speck- oder Fleischähnliches hineinschnipselt, wobei er ab und zu ein Abfallstück dem Bordhund zuwirft, der daneben lauert. Der Koch unterscheidet zwischen den Stücken für den Kessel und denen für den Hund. Der Hund aber erkennt diese Unterscheidung nicht an, sondern schnappt sich von Zeit zu Zeit ein Stück direkt aus dem Kessel, was beim Koch immer nur ein gutturales Lachen hervorruft.

Was man dabei machen soll? Natürlich vorbeigehen und die Einladung des Kapitäns zum Mittagessen aus Zeitmangel mit Bedauern ablehnen.

In diesem Zusammenhang trifft es sich sehr unglücklich, daß das deutsche Lebensmittelrecht mit das strengste auf der ganzen Welt ist. Es schreibt sogar vor, wie das Holz beschaffen sein muß, das zum Räuchern von Fleisch benutzt wird oder zur Herstellung von Holzmehl, das als Trennmittel für Backwaren benötigt wird. Bei soviel Akkuratesse müßte in diesem unserem Lande eine alimentär bedingte blühende Volksgesundheit herrschen.

Daß man bei Lebensmitteln, die für den Export bestimmt sind, nicht die gleiche Akkuratesse walten läßt, darf aber nicht so gesehen werden, als wenn man unseren ausländischen Mitmenschen ihre blühende Gesundheit nicht gönne. Es ist eben nur so, daß bestimmte Stoffe zwar so schädlich sind, daß man sie unseren Bundesbürgern nicht zumuten mag, aber andererseits doch wieder nicht *so* schädlich, daß man sie Ausländern vorenthalten müßte.

Wer das nicht versteht, sollte sich von den Exporteuren erklären lassen, warum das alles schon seine Richtigkeit hat.

Ein besonders schönes Beispiel für diese Sachlage ist die Anwendung von Salpeter (= Kaliumnitrat), der bekanntlich seit Generationen zum Einpökeln von Fleisch benutzt wird, nicht zuletzt deshalb, weil dieses durch das Nitrat ein besonders appetitliches, frisch-rotes Aussehen erhält.

Nun ist jedoch seit einigen Jahren die Salpeterbehandlung von Nußschinken und Lachsschinken, also den besonders feinen Schinkensorten, für Inlandware verboten, für Exportware aber zulässig. Darüber sollte wirklich niemand den Kopf schütteln. Erstens hat Lebensmittelrecht überhaupt nichts mit Logik zu tun. Zweitens kann sich ja jeder, der wegen der potentiellen Gefährdung ausländischer Gesundheit den Anflug eines schlechten Gewissens verspürt, mit der Überlegung trösten, daß die Menschen der reichen Länder genug andere feine Sachen haben und nicht pausenlos nitratbehandelten Lachsschinken essen müssen, während die Menschen der armen Länder dieses Risiko sowieso nur relativ selten eingehen.

Aber ich will nicht abschweifen.

8. Kapitel

Über Trinkwasser und andere Getränke

Der Mensch kann wochenlang hungern, aber nur wenige Tage dursten.

Die Richtigkeit des ersten Teils dieses Satzes beweisen Hunderte von Abspeck-Sanatorien. Die Richtigkeit des zweiten Teils beweisen Tausende von Kneipen. Sie liegen mancherorts sogar vorsichtshalber so dicht beieinander, daß man nur zweimal lang hinzufallen braucht, um von einer in die andere zu gelangen.

In der Zeit der Kurzreisen war die Getränkefrage an Bord genausowenig ein Problem wie die Proviantfrage. Man nahm sich ein paar Tonkrüge oder Schläuche voll Wasser mit und konnte darauf vertrauen, daß man am abendlichen Ankerplatz eine Quelle fand.

Problematisch wurde die Sache erst mit den längeren Reisen, da stellte sich nämlich schnell heraus, daß das Wasser nicht sehr lange genießbar blieb. Seeleute, die von einem Horizont bis zum anderen nur von Wasser umgeben waren, mußten in vielen Fällen elend verdursten, da es leider kein Trinkwasser war.

Heute ist man sich einig, daß tagelanger Seewassergenuß spätestens am siebten oder achten Tag zum Tode führt. Durch die massive Salzzuführung ergeben sich im Organismus osmotische Mineralverschiebungen, die mit den vitalen Abläufen in wichtigen Organen unvereinbar sind. Die zahlreichen Seenotfälle des Krieges haben diese Erkenntnis leider immer wieder bestätigt.

Natürlich liegt es da sehr nahe zu versuchen, aus dem Meerwasser ein trinkbares Süßwasser herzustellen. Der erste bekannte derartige Versuch wurde im vierten Jahrhundert vom heiligen Basilios unternommen. Er erhitzte Seewasser und fing den Wasserdampf in Schwämmen auf, aus denen es nach der Abkühlung als genießbares Trinkwasser ausgepreßt oder auch direkt gesaugt werden konnte.

Diese Methode der Destillation war theoretisch gut fundiert und auch durchaus praktikabel. Voraussetzung war aber, daß man an Bord große Kessel, ständig genug Feuerungsmaterial, genügend Schwämme und eine windgeschützte Feuerstelle hatte. Für einen Heiligen waren das natürlich alles keine Probleme. Für den normalen Sterblichen offenbar doch. Denn die Methode hat sich bekanntlich nie so richtig in der Schiffahrt durchgesetzt.

Erst tausend Jahre später griff der schon erwähnte französische

Entdeckungsreisende Bougainville die Methode im Prinzip wieder auf, allerdings mit modifizierter Technik. Er benutzte für die Destillation einen Destillierkolben, wie ihn der französische Marinearzt Poisonier 1762 empfohlen hatte. Wie Bougainville berichtet, gewann er innerhalb von zwölf Stunden eine Vierteltonne gutes Wasser, mußte allerdings die ganze Zeit das Feuer unter dem Destillierkolben in Gang halten. Es war also ein sehr aufwendiges Verfahren und eigentlich nur möglich, weil das Schiff zu der Zeit in Landnähe kreuzte, so daß man den Holzvorrat immer wieder ergänzen konnte.

Abgesehen von den genannten Heiligen und Wissenschaftlern blieb man aber bis ins 19. Jahrhundert dabei, das Trinkwasser in Holzfässern mitzuführen. Da das Wasser dafür aus Brunnen entnommen wurde, die oft verunreinigt waren, begann es in den Fässern sehr bald zu faulen. Besonders schnell liefen die Fäulnisvorgänge in neuen Fässern aus jungem Holz ab. Aus den von den Fäulnisbakterien befallenen organischen Holzbestandteilen spaltete sich Schwefelwasserstoff ab, der entsetzlich stank.

Aber das Wasser war zum Glück auch mit Algen verunreinigt, die die Fäulnisbakterien abbauten und den Schwefelwasserstoff verbrauchten. Die Algen, die zu langen Fäden zusammenwuchsen, sanken dann auf den Faßboden hinab. So konnte das trübe, faulige, stinkende Wasser nach einigen Wochen manchmal wieder klar und einigermaßen genießbar werden.

Da Seeleute zu allen Zeiten praktisch denkende Menschen waren, haben manche Kapitäne ihre Wasserfässer statt mit Brunnenwasser lieber gleich mit Flußwasser gefüllt, das natürlich stark verunreinigt war. Aber um so schneller »faulte es aus« und wurde wieder genießbar.

Dabei erhob sich die Frage, was man in der Zeit trinken sollte, in der das Wasser ungenießbar war.

Bei der Erörterung dieser Frage erinnerten sich die Leute, daß alkoholische Getränke sich eigentlich ganz gut längere Zeit hielten. Der Ausweg aus dem Trinkwasserdilemma führte also – wen wundert's? – direkt zum Alkohol.

So wurde es im Mittelalter üblich, daß auf den nordeuropäischen Schiffen große Biervorräte mitgenommen wurden, während Franzosen und Südeuropäer natürlich Wein bevorzugten, der bei ihnen ja sowieso als Lebensmittel gilt.

Aber wie üblich haben die Leute die Sache natürlich gleich wieder übertrieben.

So hatte die berühmte spanische Armada 1588 wesentlich mehr Wein als Wasser an Bord, als sie gegen England fuhr. Das geht aus den zeitgenössischen Unterlagen der Admiralität hervor, kann aber kaum der Grund für ihre Niederlage gewesen sein.

In der britischen Navy gab es zu der Zeit nämlich täglich 3,7 Liter Bier pro Mann.

Das heißt, daß beide Kontrahenten also ungefähr mit dem gleichen Promille-Level in die Seeschlacht gezogen sind.

Die typischen, in zahllosen Liedern und Gedichten verherrlichten Seemannsgetränke, nämlich Rum und Grog, gibt es allerdings erst seit Mitte des 16. Jahrhunderts.

Zuvor nämlich mußten erst die Sklaven aus Afrika nach Jamaika auf die Zuckerrohrplantagen, das Zuckerrohr von den Plantagen in die Brennereien und der Rum aus den Brennereien von Jamaika nach Europa transportiert werden.

Dann aber wurde der Rum durch Königin Elizabeth I. sogar zu einem festen Bestandteil der Speiserolle der Royal Navy und blieb es bis zum 1. August 1970. Es war also nicht nur eine schöne, sondern auch eine schön lange Tradition.

Man nannte diese Rum-Zuteilung – je nachdem, wer gerade die Krone trug – entweder *King's* oder *Queen's allowance.* (In der deutschen Wehrmacht nannte man die mit der Verpflegung empfangene Rum-Zuteilung, im Gegensatz zum Marketender-Rum, »Empfängnis-Rum«.)

Aber die *King's* beziehungsweise *Queen's allowance,* die jedem Seemann eine nach dem Dienstgrad abgestufte Rumportion sicherte, führte wieder zu neuen Problemen an Bord.

Einerseits tat der Alkohol den Seeleuten, die nach harter und gefährlicher Arbeit in engen, dunklen, kalten und feuchten Quartieren zusammengepfercht waren, als Stimmungsaufheller ganz gut, und er führte mit Sicherheit – im Gegensatz zu faulendem Trinkwasser – nicht zu Darminfektionen. Andererseits führte er, da er schon zum Frühstück ausgegeben und auf nüchternen Magen getrunken wurde, oft zu Trunkenheit, Streit, Schlägereien und Disziplinlosigkeit.

Das reichte Admiral Edward Vernon eines Tages im Jahre 1740, und er befahl, daß jedermann die tägliche Rumration gleich bei Empfang mit Wasser zu vermischen habe. Er wollte damit einerseits das schlechtschmeckende Trinkwasser genießbarer machen und andererseits den hastigen Genuß konzentrierten Rums unterbinden.

Obwohl er ein durchaus humanes Mischungsverhältnis befahl, nämlich zwei Teile Rum auf ein Teil Wasser, sahen seine Seeleute in diesem neumodischen Longdrink natürlich keineswegs eine Verbesserung des Trinkwassers, sondern lediglich eine Verschlechterung des Rums. Sie nannten ihn darum abwertend »Grog«.

Old Grog war nämlich der Spitzname des Admirals, darauf zurückzuführen, daß er an Bord ständig einen abgenutzten alten Überrock aus Grogram trug, einem zur damaligen Zeit oft verwendeten Textil aus Seide und Kamelhaar.

Offensichtlich hat Admiral Vernon aber nicht nur den Grog erfunden, sondern ist auch sonst ein tüchtiger Seestratege gewesen, denn man hat ihm in der Westminster-Abtei in London ein Marmordenkmal gesetzt. Und dafür reicht ja die Kreation eines neuen Drinks normalerweise nicht aus.

Verwunderlich ist es aber doch, daß noch keine der großen Flensburger Firmen auf die werbeträchtige Idee gekommen ist, alljährlich eine Wallfahrt nach London zu Old Grogs Denkmal zu veranstalten, denn die gesamte Menschheit verdankt ihm, jedenfalls soweit sie außerhalb der islamischen Staaten wohnt, viele gemütliche Stunden.

Eine wirkliche Verbesserung der Trinkwasserversorgung an Bord trat erst im 19. Jahrhundert ein, als man Trinkwassertanks aus Eisen in den Schiffen einbaute. Die eisernen Tanks waren gut abzudichten, d. h., es ging nichts von dem kostbaren Wasser durch Heraussickern verloren, und andererseits konnten keine schädlichen Stoffe von außen in das Wasser gelangen, wie es bei undichten Holzfässern immer möglich war. Außerdem konnten die Tanks von Zeit zu Zeit gründlich gereinigt und desinfiziert werden.

Übrigens hat das Wort »Tank« seinen Ursprung im Hindustanischen. Vasco da Gama lernte auf seiner Entdeckungsreise nach Indien auf den indischen Schiffen fest eingebaute Trinkwasserbehälter kennen, die mit Harz abgedichtet waren. Sie wurden von den Indern »Tenki« genannt, eine Bezeichnung, die dann weltweit übernommen wurde, wie unter Seeleuten üblich in der englischen Schreibweise.

Auf modernen Schiffen ist die Trinkwasserversorgung weder in quantitativer noch in qualitativer Hinsicht ein Problem. Theoretisch jedenfalls. In der Praxis sieht es jedoch ein bißchen anders aus.

Moderne Tanks sind meist mit Kunststoff ausgekleidet, auf dem sich keine Krankheitskeime ansiedeln können – es sei denn, er hat

Risse. Sie können bei der Reinigung der Tanks entstehen, wenn die Reiniger in die Tanks klettern, dabei die Auskleidung beschädigen und natürlich auch gleich jede Menge Keime mit ihren Gummistiefeln einschleppen.

Nach jeder Reinigung muß der Tank jedenfalls erst einmal desinfiziert werden, indem man ihn mit hochprozentiger Chlorlösung vollfüllt. Nach längerer, etwa zwölfstündiger Einwirkungszeit wird diese Lösung gelenzt, dann der Tank mit Frischwasser wieder aufgefüllt, auch diese Füllung wieder gelenzt, und erst dann, sozusagen nach der Spülung, wird der Tank mit dem zum Verbrauch vorgesehenen Trinkwasser gefüllt.

Dieser Vorgang wird von den Seeleuten natürlich als außerordentlich lästig empfunden. Alles, was mit Bakterien zusammenhängt, halten sie ja sowieso für reinen Aberglauben. Diese Auffassung findet man manchmal bis in die höchsten Spitzen großer Reedereien.

So eine Tankdesinfektion ist natürlich auch nicht billig, vor allem, wenn es sich um ein größeres Schiff handelt. Die Trinkwassertanks eines großen Passagierschiffes fassen über 1500 t Wasser, das heißt, bei ihrer Desinfektion müssen an die 5000 m^3 Wasser aus dem Hydranten des Hafens entnommen und bezahlt werden.

Erfahrene Kapitäne nehmen diese Prozedur aber nur in einem Hafen vor, von dem sie wissen, daß sein Trinkwasser von der örtlichen Gesundheitsbehörde zuverlässig überwacht wird. Andernfalls haben sie die Möglichkeit, das in den Tanks vorrätige Wasser zu chlorieren. Chlorpräparate und genaue Anweisungen hat jedes Schiff in seiner Apotheke.

Allerdings fällt die Chlorierung meist so stark aus, daß tagelang kein Mensch auf die sowieso abartige Idee kommen würde, das Wasser zu trinken, weil einem schon beim Zähneputzen die Augen tränen.

Unter der Voraussetzung, daß der Kapitän die Anleitung zur Behandlung des Trinkwassers lesen kann, müßte es also schier unmöglich sein, mit dem Trinkwasser Unheil anzurichten.

Und doch passieren immer wieder Dinge, bei denen man längere Zeit ganz ungestört nachdenken muß, ehe man auch nur annähernd begreift, wie sie zustande kommen konnten.

Da rief eines Tages die Wasserschutzpolizei an und teilte mit, daß bei ihr soeben ein Seemann erschienen wäre, der gemeldet hätte, sie hätten vergiftetes Trinkwasser an Bord, und er fühle sich sehr schlecht. Dann sei er zusammengebrochen, und sie hätten ihn mit

Blaulicht ins Krankenhaus bringen lassen. Ob wir uns nicht mal drum kümmern wollten?

Hierbei war der Zeitpunkt mal wieder haargenau richtig gewählt, denn abends wollte ich eine Urlaubsreise beginnen, und man hat ja in den letzten Stunden davor immer noch eine ganze Menge zu erledigen. Das Schiff und seine Besatzung waren mir also schon ans Herz gewachsen, bevor ich überhaupt zum ersten Mal an Bord ging.

Dieses Verhältnis wurde nicht besser, als ich an Bord war. Es war einer der dreckigsten und verrottetsten Dampfer, die mein Fuß je betreten hatte.

Es gibt bekanntlich Schiffe, von denen man sagt, sie würden nur noch durch die Farbe zusammengehalten. Von Farbe aber konnte bei diesem Schrotthaufen überhaupt keine Rede sein, er wurde auf wundersame Art offensichtlich nur durch die dicken Rostschichten zusammengehalten.

Die Niedergänge konnte man nur ganz seitlich betreten, da die Stufen in ihrer Mitte schon alle an- oder ausgebrochen waren. Die Handläufe hingen nur noch an einzelnen Schrauben, so daß man die Niedergänge am besten freihändig benutzte und ungefähr wie ein Ballettänzer hinauf- und hinabschwebte.

Das Schlimmste war, daß sich keine Menschenseele blicken ließ. Kapitänsräume und Offizierskammern waren abgeschlossen, erst nach längerem Rufen kam ein älterer Seemann angeschlurft. Es war ein dunkelhäutiger, weißhaariger Ägypter, wohl so eine Art Bootsmann. Er führte uns – ich hatte einen Inspektor mitgenommen – in einen Raum, in dem ein halbes Dutzend in Decken gehüllter Figuren hockte, denn es war eiskalt im Schiff. Ein weiteres halbes Dutzend Seeleute lag in den Kojen, weil es Magenbeschwerden hatte.

Folgendes stellte sich heraus: Sie alle hatten schon seit Wochen keine Heuer bekommen. Zwischen dem Kapitän und der Reederei in Liberia hatte es deswegen große telefonische Auseinandersetzungen gegeben. Am Vortag waren der Kapitän und die Offiziere von Bord gegangen und noch nicht wieder zurückgekehrt. Vermutlich hatte die Schiffskasse gerade noch für ihre Heuer und Rückreisetickets gereicht.

Alle Maschinen waren ausgefallen. Das Schiff hatte keinen Strom, also kein Licht, keine Heizung, kein Wasser, da auch die Pumpen ausgefallen waren. Weil auch die Ingenieure und Elektriker verschwunden waren, kannte sich niemand von der Besatzung soweit aus, daß er die Versorgung wieder in Gang hätte bringen können.

Deshalb hatten sie ein Mannloch im Trinkwassertank aufgeschraubt und mit Eimern und Kanistern Wasser heraufgeholt.

Wir ließen uns hinführen und wunderten uns zunächst schon, daß da in der Dunkelheit noch keiner hineingestürzt war. Als wir den Raum mit einer Taschenlampe ausleuchteten, wunderten wir uns zuerst noch mehr, dann aber nicht mehr. In der Nähe mußte eine Ölleitung undicht sein, der ganze Boden war jedenfalls glitschig vor Öl, das jetzt natürlich direkt in den offenen Wassertank sickerte und außerdem durch die auf dem Boden abgestellten Eimer und Kanister natürlich immer wieder ins Wasser eingebracht wurde. Im Lichtkegel der Taschenlampe konnte man auf der Wasseroberfläche einen buntschillernden Ölfilm sehen. Kein Wunder, daß dieses Trinkwasser einigen gar nicht gut bekommen war.

Eine Anfrage bei dem Makler, der in den Unterlagen als Agent angegeben war, ergab, daß er sich glücklich schätzte, nicht mehr für das Schiff verantwortlich zu sein. Das Schiff »lag an der Kette«, es war vom Gericht unter Arrest gestellt. Zuständig für alles war ein Gerichtsvollzieher.

Dieser hatte in seiner Laufbahn sicher schon viel erlebt und viele interessante Dinge gepfändet, aber noch nie ein Schiff. Die Aufgaben eines Reeders, die er damit übernommen hatte, waren ihm ziemlich fremd. So wurde wieder mal die »Hafen-Gang« eingeschaltet. Die Wasserschutzpolizei holte leihweise von irgendeiner anderen Polizeidienststelle einen für Notfallzwecke vorgesehenen transportablen Trinkwassertank und brachte ihn auf einem ihrer Boote zu dem sehr abgelegenen Liegeplatz des Schiffes. Da dort kein Hydrant war, schickte der Hafenkapitän das Wasserboot hin, aus dessen Tanks mit einem Schlauch Wasser in den Notfalltank gepumpt wurde; wir übernahmen es, täglich zu prüfen, ob er wieder aufgefüllt werden mußte.

Der Gerichtsvollzieher brauchte also nur noch täglich Lebensmittel an Bord zu schicken, da die Proviantlast, wie wir uns bei einer Kontrolle überzeugten, praktisch leer war. Offensichtlich war auf dem Kahn schon seit vielen Tagen Schmalhans Küchenmeister gewesen.

Außerdem hatte der Gerichtsvollzieher natürlich genug damit zu tun, die täglichen Unkosten zu addieren, die den Wert des schwimmenden Rosthaufens dahinschwinden ließen wie Märzsonne den Schnee.

Das muß auch dem Reeder im fernen Liberia aufgegangen sein, zumal zu seinem Pech gerade ein anderes seiner Schiffe in Hamburg eingelaufen und also dem Zugriff der deutschen Justiz zugänglich war. Wenn die Unkosten sein erstes Schiff sozusagen aufgefressen hätten, hätte sein zweites Schiff als Sicherheit für die weiteren Kosten gedient.

Nun war quasi über Nacht auf einmal Geld für die Auszahlung der Besatzung da. Sie konnte also heimfahren, wobei sich herausstellte, daß die an Bord vorgefundenen vierzehn Besatzungsmitglieder aus acht verschiedenen Ländern stammten, was den Gerichtsvollzieher sehr freute, da er mit jedem der acht Konsulate Verbindung aufnehmen mußte.

Das Schiff selbst fand schnell einen Käufer. Es war eine Abwrackfirma.

Aber man soll nicht immer hochmütig und spöttisch auf alte Schiffe, mögen sie einem auch wirklich wie schwimmende Schrotthaufen vorkommen, herabsehen.

Die Tatsache, daß sie so alt geworden sind, beweist schließlich, daß sie zwei, drei oder sogar vier Jahrzehnte der See und dem Sturm standhielten, ihrer Besatzung Sicherheit gaben – und ihrem Eigner ein paar Dollar verdienten.

Auch auf neuesten, modernsten und saubersten Schiffen kommt es nicht selten zu Pannen in der Trinkwasserversorgung. Die Erfahrung zeigt, daß gerade komplizierte, hochgezüchtete Technik dem Faktor »menschliches Versagen« hilflos ausgeliefert ist.

So wurde einigen Kollegen und mir auf einem großen deutschen Schiff einer großen deutschen Reederei die von einer großen deutschen Werft ganz neu konzipierte Anlage der Frischwasserversorgung vorgeführt. Diese Anlage konnte endlich den uralten Traum der Seefahrer, aus Meerwasser Trinkwasser zu machen, in technisch und medizinisch einwandfreier Form realisieren.

Die Frischwassererzeugung aus Meerwasser erfolgt im allgemeinen durch Verdampfung, wie sie schon der heilige Basilios praktizierte. Der Unterschied ist nur der, daß die Energiemengen, die er noch durch die Verbrennung von Holz erzeugte, jetzt von Stromaggregaten geliefert werden. Wenn die Verdampfung im Vakuum erfolgt, bleibt die Temperatur unter 100° C. Das gewonnene Destillat ist daher nicht mit Sicherheit keimfrei, aber das läßt sich durch nachträgliche Chlorierung oder andere Entkeimungsmaßnahmen ausgleichen.

Nachdem uns ein Ingenieur der Werft in der Messe bei einem Drink das Prinzip der Anlage erläutert hatte, stiegen wir hinunter, wo uns der Chief in schneeweißem Overall die Anlage demonstrierte.

Aus irgendwelchen Gründen versagte die elektronische Füllstandmeßtechnik, was bei dem Werft-Ingenieur zu einem Stirnrunzeln und beim Chief zum Schwitzen führte. Man wollte uns ja gerade auch die quantitative Leistungsfähigkeit der Anlage vorführen.

Also rief man nach dem Schiffszimmermann. Da dieser seit der Zeit der Holzschiffe für die Lecksicherung verantwortlich ist, gehört auch die Kontrolle des Flüssigkeitsstandes in den Tanks zu seinen Aufgaben, egal, um welche Tanks und um welche Flüssigkeiten es sich handelt.

Er kam mit seinem mehrere Meter langen Peilstab an und ließ ihn in das Peilrohr hinabgleiten, vorsichtig, um nicht die Auskleidung des Rohres oder des Tankbodens zu beschädigen. Die am Peilstab abgelesene Menge war ein stolzes Ergebnis und bewies die große Leistungsfähigkeit der Anlage.

Als der Zimmermann mit seinem langen Peilstab wieder verschwinden wollte, fragte ihn ein Kollege, der den Peilvorgang schon die ganze Zeit nachdenklich beobachtet hatte, sehr freundlich: »Ach, sagen Sie, wo bewahren Sie Ihren Peilstab eigentlich auf?« Und der Zimmermann antwortete genauso freundlich: »Auf dem Fußboden in meiner Kammer, anderswo hat das lange Ding ja keinen Platz!«

Da hatte er also im Beisein seines Chiefs und des Werft-Ingenieurs den vier Meter langen, mit Milliarden mehr oder weniger schädlicher Keimen behafteten Peilstab in das frisch aufbereitete Trinkwasser gesteckt!

Dies ist ein schönes Beispiel für die Richtigkeit des alten Erfahrungsgrundsatzes: In der Hygiene ist ein Gramm Hirn mehr wert als ein Kubikmeter Desinfektionslösung!

Aber ich will nicht abschweifen.

9. Kapitel

Krankenvisiten an Bord

Wenn man zu einem Patienten an Bord gerufen wird, geschieht das fast immer in sehr dringender Form.

Der Anrufer ist meist der Agent, den der Kapitän beauftragt hat, einen Arzt zu rufen. Der Agent hat den Patienten natürlich nie gesehen – warum auch? –, stellt aber den Fall als sehr dringlich dar, weil er dem Kapitän beweisen will, was für ein guter Agent er ist.

Wenn der Hafenarzt dann an Bord gehetzt kommt, muß der Patient meist erst aus der Messe geholt werden, wo er gerade gemütlich zu Mittag ißt und sich dabei, wie er auch deutlich zu erkennen gibt, höchst ungern stören läßt.

Fast alle Krankenvisiten an Bord nehmen diesen oder einen ähnlichen Verlauf. Niemand sollte daher den Doktor schelten, wenn er nicht nach jedem derartigen Anruf in panischer Hast zu dem armen kranken Seemann rast.

Manchmal aber stellt sich einem die Sache doch so dringlich dar, daß man sicherheitshalber alles stehen und liegen läßt, um sich erst einmal um den Patienten zu kümmern. Das ist natürlich besonders dann der Fall, wenn man einen Notruf aus zweiter oder dritter Hand bekommt, also keinerlei Rückfragen stellen kann.

So rief eines Morgens während der Impf-Sprechstunde ein Hafenmeister in unserem Büro an und teilte aufgeregt mit, daß beim Kapitän eines kleinen holländischen Schiffes morgens Lähmungen aufgetreten seien, er hilflos in seiner Koje liege und verlange, daß sofort der Hafenarzt an Bord komme.

Da dieser Anruf zu einer Zeit erfolgte, als Polioinfektionen noch sehr häufig waren, schien mir dies nun wirklich ein Fall zu sein, in dem Eile geboten war.

Ich sagte also den im Wartezimmer sitzenden zahlreichen Impflingen, daß ich für etwa eine Stunde zu einem sehr dringenden Fall müsse. Wer wolle, könne auf mich warten, wer nicht warten wolle, könne sich einen neuen Termin geben lassen. Derartige Mitteilungen werden ja in allen Wartezimmern der Welt mit einem gemeinsamen lauten Aufstöhnen und tiefen Seufzern quittiert. So auch hier.

Also schloß ich ganz schnell die Wartezimmertür, bevor dem ersten Impfling eine ganz, ganz dringende Begründung einfiel, warum ich bei ihm unbedingt eine Ausnahme machen müßte, und eilte von hinnen.

Aus einem Tag, der so anfängt, kann nie etwas Gescheites werden.

Das zeigte sich gleich, als ich an dem mir genannten Liegeplatz ankam und das Schiff nicht finden konnte. Obwohl ich auf der Pier nach beiden Seiten ein paar hundert Meter entlanglief, weil die Angaben des Liegeplatzes ja immer etwas ungenau sein können, war von dem verfluchten Dampfer keine Spur zu entdecken.

Als dieses Hinundherlaufen nichts brachte, fragte ich einen Kranführer, der gerade von oben heruntergeklettert kam, ob er das Schiff gesehen habe.

Er hatte. Es war ein kleines Küstenmotorschiff, und ich hatte es nicht finden können, weil es längsseits eines größeren Schiffes lag, was mir natürlich kein Mensch gesagt hatte.

Ich mußte also, immer mehr unter Zeitdruck geratend, zunächst auf dieses größere Schiff steigen und es überqueren, möglichst ohne eine der schwebenden Lasten an den Kopf zu kriegen, und auf der anderen Seite auf das kleine Schiff hinunterklettern. Dafür stand freundlicherweise eine Jakobsleiter zur Verfügung, das heißt, sie stand nicht, sondern hing an der Bordwand herab. Was die Sache komplizierte, war der Umstand, daß quer vor der Jakobsleiter eine Spring verlief.

Eine Spring ist eine Festmacherleine, die ungefähr parallel zum Schiff von vorn nach achtern oder von achtern nach vorn verläuft. In diesem Fall war die Spring eine gut eingefettete Stahltrosse. Ich hatte also die Wahl, mir beim Hinunterklettern entweder den Rücken oder die Vorderfront mit Schmierfett zu bekleckern, je nachdem, ob ich mich unter ihr durchquetschte oder versuchte, über sie hinwegzusteigen. Aber in einem dringenden Eilfall kann man auf solche Kleinigkeiten wie Textilien natürlich keine Rücksicht nehmen.

Als ich endlich unten auf dem Kümo angelangt war, eilte ich stracks zum Steuerhaus, um sofort nach dem kranken Kapitän zu sehen. Wenn man auf diesen kleinen Schiffstypen zum Kapitän will, gelangt man gleich in seinen Wohn-Eß-Aufenthalts-Büroraum. So auch hier. In besagtem Raum saß ein kräftiger Mann am Frühstückstisch. An einem holländischen Frühstückstisch. Er hätte sich unter der Last der Speisen gebogen, wenn er nicht noch aus gutem altem Mahagoni gearbeitet gewesen wäre.

Außer einer großen Warmhalteplatte voller Spiegeleier dufteten starker Kaffee, saftiger Schinken, diverse Wurst- und Käsesorten, frisches Weißbrot, Butter und Himbeermarmelade angenehm vor sich hin. Vorsorglich stand auch gleich eine Flasche mit gutem altem

Genever dabei.

Mir verschlug es den Atem, daß dieser Mensch hier in Seelenruhe und mit größtem Genuß ein so köstliches Frühstück zu sich nahm, während hinter der nächsten Tür, also nur wenige Meter entfernt, sein Kapitän sich in Schmerzen wand, falls er zu Bewegungen überhaupt noch in der Lage war.

Also fragte ich den Kerl ziemlich unwirsch, mit dem Kopf knapp auf die beiden anderen Türen deutend, wo ich den Kapitän fände. Er schaute mich freundlich an, kaute sorgfältig zu Ende und sagte dann: »Ich bin der Kapitän!«

Ich setzte mich erst mal hin und sah ihn wohl recht ungläubig an. Bevor ich etwas sagen konnte – und mir lag viel auf der Zunge –, hatte er schon erraten, wer ich war, und begann mit der Schilderung seiner Beschwerden. Er hätte heute früh, als er seine Hosenträger überstreifte, in der rechten Schulter einen ziemlich deutlichen Schmerz gespürt, der ihn daran denken ließ, daß er vielleicht Rheuma habe.

Ich muß nach dieser dramatischen Krankengeschichte wohl einen glasigen Blick bekommen haben, denn der Kapitän häufte mir mit der Geschicklichkeit eines Notarztes flink ein paar Spiegeleier und zwei dicke Scheiben Schinken auf einen Teller, goß mir Kaffee ein und schob mir alles freundlich lächelnd zu.

Da ich aufgrund des starken Spannungsabfalls dringend einer Stärkung bedurfte, da mein Wartezimmer sowieso auf eine Stunde Wartezeit eingestellt war und ich natürlich auch das deutsch-niederländische Verhältnis nicht trüben wollte, dankte ich ihm mit einem matten Nicken und griff etwas zittrig zu Messer und Gabel. Die Frühstücksunterhaltung mit dem Kapitän sowie die nachträgliche Befragung der anderen Beteiligten ergab dann folgendes Bild:

Als der Kapitän an Deck gekommen war, hatte ihn der Wachsmann bei der morgendlichen Begrüßung gewohnheitsmäßig gefragt, wie es denn ginge.

Der Kapitän hatte geantwortet, es ginge ihm bestens, nur sei seine rechte Schulter etwas steif; er merke es, wenn er den Arm hebe, er brauche wohl was zum Einreiben.

Der Wachsmann hatte daraufhin voller Diensteifer den Schuppenvorsteher informiert, daß der Kapitän seine Arme nicht bewegen könne, er brauche wohl ärztliche Behandlung.

Der Schuppenvorsteher hatte voller Diensteifer den Hafenmeister angerufen und informiert, daß der Kapitän so etwas wie Lähmungen habe und dringend nach einem Arzt verlange.

Der Hafenmeister hatte voller Diensteifer in unserem Büro angerufen und mich mit dem Hinweis alarmiert, daß der Kapitän gelähmt in seiner Koje liege und sofort den Hafenarzt sehen wolle.

Nachdem wir diesen Ablauf zur beiderseitigen Zufriedenheit geklärt hatten und ich sein gesundheitliches Problem dadurch lösen konnte, daß ich ihm aus meiner dicken Tasche »etwas zum Einreiben« gab, löste er mein Problem mit der Spring genauso leicht und lässig.

Er führte mich auf die Brücke, wo in der Nock, also dem äußeren seitlichen Teil, eine stabile Holzleiter lag, die er trotz seiner Schulterlähmung mit größter Leichtigkeit aufrichtete und festhielt, so daß ich nun mit wenigen Schritten das Deck des größeren Schiffes erreichen konnte, ohne die Spring noch einmal kreuzen zu müssen.

Der obige Fall zeigt, wie wenig man sich darauf verlassen kann, daß die angeforderte Krankenvisite wirklich so dringlich ist, wie der Anrufer es darstellt.

Der nächste Fall zeigt, wie wenig man sich darauf verlassen kann, daß die angeforderte Krankenvisite wirklich so viel Zeit hat, wie der Anrufer es darstellt.

Es war an einem Samstagmorgen, als ein Agent namens Charlie mich gutgelaunt und höflich wie immer anrief und mich um einen Bordbesuch auf einem indischen Schiff bat. Die Sache hätte aber Zeit, bis ich mit der Sprechstunde fertig wäre, er wüßte ja, wieviel auch am Samstag bei mir zu tun sei.

Mit letzterem hatte er durchaus recht. Denn da am Samstag ja die anderen Arztpraxen geschlossen sind, beehrten mich an diesem Tag auch Agenturen mit der Überweisung von Patienten, die sonst einem anderen Arzt den Vorzug gaben, sei es, weil er mit dem Chef der Firma verwandt war, sei es, weil er wirklich mehr verstand als ich. Außerdem hatte ich am Samstagvormittag immer zwei Stunden für die Impfung von ärztlichen Kollegen reserviert, die bekanntlich oft weite Reisen unternehmen müssen, nur um an ärztlichen Fortbildungsveranstaltungen teilnehmen zu können, die ja unglücklicherweise fast immer in exotischen Gegenden stattfinden. So brauchten sie nicht zusätzlich zu den herben Unkosten der Fortbildungsreise auch noch während der Woche eine oder mehrere Sprechstunden ausfallen zu lassen, nur für die erforderlichen Impfungen. Außerdem konnten sie fieberhafte Reaktionen, die ja vor allem nach den Cholera-Impfungen nicht selten waren, übers Wochenende verschlafen und am Montagmorgen wieder frisch und gesund ihren Kranken entgegentreten.

Wen wundert es da noch, daß für Hafenarztkinder der Gewerkschafts-Slogan: »Am Sonnabend gehört Papi uns!« den gleichen Wahrheitsgehalt hat wie: »Wenn du deinen Spinat aufißt, scheint morgen die Sonne!«

Charlie hatte also meinen Arbeitsanfall an jenem Samstag durchaus richtig eingeschätzt, und ich war ihm auch dankbar, daß er mir für den Bordbesuch etwas Zeit ließ.

Charlie war Agent einer Schiffsmaklerfirma, die fast alle indischen, pakistanischen und Bangladesch-Schiffe betreute. Er hatte selbst lange Jahre in Indien gelebt, sprach verschiedene der dort gebräuchlichen Sprachen und konnte sich auch mit den indischen Besatzungsmitgliedern gut verständigen, die nicht englisch sprachen. Er war für mich daher oft eine große Hilfe, weil er schon vorher an Bord im persönlichen Gespräch manches abklären konnte, was ich sonst erst nach sehr umständlichen Nachforschungen erfahren hätte.

In diesem Fall verklarte er mir, daß es an Bord etwas Trouble zwischen Kapitän und Viertem Offizier, einem knapp zwanzigjährigen Jüngling, gegeben habe. Der sei heute früh einfach in der Koje geblieben, was der Kapitän aber als reine Trotzreaktion ansehe; deshalb wünsche er, daß der Knabe untersucht werde. Sei er krank, gut, sei er nicht krank, nicht so gut. Dieser etwas paradox klingende Satz war aus der Kapitänsperspektive natürlich durchaus logisch. Und da Charlie im allgemeinen interne Bordangelegenheiten immer richtig eingeschätzt und beurteilt hatte, ließ ich mir also Zeit und fuhr erst nach der Sprechstunde an Bord.

Ich begrüßte den Kapitän, einen bärbeißigen Schotten, dem man ansah, daß er sich nicht auf der Nase herumtanzen ließ, besonders nicht von einem zwanzigjährigen Vierten Offizier. Auch ging er mit seinen Worten so sparsam um, daß ich nach unserer kurzen Unterredung nicht viel klüger war als vorher. Ich ließ mich also zur Kammer des Vierten führen.

Als ich eintrat, kam es mir vor, als näherte ich mich einem Kriegerdenkmal. Der junge Mann lag in voller Uniform, das Jackett korrekt zugeknöpft, in seiner Koje. Die Hände hatte er auf der Brust verschränkt, es fehlten nur noch Blümchen. Sein Gesicht war ziemlich wächsern, Lippen und Augenlider waren leicht bläulich verfärbt, was aber damit zusammenhängen konnte, daß er die Heizung abgestellt und das Bulleye weit aufgemacht hatte, so daß der schneidende, eiskalte Ostwind seine Kammer auf die Temperatur einer gepflegten Gruft abkühlte.

Auf seinem Nachttisch stand eine ziemlich leere Whiskyflasche, daneben lag eine ziemlich leere Packung Schlaftabletten. Von da an ging alles sehr schnell.

Ich gab ihm eine Injektion zur Anregung der Atmung und eine zur Stützung des Kreislaufs, machte äußere Herzmassage und ließ ihn dann in warme Decken hüllen. Inzwischen war auch der Krankenwagen da, in dem er schon auf der Fahrt zum Krankenhaus Sauerstoff bekam, jedenfalls ging die Sache noch einmal gut.

Als ich nach getaner Arbeit dem Kapitän berichtete, fragte er nur, wie lange sein Vierter wohl im Hospital bleiben werde. Als ich ihm sagte, ein paar Tage werde das mit Sicherheit dauern, er müsse ja gründlich auf mögliche Folgeschäden untersucht werden, nickte er zufrieden. Das Schiff lief nämlich schon am nächsten Tag aus.

Das war seine einzige Reaktion auf einen ernsthaften Suicidversuch seines jüngsten Offiziers!

Nicht gerade eine mustergültige personalfürsorgerische Einstellung, aber so ist das Leben eben.

Seit Kapitäne nicht mehr die Möglichkeit haben, Disziplinarprobleme an Bord mit der neunschwänzigen Katze zu regeln, greifen sie dazu gern auf den Hafenarzt zurück.

Übrigens wurde die Prügelstrafe in der französischen Marine erst 1848 abgeschafft, in der britischen sogar erst 1866, immer noch 120 Jahre zu früh, wie mir mal ein britischer Kapitän sagte.

Für den Hafenarzt ist es natürlich immer sehr unangenehm und unerfreulich, in Personalprobleme hineingezogen zu werden, um sozusagen letzte Hilfe zu leisten.

Mal wird von ihm erwartet, daß er einen Seemann dienstunfähig schreibt, weil der Kapitän ihn aus irgendwelchen Gründen von Bord haben will, sei es, daß er ein fauler Hund, ein Säufer oder ein Unruhestifter ist.

Mal will ein Seemann selbst dienstunfähig geschrieben werden, weil der Kapitän ihn für einen faulen Hund, einen Säufer oder einen Unruhestifter hält, was natürlich unerträglich ist, weil es gar nicht stimmt.

Manchmal, allerdings seltener, besteht der Wunsch nach Trennung auf beiden Seiten.

Es hat einige Jahre gedauert, bis sich herumsprach, daß man diese Probleme lieber anderswo als in Bremen lösen sollte, weil es anderswo leichter ging. Ich habe derartige Ansinnen – ehrlich gesagt – gar nicht so sehr nur aus purer Korrektheit abgelehnt, sondern auch deshalb, weil man sich bei Ausstellung eines Gefälligkeitsattestes völlig aus der Hand gibt.

Auch in diesem Zusammenhang kann keiner so dumm denken, wie es manchmal kommt. Es ist schon passiert, daß ein Schiffsoffizier dem Arzt fast die Hände küßt, als der ihn aus Krankheitsgründen abmusterte, aber ein paar Wochen später gegen denselben Arzt klagte, weil dieser ihn aufgrund einer nur oberflächlichen Untersuchung fälschlicherweise dienstunfähig geschrieben habe. Der Offizier hatte nämlich bei seiner Reederei seinen Job verloren, weil er das Spielchen schon zum drittenmal trieb.

Natürlich ist man gezwungen, allen geschilderten Beschwerden nachzugehen und entsprechende, oft sehr aufwendige Untersuchungen vorzunehmen. Das Ausschließen eines Befundes ist ja meist schwieriger und aufwendiger als sein Nachweis. Denn: Wenn ich eine Nadel im Heuhaufen gefunden habe, kann ich mit Sicherheit sagen, daß eine drin war. Wenn ich keine gefunden habe, kann ich noch längst nicht behaupten, daß mit Sicherheit keine drin ist.

Das ist auch der Unterschied zwischen positiven und negativen Befunden in der Medizin.

Manchmal findet man etwas, das eine Abmusterung tatsächlich rechtfertigt, dann ist der Seemann stets sehr froh, der Arzt nicht immer.

So kam zu mir ein älterer Chief, also ein leitender Ingenieur, und klagte über unklare Unterleibs- und Rückenschmerzen. Er ließ diskret durchblicken, daß sein Schiff einen neuen Kapitän bekommen hätte, der wesentlich jünger sei als er und mit dem er schlecht auskomme. Dauernd habe der Kapitän etwas an seiner Arbeit, die er nun schon seit zwanzig Jahren so mache, auszusetzen. Er selbst wäre also nicht unglücklich, wenn ich ihn für eine Hospitalbehandlung abmustern würde.

Ich erklärte ihm meine Einstellung und sagte, daß ich meine Arbeit nun auch schon seit zwanzig Jahren so mache, aber daß er natürlich gründlich untersucht würde.

Schon der Urin-Streifentest ergab eine Hämaturie, also Blut im Urin, die mikroskopische Untersuchung des Sediments zeigte zahlreiche Erythrozyten, also rote Blutkörperchen, und bestätigte mithin eine Blutung im Urogenitaltrakt. Ich schickte den Patienten gleich zum Urologen. Der rief nachmittags zurück, er hätte bei der Blasenspiegelung ein Ca festgestellt, also Blasenkrebs.

Der Chief kam am anderen Morgen hoffnungsvoll wieder zu mir, um das Ergebnis zu erfahren. Als ich ihm sagte, ich müsse ihn abmustern und er müsse in seiner Heimat in einem Hospital behandelt werden, freute sich der Mann, als hätte er im Lotto gewonnen.

Wieder einmal empfand ich, daß es in unserem Beruf gar nicht immer Freude macht, wesentlich mehr zu wissen als der andere.

Die gleiche, fast noch dramatischere Situation hatte ich schon einmal erlebt, als ich neben meiner hafenärztlichen Tätigkeit noch die Beratungsstelle für Geschlechtskrankheiten leitete.

In einer Nachmittagssprechstunde erschien eine stille, unauffällige Enddreißigerin zur Untersuchung. Sie war sehr gehemmt und gab zu, daß sie schon an drei Tagen vorgehabt habe, zur Untersuchung zu kommen, aber jedesmal vor der Tür aus Angst wieder umgekehrt sei. Angst vor der körperlichen Untersuchung, die ihr außerdem widerlich und fast unerträglich sei, aber vor allem Angst vor dem Ergebnis. Ihr Mann sei nämlich vor einigen Wochen auf Geschäftsreise in Paris gewesen, und nachdem sie nach seiner Rückkehr mit ihm zusammengewesen sei, hätte sie starken Ausfluß festgestellt. Sie fürchte, er hätte sich in Paris mit Gonorrhö angesteckt und die Krankheit auf sie übertragen. Sie schäme sich entsetzlich, auch für ihren Mann, aber der Ausfluß wäre immer stärker geworden. Sie müsse unbedingt untersucht und behandelt werden, aber da sie mit ihrem Hausarzt befreundet seien, könne sie nicht zu ihm gehen; also wäre sie zu uns gekommen.

Als sie dann, immer wieder zögernd, auf den Untersuchungsstuhl gestiegen war und ich ihr unter beruhigendem Zureden der Schwester vorsichtig das Speculum eingeführt hatte, ergab der erste Blick ihr Todesurteil.

Es war ein zerfallendes Portio-Carzinom, also ein tiefes, kraterförmiges Geschwür am Muttermund, mit fortgeschrittenem Gewebszerfall, aus dem der immer stärker werdende, typisch fleischwasserfarbene Ausfluß kam. Das Schlimmste war, daß auch die Umgebung der Gebärmutter und die Leistendrüsen schon verhärtet waren, die Krebserkrankung sich also in einem fortgeschrittenen Stadium befand.

Als sie sich wieder angezogen hatte, fragte sie schon während sie auf dem Stuhl neben meinem Schreibtisch Platz nahm, zitternd vor Aufregung: »Was haben Sie gefunden? Was ist mit mir? Hat mein Mann mich angesteckt?«

Als ich die Frage verneinte – ich mußte sie ja verneinen –, war sie in dieser Minute wahrscheinlich die glücklichste Frau der Welt.

Dabei wäre eine Gonorrhö, vor der sie eine so panische Angst hatte, mit einer einzigen Penicillin-Injektion auszuheilen gewesen, während ihr Carzinom inoperabel, also unheilbar war.

Natürlich überwies ich sie noch in die Klinik, wo sie Bestrahlungen bekam. Es dauerte aber keine drei Monate, bis ich ihre Todesanzeige in der Zeitung las.

Vielleicht ist es übrigens diese den Ärzten in manchen Fällen gegebene Möglichkeit, den schicksalhaften Ablauf eines Menschenlebens vorausschauen zu können, die zu der Phrase von den »Halbgöttern in Weiß« geführt hat.

Die Krankenbesuche an Bord führen den Arzt nicht nur in die Räume des Kapitäns und in die Offiziersmessen, sondern auch in die Kammern kranker Mannschaften.

Manchmal ist es, als käme man in eine andere Welt, wenn man die Mannschaftsunterkünfte ausländischer Schiffe betritt. Man spürt an tausend Kleinigkeiten, daß hier andere Formen des Zusammenlebens den Tagesablauf bestimmen und daß andere Maßstäbe und Relationen für die Gemeinschaft Geltung haben.

Das Schiff ist ja ein Stück Heimat für die Seeleute, egal, wie armselig diese Heimat aussehen mag. Für den Besucher ist das Schiff daher immer so etwas wie ein fremdartiger Mikrokosmos.

Manchmal beeindrucken einen allerdings die fremden Gerüche mehr als die fremden Gebräuche. Besonders schlimm ist es in der Hinsicht auf alten Schiffen, die für europäische Reedereien gebaut waren und dann als *Second-hand*-Schiffe von ostasiatischen Reedereien aufgekauft und in Dienst gestellt werden. Da sie ihre Schiffe meist mit wesentlich größeren Besatzungen fahren als die Europäer – der Leistungsdruck ist bei ihnen an Bord wohl nicht ganz so groß –, wird es in den Mannschaftsunterkünften natürlich eng. Manchmal sehr eng.

Auf manchen dieser Schiffe ist schon die Zahl der Stewards so groß, daß man aus ihnen allein die ganze Besatzung für ein mittelgroßes, modernes Schiff stellen könnte. Natürlich nur rein zahlenmäßig.

Als ich einmal auf ein derartiges Schiff gerufen wurde und man mich zu dem Kranken führte, prallte ich an der Tür buchstäblich zurück.

Es war, als hätte ich eine Fischbraterei betreten, die zwar viele Stunden in Betrieb gewesen, aber nicht eine Minute belüftet worden war. In dem Raum von der Größe eines Wohnzimmers quirlten ein Dutzend Leute herum, von denen einige allerdings in ihren Kojen lagen, weil die anderen sonst gar nicht hätten quirlen können.

Zwei Leute waren damit beschäftigt, auf einer elektrischen Kochplatte einen Eintopf aufzuwärmen, der aus Hammelfleisch, Huhn, Fisch, Bohnen, Reis und natürlich viel Curry bestand. Duftmäßig dominierte der Fisch, er roch, als hätte er schon in der vorigen Woche auf der Speiserolle gestanden.

Aus der Pfanne, die stellenweise ins Glühen gekommen war, stieg ein bläulicher Rauch auf, der mich an rituelle Brandopfer denken ließ. Das Gericht war aber als Krankenkost für den Patienten gedacht, der sich ziemlich hoch unter der Decke des Raums befand. Um ihn zu untersuchen, mußte ich mich ebenfalls ziemlich hoch, dicht unter die Decke des Raumes bemühen.

Um alle Leute unterzubringen, hatte man nämlich dreistöckige Betten aufgestellt. In vier Betten mit je drei Stockwerken konnte man natürlich zwölf Seeleute bequem unterbringen, sie durften allerdings nicht alle gleichzeitig aufstehen oder schlafen gehen.

Der Patient lag – wie konnte es anders sein – in der obersten Etage. Da ein Stuhl nicht ausreichte, um die erforderliche Höhe zu erklimmen, brachte man noch eine Holzkiste herbei, die auf den Stuhl gelegt wurde. So schaffte ich es, mit dem Patienten endlich körperlichen Kontakt zu bekommen, was für eine Untersuchung schließlich nicht ganz unwichtig ist.

Er lag mit angezogenen Beinen auf der Seite. Sehr viel verändern konnte er seine Lage nicht, weil die Decke des Raumes dafür zu dicht über seiner Koje war.

Das Ganze erinnerte mich an einen Satz, mit dem der deutsche Medizinhistoriker Hans Schadewaldt die Zustände in den Mannschaftslogis der alten Segelschiffe beschrieben hat: »Oft stand dem einzelnen Besatzungsmitglied nur soviel Raum zur Verfügung, wie ihm auch nach dem Tode unter der Erde zugebilligt wurde.« Allerdings stelle ich mir die lichte Höhe unter einem Sargdeckel noch immer etwas größer vor, als sie meinem Patienten in seiner Koje in der dritten Etage zur Verfügung stand.

Als es mir endlich gelang, an seinen Bauch heranzukommen, wozu mehrere Unterhosen, Unterhemden und Bauchbinden entfernt werden mußten – Wärme gilt offensichtlich weltweit als heilsam für alles –, stellte ich eine brettharte Bauchdeckenspannung fest. Diese tritt auf, wenn eine Bauchfellentzündung vorliegt, die beispielsweise durch die Perforation eines Appendix hervorgerufen werden kann, schlichter, wenn auch nicht ganz korrekt ausgedrückt, bei einem durchbrochenen Blinddarm.

Ich nehme an, daß ich dieses Menschenleben dadurch gerettet habe, daß ich den Patienten rechtzeitig vor der Einnahme der beschriebenen Mahlzeit bewahrt habe. Sie hatten sich schließlich mit der Zubereitung große Mühe gegeben, und sie waren elf gegen einen.

Als der Krankenwagen mit Blaulicht angerast kam, dankte ich Gott, daß unsere Feuerwehr so kräftige Männer hat. Einen zusammengekrümmten, schwerkranken Mann aus der dritten Etage eines Bettes auf eine Krankentrage zu verholen, ohne daß in seinem Bauch noch mehr kaputtgeht, das will schon gekonnt sein!

In diesem Fall schafften sie es, indem zwei Mann breitbeinig mit emporgereckten Armen die Trage hochstemmten, während zwei andere, auf Stuhl- und Kistenkonstruktionen balancierend, den zuerst wimmernden, dann vor Schreck verstummten Patienten auf seinem Bettzeug aus der engen Koje auf die Trage hinüberzogen. Der Patient überstand die Operation trotz der kräftigen Krankenkost, die man ihm an Bord in den letzten Tagen hatte zukommen lassen. Die nachfolgende Behandlung dauerte natürlich wesentlich länger als nach einer einfachen Appendicitis. Aber es dürften wohl – egal, wie lange er lebt – die einzigen acht Wochen seines Lebens gewesen sein, die er in weißer Bettwäsche verbracht hat. Ob er selbst das als besonders erstrebenswert empfunden hat, steht natürlich wieder auf einem anderen Blatt.

Übrigens hätte alles viel einfacher und leichter sein können, wenn der Patient wie üblich im Schiffshospital gelegen hätte, wo ein von allen Seiten zugängliches, sogar kardanisch aufgehängtes Krankenbett zur Verfügung stand. Das Schiffshospital war aber aus dringenden Gründen zweckentfremdet worden, in ihm waren nämlich die Fahrräder, Waschmaschinen und Fernsehapparate gestapelt, die die Besatzung, vom Kapitän bis zum letzten Seemann, gebraucht gekauft hatte, um sie als Geschenke oder Kapitalanlage nach Hause zu bringen.

Dafür mußte jeder vernünftige Kranke Verständnis haben, zumal ja auch sein Fahrrad im Hospital stand.

Im Gegensatz zu dem soeben geschilderten Fall wurde mir die Sache von den Beteiligten sehr leicht gemacht, als ich eines Tages auf ein britisches Schiff gerufen wurde.

Ich war gerade durch das Zolltor aus dem Hafen gefahren – der Zöllner, der mich seit Jahren kannte, hatte mich nicht nach anmeldepflichtiger Ware, sondern nach einem guten Rheumamittel gefragt –, als in meinem Wagen eine fremde Stimme ertönte. Sie rief: »Poseidon 21.« Poseidon 21 war ich.

Die Stimme kam natürlich aus dem Funksprechgerät. Als ich mich meldete, erfuhr ich, daß auf einem britischen Schiff, Europahafen, Schuppen 2, ein Unfall geschehen sei und ich an Bord benötigt würde.

Ich kehrte also um und fuhr wieder durch das Zolltor in den Hafen hinein, vorbei an dem kopfschüttelnden Zöllner, der sicherlich dachte, daß der Doktor wieder die Hälfte vergessen hatte.

Als ich an Bord kam, wurde mir gesagt, der Verunglückte liege in seiner Kammer in einem der unteren Decks. Er sei übrigens auf dem Niedergang ausgeglitten und mit dem Bein etwas unglücklich zwischen zwei der nach hinten offenen Treppenstufen gerutscht. Dabei hätte es ziemlich laut gekracht, es sei aber nicht die Stufe zerbrochen, sondern wohl sein Bein. Trotzdem solle ich lieber vorsichtig beim Runtersteigen sein.

Das war ich natürlich auch. Als ich die Kammer betrat, bot sich mir ein überraschend friedlicher Anblick.

Auf den beiden Kojen saßen vier biertrinkende Seeleute, die aber nicht nur mit ihrem Dosenbier, sondern auch noch mit einer Ginflasche beschäftigt waren. Zu ihren Füßen, also auf dem Fußboden, lag ein fünfter Mann. Daß er der Verunglückte war, konnte man mühelos feststellen, denn die unteren zwei Drittel seines linken Unterschenkels waren in einem sehr auffallenden Winkel nach außen gebogen.

Warum er auf dem Fußboden lag, war mir nicht ganz klar. Vielleicht, weil die anderen die Kojenplätze selbst brauchten, vielleicht, weil er ihnen einfach aus den Händen gefallen war. Vielleicht war es aber auch ganz gescheit, denn möglicherweise war es für ihn schonender, auf den Boden abgelegt zu werden, als ihn seitwärts in eine der Kojen zu hieven.

Jedenfalls schien er sich ganz wohl zu befinden, denn er war bei der dritten Dose Bier angelangt. Als Hauptperson hatte er natürlich eine eigene Flasche Gin neben sich stehen, die etwa zur Hälfte leer war.

Es war einer der seltenen, für Arzt und Patient gleichermaßen glücklichen Fälle, in denen im Moment nichts gemacht zu werden braucht. Der Patient war schmerzfrei, wenn auch etwas unkonventionell gelagert. Eine Umlagerung auf die Koje hätte ihm nur große Schmerzen bereitet und war insofern sinnlos, als in wenigen Minuten der Krankenwagen mit einer Transportschiene dasein würde und er dann erneut umgelagert werden mußte, wobei er sowieso noch genug Schmerzen haben würde. Eine Injektion mit einem stärkeren Beruhigungsmittel verbot sich, da er erstens gar nicht beruhigt zu werden brauchte und zweitens, nach dem Flüssigkeitsspiegel in der Ginflasche zu urteilen, sicher an die zwei Promille hatte.

Ich brauchte also nur noch nach dem Krankenwagen zu telefonieren, schickte einen der Biertrinker zur Gangway, damit er die Feuerwehrleute einweisen konnte, und riet schließlich noch dem Verunglückten, nach einem letzten Schluck mit dem Gintrinken aufzuhören, da er lieber nicht volltrunken im Hospital eintreffen sollte.

Da die Engländer ja sehr disziplinierte Leute sind, ließ er sich die Buddel nach einem letzten, allerdings gründlichen Schluck auch widerstandslos wegnehmen, was einer seiner Kameraden sozusagen in Amtshilfe für mich besorgte. Außerdem bekamen die anderen auf diese Art natürlich ein paar Schlucke Gin mehr.

Alles in allem kann ich mir wirklich kein anderes Schiff vorstellen – außer einem skandinavischen –, auf dem die Reaktionen der Beteiligten nach einem doch immerhin ziemlich schweren Unfall so ruhig, so leger und trotzdem so diszipliniert gewesen wären wie auf diesem britischen Schiff.

Krankenbesuche an Bord könnten einem sehr erleichtert werden, wenn die meisten Seeleute aller Dienstgrade nicht ein gestörtes Verhältnis zum Schriftverkehr hätten.

Bei jeder passenden Gelegenheit demonstrieren sie mit heruntergezogenen Mundwinkeln, daß es an sich tief unter ihrer Würde ist, einen Kugelschreiber in die Hand zu nehmen. Das gilt auch für das Überweisungsformular, das der zuständige Offizier auszufüllen hat, wenn einer seiner Seeleute vom Arzt behandelt werden soll.

In den französischsprachigen Ländern heißt diese Überweisung übrigens *Bon de visite.* Dieser Bon ist für beide Beteiligten *bon,* für den Patienten, weil er seine Behandlung, für den Arzt, weil er sein Geld dafür kriegt.

Wie fast alle Formulare auf der Welt wird die Überweisung in vierfacher Ausfertigung ausgefüllt, wovon eine für den Kapitän, eine für die Reederei und eine für den Arzt bestimmt ist. Die vierte ist offensichtlich als Reserve gedacht. Die vier Exemplare sind in verschiedenen Farben gehalten, wohl für den Fall, daß einer der Genannten nicht lesen kann, welches ihm zusteht. Dann kann er sich nach der gewohnten Farbe richten.

Der zuständige Offizier trägt die Personalangaben ein. Dabei ist auffallend, daß am korrektesten immer die Angaben gemacht werden, die sich auf die Person beziehen, die im Todesfall benachrichtigt werden soll. Jedenfalls sind die Anschriften der Frauen, Bräute oder sonstiger Nachlaß-Interessenten immer bis aufs Stockwerk genau vermerkt.

Mich würden natürlich mehr die Angaben über den bisherigen Krankheitsverlauf interessieren, denn gewisse Chancen, um die Regelung des Nachlasses herumzukommen, bestehen ja zunächst meist noch.

Das Problem der ärztlichen Schweigepflicht hat man übrigens auf sehr elegante Art dadurch gelöst, daß der Patient auf dem Formular sein Einverständnis erklärt, daß der Arztbericht an die Schiffsleitung geschickt wird. Er bestätigt das durch eigenhändige Unterschrift. Falls er des Schreibens unkundig ist, was häufiger vorkommt, als man es für möglich hält, ersetzt er seine Unterschrift durch einen Daumenabdruck.

Ich fürchte aber, daß diese Methode unter dem Aspekt des Datenschutzes nicht mehr lange tragbar sein wird, da die meisten Ärzte keine Fachleute für Daktyloskopie sind und daher nicht erkennen können, ob der Daumenabdruck wirklich vom Patienten stammt oder ob der Zweite Offizier aus Bequemlichkeit seinen eigenen Daumen aufs Papier gedrückt hat.

Wenn der Arzt seinen Untersuchungsbefund, die Behandlungsvorschläge und die Beurteilung der Dienstfähigkeit eingetragen hat, entdeckt er oft eine weitere Schwachstelle dieses Schriftverkehrs. Er stellt fest, daß nur das oberste Exemplar lesbar ist, weil das Kohlepapier zwischen den einzelnen Ausfertigungen durch jahrelange Verwendung unbrauchbar geworden ist oder weil der Zweite Offizier nicht wußte, daß man Kohlepapier dazwischenlegen muß. Manchmal ist einfach auch keines an Bord.

Als ich eines schönen Tages an Bord eines westafrikanischen Dampfers zu einem Patienten geholt wurde, lernte ich das wahre Gesicht und den echten Wert des Medizinalberichts in der internationalen Schiffahrt kennen.

Der Zweite hatte mir unvorsichtigerweise gesagt, daß der Kranke schon in Rotterdem untersucht und auch geröntgt worden sei. Da ich den Rotterdamer Hafenarzt von unseren Kongressen und Symposien gut kannte und ihn persönlich und fachlich sehr schätzte, fand ich es nicht zuviel verlangt, daß ich seine Untersuchungsbefunde und Behandlungsvorschläge sehen wollte. Wahrscheinlich hätte man die Behandlung so fortsetzen können, wie sie in Rotterdam begonnen worden war.

Ich hatte sowieso schon längst den Eindruck gewonnen, daß es

Krankheiten gibt, bei denen für den Seemann das eigentliche Risiko nicht in der Erkrankung selbst liegt, sondern in der Strahlenbelastung durch die vielen überflüssigen Röntgenuntersuchungen. Denn meist wird ein Magengeschwür in jedem Hafen aufs neue geröntgt, weil die Schiffsleitung die schon vorliegenden Befunde dem nächsten Arzt einfach nicht mitteilt.

In diesem Fall tat es dem Zweiten auch schon leid, mir die Sache mit Rotterdam verraten zu haben. Denn als ich die Befunde sehen wollte, machte er ein sehr mürrisches Gesicht und fing achselzuckend an, in seiner Schreibtischschublade zu kramen. Als das nichts brachte, stand er noch mürrischer auf und zog die große Schublade unter seiner Koje auf. Sie klemmte zunächst, was darauf zurückzuführen war, daß einige Röntgenfilme zwischen Koje und Schublade geraten waren. Letztere hatte etwa zwei Kubikmeter Rauminhalt und war bis zum Rand mit Papieren gefüllt, teils zusammengeknüllt, teils in noch ungeöffneten Briefumschlägen.

Als ich meine Sprachlosigkeit überwunden hatte, fragte ich ihn ungläubig, ob das alles Krankenberichte wären und in welchem Zeitraum sie sich denn angesammelt hätten.

Er maulte, das könne er nicht genau sagen. Er habe den ganzen Kram vor einem Jahr von seinem Vorgänger übernommen und dann neue Berichte nur hinzugetan.

Ich verzichtete auf weitere Fragen. Er hätte doch nur mit einem Achselzucken geantwortet.

Auf das gleiche Unverständnis dafür, daß schriftliche Dokumentation, egal ob in Form von Notizen, Listen oder Plänen, die tägliche Arbeit – auch die ärztliche – erleichtert, stieß ich auf einem anderen Schiff aus derselben Gegend. Ich sollte diejenigen Besatzungsmitglieder impfen, deren Impfung abgelaufen war.

Normalerweise hat der Funker, der seit altersher die Personalpapiere an Bord verwaltet, eine Liste mit den Namen der Impflinge geschrieben und deren Impfpässe in der entsprechenden Reihenfolge bereitgelegt. Auf den skandinavischen oder holländischen Schiffen, wo oft weibliche Funkoffiziere fahren, bekommt man dazu meist noch einen Kaffee oder Tee serviert.

Auf diesem Dampfer aber hatte der Funker als einzige Unterlage für die Impfaktion eine Crewliste bereitgelegt. Die gelben Impfpässe steckten noch in den etwa fünfzig Seefahrtsbüchern, die ihrerseits in einem Holzkasten steckten.

Mein erster Arbeitsgang bestand also darin, fünfzig Impfpässe aus fünfzig Seemannsbüchern zu klauben, wobei sich herausstellte, daß es etwa ein Dutzend Impfpässe mehr als Besatzungsmitglieder gab. Einige Seeleute besaßen eben nicht nur einen, sondern mehrere Impfpässe. Dieser Wirrwarr mußte allerdings nicht ihre Schuld sein, sondern geht auf den Umstand zurück, daß es viel Streit in dieser Welt gibt, der sich bis in die Sphäre der Impfpässe erstreckt.

Während die vorgeschriebenen internationalen Impfpässe gelb sind, geben die israelischen Gesundheitsbehörden aus unerforschlichen Gründen violette heraus. Diese werden nun aber in keinem arabischen Hafen anerkannt, wahrscheinlich nicht nur wegen der Farbe. Denn umgekehrt erkennen auch die israelischen Gesundheitsbehörden kein Impfdokument an, das von einer arabischen Stelle ausgefertigt und gesiegelt ist.

In diesen Fällen werden die arabisch-israelischen Streitigkeiten nicht auf den Rücken der unbeteiligten Seeleute ausgetragen, sondern auf ihren Oberarmen. Sie werden nämlich von der jeweils anderen Partei einfach noch einmal geimpft.

Für unseren Impftermin bedeutet das also, daß ich die doppelten Impfpässe den anderen zuordnen mußte, um dann festzustellen, welcher der beiden der »gültigere« war, also welcher länger galt. Der Funker, der sich dieser Aufgabe mit Erfolg entzogen hatte, saß, eine Zigarette nach der anderen rauchend, dabei und zeigte kein Interesse.

Natürlich hätte ich zum Kapitän gehen können, um ihm zu sagen, daß es nicht meine Sache sei, seine Dokumente zu ordnen, und daß ich gegen Abend wiederkommen würde, um dann bei geordneten Dokumenten die Impfungen durchzuführen. Hätte ich das auf einem britischen Schiff gemacht, hätte der Funker von seinem Captain eine derart lautstarke Abreibung bekommen, daß ihm tagelang kein Whisky geschmeckt hätte. Auf diesem afrikanischen Schiff aber hätte der Kapitän mich nur verständnislos angesehen und sich im stillen gefragt, warum in Dreiteufelsnamen ich auf dieser Arbeitsteilung bestand. Und wenn ich dann abends erneut gekommen wäre, hätte der Funker bestimmt Landurlaub gehabt und der Kasten mit den Dokumenten noch genauso dagestanden wie vorher.

Also unterzog ich mich, wenn auch nicht gerade fröhlich, einer zusätzlichen bürokratischen Aufräumarbeit. Sie ging mir vermutlich auch schneller von der Hand als dem arbeitsunwilligen Kettenraucher, der mir noch dadurch auf den Geist ging, daß er alle paar Minuten demonstrativ auf seine überdimensionierte, goldfarbene Armbanduhr schaute, als wollte er sagen: Ist der Kerl immer noch nicht fertig mit dem Papierkram?

Als ich fertig war, hatte ich auf der Crewliste vor die Namen der Seeleute, die geimpft werden mußten, ein Kreuz gemacht. Ich überreichte dem Funker die Liste und erläuterte, daß er die mit einem Kreuz markierten Leute zur Impfung holen solle. Er nahm die Liste und studierte sie interessiert. Aber wie ich erkennen konnte, galt sein Interesse nur der Frage, ob er selbst geimpft werden mußte oder nicht. Dann fing er an, halblaut die Namen von oben nach unten vorzulesen und setzte immer hinzu »vaccination« oder »no vaccination«, je nachdem, ob der Betreffende geimpft werden mußte oder nicht.

Ich bereitete inzwischen an einem Nebentisch die Instrumente und Impfstoffe vor, wobei ich mich natürlich fragte, warum er die Impfliste auswendig lernen wollte. Als ich fertig war, sah ich die Bescherung. Immer, wenn er »no vaccination« gemurmelt hatte, hatte er ein Kreuz vor den Namen gemacht, warum, weiß Gott allein, vielleicht um anzumerken, daß er ihn schon vorgelesen hatte.

Jedenfalls war das Ergebnis, daß jetzt alle fünfzig Namen mit einem Kreuz markiert waren. Wir waren so klug wie vorher, denn fünfzig Namen mit Kreuz sind genauso aussagekräftig wie fünfzig Namen ohne Kreuz.

Er konnte offenbar nicht so weit abstrahieren, um zu erkennen, daß wir durch die Markierung zwei verschiedene Gruppen gekennzeichnet hatten, die auseinanderzusortieren waren. Aber nachdem er einige Zeit auf seine Kreuze gestarrt hatte, merkte er wohl, was er angerichtet hatte, und kam zu dem einzig richtigen Entschluß, indem er gleichmütig sagte: »Na gut, hole ich eben alle fünfzig.«

Das war zwar das, was ich mit dem Durchchecken der Impfpässe hatte verhindern wollen, aber es blieb ja nun nichts anderes übrig. Es war auch wenig hilfreich, daß die Impfpässe in zwei Häufchen geteilt waren. Er ließ es zu, daß jeder darin herumwühlte, bis er den eigenen gefunden hatte, den er mir dann präsentierte.

Dieses Ergebnis hätten wir natürlich viel einfacher erreicht, wenn er gleich alle Impfpässe verteilt hätte und ich sie dann einen nach dem anderen geprüft hätte.

Es gibt eine ganze Reihe derartiger Erfahrungen mit der abstrakten Denkfähigkeit bei Schiffsoffizieren bestimmter Länder, so daß ich mich immer wieder wunderte, wie wenige Schiffskatastrophen eigentlich passieren.

Es gibt allerdings auch Schiffe, auf denen im Gegensatz zu den geschilderten Verhältnissen eine ausgesprochen gepflegte und kultivierte Bürokratie herrscht. Das sind die sowjetischen.

Auf ihnen verschwinden die Befunde nicht in der großen Schublade, sondern werden im Heimathafen abgeliefert und verschwinden dann dort. Allerdings auf dem Umweg über eine große Kartei.

Das ist eben der Unterschied zwischen einem hochtechnisierten Land und einem Entwicklungsland.

Sehr viele Befunde können es übrigens nicht sein, die von sowjetischen Schiffen nach Hause gebracht werden, denn es ist verhältnismäßig selten, daß von ihnen im Ausland ein Arzt an Bord gerufen wird. Wenn das aber der Fall ist, tut man gut daran, alles andere stehen und liegen zu lassen, denn dann ist da wirklich was los.

Es gibt drei Gründe dafür, daß der Hafenarzt so selten gerufen wird.

Zunächst einmal haben die sowjetischen Schiffe eine gute medizinische Versorgung, jedes hat einen Arzt oder eine Art Feldscher an Bord. Das sind sehr gut und gründlich ausgebildete Leute, die etwa den Ausbildungsstand eines examinierten Krankenpflegers haben, der zusätzlich noch auf vielen anderen Gebieten ausgebildet ist, wie in Erster Hilfe, Arzneimittelwesen, Epidemiologie, Lebensmittel- und Trinkwasserhygiene und natürlich besonders gründlich auch im medizinischen Berichtswesen und in Statistik.

Diese Feldschere können die meisten der während einer Reise auftretenden Krankheiten und leichteren Unfälle selber behandeln.

Einem Vertreter dieser Gilde habe ich einmal, wie ich glaube, den Job gerettet, der ja sehr begehrt ist bei den Sowjetmenschen, obwohl er sie ins böse kapitalistische Ausland führt.

Der Makler hatte für meine Sprechstunde einen Patienten von einem sowjetischen Schiff angemeldet. Er hätte »eine Hautsache«. Das war an sich schon ungewöhnlich, denn meist sind sowjetische Patienten so schwer krank, daß man sie an Bord aufsucht, wenn überhaupt ein Arzt hinzugezogen wird. Warum hier von dieser Gewohnheit abgegangen wurde, weiß ich nicht, vielleicht weil es »ja nur« eine Hautkrankheit war.

Der Ernst der Lage ging auch aus dem personellen Aufgebot hervor, das man für nötig erachtete. Normalerweise wird jeder Patient aus den sozialistischen Ländern von einem Offizier begleitet, allem Anschein nach dem Politruk des Schiffes. Dieser fungiert auch als Dolmetscher, der Patient hat offenbar die Anweisung, den Mund zu halten. Auch bei der Untersuchung selbst ist der Offizier dabei.

Ich hatte mir anfangs überlegt, ob ich das zulassen sollte. Der Politruk hätte ja nichts dagegen machen können, wenn ich ihn während der Untersuchung aus dem Zimmer geschickt hätte. Aber ich sagte mir, daß ich dem Patienten damit wahrscheinlich keinen guten Dienst erwies. Sicher hätte man ihn sehr mißtrauisch befragt, was er mit dem Doktor denn alles unter vier Augen besprochen habe und was der alles wissen wollte. Also ließ ich die Politruks immer ruhig dabei.

In diesem Fall aber erschien zusammen mit dem Hautpatienten und dem Politruk eine ganze Prozession, bestehend aus dem Makler, dem Kapitän und dem Feldscher. Das war natürlich auffällig.

Bei der Begrüßung deutete der Makler an, daß der Kapitän mitgekommen sei, um meine persönliche Meinung zu dem Fall zu hören, weil ich ja Dermatologe sei. Woher er das wußte, war mir nicht klar. Aber ich war im Jahr davor auf einem Symposium in Leningrad gewesen, und die Russen haben ja ein gutes Gedächtnis.

Der Feldscher half dem Patienten inzwischen auf die Untersuchungsliege und wickelte die Verbände ab, die den rechten Unterschenkel bedeckten. Er sah wirklich nicht gut aus.

Die Haut hatte sich vom Knie bis zum Fußrücken hinunter in etwa walnußgroßen Blasen abgehoben, der Untergrund war tief dunkelrot entzündet, die oberen Schichten, die losgelösten Hautfetzen, geplatzten Blasen und ihr Inhalt waren in zartem Gelbgrün verfärbt.

Der Patient, für den das Abwickeln der angeklebten Verbände natürlich keine Freude war, bot ein Bild des Jammers. Der Feldscher, der die Verbände abwickelte, bot ein Bild noch größeren Jammers. Seine Stirn war schweißbedeckt, und seine Hände zitterten.

Die ganze Prozession sah mich so fragend an, als sei das bunte Bild, das der Unterschenkel bot, ein modernes Gemälde, das ich interpretieren sollte.

Um die spürbare Spannung abzubauen, nickte ich daher zunächst einmal auch so verständnisvoll, wie man das beim Betrachten unverständlicher moderner Bilder zu machen pflegt.

Der Feldscher, der bisher mit gesenktem Haupt auf sein Kunstwerk geschaut und mich nur kurz von unten her vorsichtig angepeilt hatte, schien diskret aufzuatmen, als ich nicht gleich entsetzt die Hände über dem Kopf zusammenschlug, wie er es wohl befürchtet hatte.

Dann fragte ich nach dem Verlauf der Erkrankung und nach seinen Behandlungsmaßnahmen; ich stellte die Fragen dem Kapitän, weil der Feldscher kein Englisch sprach oder nicht sprechen sollte. Die Antwort besagte, daß die Sache mit Insektenstichen angefangen hatte (beim Wort Insektenstiche runzelte der Kapitän unwillig die Stirn), die sich entzündet hatten, und um ein Erysipel, also eine Wundrose, zu verhindern (der Feldscher gebrauchte das korrekte griechische Wort *Erysipelas),* hätte er feuchte Verbände mit Rivanol gemacht. Rivanol ist ein Antiseptikum, das damals oft verwendet wurde.

Um zu erfahren, in welcher Konzentration er das Mittel angewendet hatte, fragte ich kurz: »Wie konzentriert?«

Der Feldscher antwortete etwas zögernd: »Ja! Konzentriert!«

Das war's also! Bei Umschlägen verwendet man Rivanol in einer Verdünnung von 1:1000 bis 1:100, unser Feldscher hatte es konzentriert angewendet, also mindestens um das Hundertfache zu stark. Das hält auch die gesündeste Haut nicht aus, nicht einmal die eines Seemanns, auch nicht eines sowjetischen, obwohl das ja harte Burschen sind.

Jetzt fragte der Kapitän mich – und ich kam mir fast ein bißchen vor wie ein Sachverständiger vor Gericht –, ob Rivanol ein gutes Mittel sei. Er kleidete die Frage in die zwei Worte: »Rrrivvvanolll guttt?« Das konnte ich natürlich reinen Gewissens bejahen. (Außerdem, werd' ich mich mit der Pharmaindustrie anlegen?)

Dann kam seine zweite Frage, die er nur in ein Wort kleidete: »Allergy?«

Da hatte also der Feldscher, dieser raffinierte Hund, dem Kapitän weisgemacht, die Verschlechterung müsse auf einer Allergie beruhen. Denn von selbst wäre der Kapitän nicht auf diesen Begriff zu sprechen gekommen.

Aber ich sah es nun wirklich nicht als meine Aufgabe an, die Karriere eines sympathischen sowjetischen Feldschers zu ruinieren. Außerdem hatte der Kapitän nicht gefragt, ob die Konzentration richtig gewesen war. Und die Frage nach einer Allergie konnte ich schließlich ohne zu lügen mit dem Wort: »Möglich!« beantworten. Möglich ist schließlich alles auf dieser Welt.

Der Feldscher atmete hörbar auf. Auch der Kapitän nickte zufrieden. Ihm war es wohl sowieso weniger um die Haut seines Seemanns gegangen als darum, ob sein Feldscher eine »falsche Medizin« angewendet hatte.

Ich empfahl ihm dann, die nächsten Tage einfach nur Umschläge mit physiologischer Kochsalzlösung zu machen, sie alle halbe Stunde zu wechseln und dabei immer neue Kompressen zu nehmen, um so das Rivanol möglichst schnell zu verdünnen und zu extrahieren.

Vorsichtshalber schrieb ich ihm dafür ein Rezept und sagte betont, die Lösung solle er besser nicht selbst herstellen (was auch möglich ist), sondern sich aus der Apotheke beschaffen, weil es auf die richtige Konzentration ankomme.

Bei diesen Worten sahen wir uns mit dem Lächeln der Auguren in die Augen.

An seinem wortlosen Händedruck beim Abschied merkte ich, daß ich einen Freund fürs Leben gefunden hatte.

Der erste Grund für das seltene Hinzuziehen ausländischer Ärzte auf ein sowjetisches Schiff ist, wie gesagt, die im allgemeinen gute medizinische Versorgung an Bord. Daß es manchmal, wie in dem geschilderten Fall, eine Panne gibt, passiert überall.

Der zweite Grund ist das Mißtrauen, mit dem alle Kontakte von Sowjetmenschen mit Ausländern beobachtet werden. Gerade bei dem normalerweise engen Kontakt zwischen Arzt und Patient könnten Dinge zur Sprache kommen, die die Schiffsleitung und ihre vorgesetzten Stellen lieber für sich behalten, etwa arbeitsmäßige Belastung, Unterbringung, Verpflegung oder Urlaubsregelung.

Der dritte Grund ist die Devisen-Sparsamkeit. Im westlichen Ausland erwarten die Ärzte ja unverständlicherweise für ihre Bemühungen Geld, und das auch noch ganz offiziell mit Rechnung und Quittung!

Jedenfalls hatten die drei genannten Motive zur Folge, daß ich im Jahresdurchschnitt allenfalls ein- oder zweimal an Bord sowjetischer Schiffe gerufen wurde, und das ausnahmslos zu dringenden Fällen, etwa zu einem Infarkt, einer Nierenkolik oder einem hochfieberhaften Infekt, bei dem der Feldscher mit seinen Mitteln nicht weiterkam.

Wenn man dann aber an Bord eines sowjetischen Schiffes ist, wird man genauso höflich und korrekt von der Schiffsleitung behandelt wie auf allen anderen Schiffen. Meist ist der Arztbesuch sogar sorgfältiger vorbereitet als sonst. Der Feldscher hat alle Krankenunterlagen zur Hand und stellt den Patienten regelrecht vor wie bei einer Visite in der Klinik, schildert seine Behandlungsmaßnahmen und erläutert, welches Problem aufgetreten ist. Letzteres tut er vermutlich auch deshalb so ausführlich, um dem anwesenden Vorgesetzten die Notwendigkeit des Arztbesuches zu beweisen. Denn auch bei Bordbesuchen ist eine Aufsichtsperson immer dabei.

Auch ein Kapitän spricht nie mit dem Arzt unter vier Augen; sogar wenn er selbst der Patient ist, bleibt immer noch ein Offizier dabei.

In jeder Hinsicht typisch verlief einmal mein Besuch auf einem

Schiff, das als Heimathafen Reval hatte. Natürlich stand jetzt »Tallinn« am Heck, was ja schon der alte Name der estnischen Hauptstadt vor der Zeit des Deutschen Ritterordens und der Hanse war.

Als ich nach der Versorgung des Patienten zum Kapitän ging, um ihm zu berichten, folgte mir der Zweite Offizier, der bei Untersuchung und Behandlung dabeigewesen war, wortlos in den Salon.

Dort nahm er mir sehr höflich den Mantel ab, hängte ihn sorgfältig auf einen Bügel, nahm dann meinen Schal, glättete ihn auf dem Tisch, faltete ihn zusammen und legte ihn auf den Schrank. Auf den Schal kam dann meine Mütze, daneben die Handschuhe. Eine kgl.-preußische Kasino-Ordonnanz hätte meine Garderobe nicht sorgfältiger in Verwahrung nehmen können.

Danach blieb er neben der Tür, an die Wand gelehnt, stehen. Als der Kapitän ihm mit einer Handbewegung Platz anbot, schüttelte er nur stumm den Kopf und blieb, wo er war.

Auf die gleiche stumme Art lehnte er auch einen schönen armenischen Kognak ab, den der Kapitän mit einer Zitronenscheibe auf dem Glas anbot.

Ich nahm an, es war ein Polit-Offizier, der durch sein steifes Verhalten zeigen wollte – oder mußte –, daß er im Dienst war. Andernfalls wäre er der erste Russe meiner Bekanntschaft gewesen, der Antialkoholiker gewesen wäre.

Der Kapitän ließ sich aber durch das zurückhaltende Wesen seines Offiziers nicht stören, und mir konnte es gottlob egal sein.

Nach Erledigung des Dienstlichen zeigte der Kapitän dann sogar auf die Familienfotos auf seinem Schreibtisch, erzählte von Frau und Kindern und legte noch eine Platte mit estnischen Volksliedern auf, den Lieblingsliedern seiner Frau.

Es wäre jedenfalls ein richtig gemütliches halbes Stündchen gewesen, wenn nicht dieser steinerne Gast die ganze Zeit stumm neben der Tür gelehnt hätte. Aber natürlich mußte er ja warten, um mir wieder in den Mantel zu helfen.

Das Typische am Verlauf dieses Besuches war einerseits die wirklich herzliche russische Gastfreundschaft, die zu schnellem menschlichem Kontakt führte, und andererseits die immerwährende, unübersehbare politische Überwachung. Damit fällt natürlich ein Schatten auf jede Party.

Zu einer sehr dramatischen Geschichte wuchs sich ein anderer Fall auf einem sowjetischen Schiff aus, der zunächst ganz friedlich angefangen hatte, aber dann sehr tragisch endete.

Der Makler hatte angerufen und mich um einen Bordbesuch gebeten, weil der Schiffsarzt Probleme hätte. Es war Ostersonnabend, und ich hätte wissen müssen, daß das nichts Gutes bedeuten kann.

Aus der Mannschaftsliste, die unser Büro von jedem Schiff erhält, konnte ich ersehen, daß das Schiff eine Schiffsärztin hatte, eine jüngere Frau. Das war nicht weiter auffallend, denn in der Sowjetunion gibt es, glaube ich, wesentlich mehr weibliche als männliche Ärzte.

Als ich sie an Bord kennenlernte, stellte sich heraus, daß sie eine sehr sicher auftretende, erfahrene Doktorin war, die schon mehrere Reisen als Schiffsärztin gemacht hatte und sich in dem ganzen Bordbetrieb auch bestens auskannte. Das merkte man an vielen Kleinigkeiten, auch daran, wie die Schiffsschwester und die Stewards ihr begegneten.

Ihr Problem war ein junger Seemann, bei dem sich im Verlauf der Reise – das Schiff war über drei Monate unterwegs gewesen und befand sich auf der Heimreise – eine Schizophrenie bemerkbar gemacht hatte.

Diese Bezeichnung bedeutet wörtlich »Seelenspaltung«. Der Schizophrene ist unfähig, sich an die Gegebenheiten des realen Lebens anzupassen. Er zieht sich daher mehr und mehr von echten Kontakten mit Personen und Tätigkeiten seiner Umwelt zurück. Auf äußere Umstände reagiert er oft völlig unangemessen, sei es, daß er auf für ihn wichtige Ereignisse überhaupt nicht, sei es, daß er auf unwichtige Dinge überschießend reagiert.

Jemand, der in seiner irrealen Welt wähnt, Napoleon Bonaparte zu sein, ist an Bord eines Schiffes als Rudergänger natürlich schlecht zu gebrauchen, nicht nur deshalb, weil Napoleon keinen Matrosenbrief hatte.

Die Doktorin schilderte mir anhand des Krankenbuchs den Verlauf der Erkrankung, bei der akustische Halluzinationen zu heftigen und aggressiven Erregungszuständen geführt hatten, die dann mit Phasen der Apathie wechselten. Einmal war er mit einem Messer in der Faust im Maschinenraum erschienen, weil seine Stimmen ihm gesagt hätten, er müsse sofort alle Maschinen stoppen. (Diese »Stimmen«, also akustische Halluzinationen, sind besonders typisch für das Krankheitsbild der Schizophrenie.)

Die Leute in der Maschine hatten das einzig richtige getan. Sie waren wie erfahrene Krankenpfleger auf seine »Inhalte«, wie die Psychiater sagen, also auf seine Halluzinationen eingegangen und hatten ihm gesagt, es ginge in Ordnung, aber er solle unbedingt noch mit dem Chief sprechen, der sei in seiner Kammer. Als alle Anwesenden ihm das übereinstimmend bestätigten, machte er gehorsam kehrt und suchte die Kammer des Chiefs auf, wo er von einigen kräftigen Leuten erwartet wurde, die ihm vorsichtshalber mit einem Schraubenschlüssel das Messer aus der Hand schlugen. Die aus der Maschine hatten natürlich den Chief telefonisch gewarnt.

Die Doktorin hatte ihn zunächst mit der Injektion eines stark wirkenden Psychopharmakons ruhiggestellt und ihm dann das gebrochene Handgelenk geschient. Nun lag er seit drei Tagen im Dämmerschlaf unter ständiger Bewachung in seiner Kammer, was seine Beliebtheit bei den Bewachern natürlich nicht gerade steigerte. Die Leute sind nun mal so, gleich, unter welchen Gesellschaftssystemen sie leben.

Das Problem der Schiffsärztin bestand eigentlich nur darin, daß ihre Vorräte an stark wirkenden Beruhigungsmitteln praktisch zu Ende waren, sie aber den Patienten noch etwa eine Woche lang weiter ruhigstellen mußte. Da sie wußte, daß sie als Ausländerin keine Betäubungsmittel rezeptieren durfte, hatte der Kapitän den Makler beauftragt, mich an Bord zu bitten.

Korrekt, wie die Russen in formalen Dingen nun einmal sind, legte sie mir das Krankentagebuch mit ihren Eintragungen über den Krankheitsverlauf vor. Das einzige, was ich davon lesen konnte, war natürlich das Datum, weil das in arabischen Ziffern geschrieben war. Ansonsten konnte ich nur mit großen, erstaunten Augen feststellen, daß auch kyrillische Schrift, wenn sie schön flüssig geschrieben ist, dekorativ aussieht.

Auch die Visite in der Kammer des Kranken brachte mir keine neuen Erkenntnisse. Er lag im Dämmerschlaf, der Bewacher neben ihm war nicht viel wacher, sah aber hoffnungsvoll auf, als die Doktorin mit mir hereinkam, als erwarte er, daß ich den Kranken unter den Arm nehme und mit ihm abziehe und ihn selbst von dem stumpfen Wachdienst befreie.

Im Grunde konnte man natürlich überhaupt keine Bedenken haben, ihr das Rezept für die Auffüllung ihrer Bordapotheke auszustellen und ihr die Medikamente durch den Makler beschaffen zu lassen. Außerdem stellte sich heraus, daß sie sich in den Präparaten der deutschen Pharmaindustrie bestens auskannte.

Als wir die formellen Dinge erledigt hatten – dazu gehörte auch, daß sie sich meine Karte geben ließ und meinen Besuch mit Datum, Uhrzeit, Namen, Dienststellung und eigenhändiger Unterschrift in ihr Krankentagebuch eintrug –, gingen wir zum Kapitän, der sichtlich froh darüber war, daß die weitere Versorgung seines Sorgenkindes sichergestellt war.

Dabei war das Ganze natürlich eine Selbstverständlichkeit, die ich schon hundertfach praktiziert hatte. Es gehört ja zu den traditionellen Aufgaben eines Hafenarztes, dafür zu sorgen, daß auch ausländische Schiffe ihre Apotheken auffüllen können, und sie dabei zu beraten, falls erforderlich.

Nachdem wir zu dritt noch ein bißchen geplauscht und einen Wodka getrunken hatten, stand der Kapitän auf, ging an seinen Kühlschrank und nahm eine kleine Dose heraus, die er mir mit breitem Lachen überreichte. Es war Kaviar.

Da ich anläßlich des Symposiums in Leningrad am Rande die Erfahrung gemacht hatte, daß Kaviar auch für den Sowjetmenschen praktisch unerreichbar ist (während man ihn uns auf dem offiziellen Bankett buchstäblich in Salatschüsseln servierte, und zwar für jeden Sechsertisch eine mit rotem und eine mit schwarzem), wollte ich diese kostbare Gabe höflich ablehnen. Aber der Kapitän sagte mit einer energischen Handbewegung, die keinen Widerspruch zuließ, es sei Ostern, und ein Ostergeschenk dürfe man in Rußland nicht ablehnen. Schließlich befände ich mich auf einem russischen Schiff.

Da war ich natürlich ganz gerührt und konnte nicht anders, als die Kaviardose in die Tasche zu stecken.

Am nächsten Tag, es war Ostersonntag und unsere beiden Kinder rasten noch im Garten herum, um die Ostereier zu entdecken, schrillte das Telefon.

Der Makler bat mich, »zum Russen« zu kommen, es sei dringend.

Als ich mich dem Liegeplatz näherte, kam mir ein Krankenwagen mit Blaulicht entgegen, schon auf dem Weg zum Krankenhaus. Ich brauchte also nicht mehr ganz so schnell zu fahren.

Die Doktorin war blaß und noch gar nicht gefaßt, sie hatte Tränen in den Augen und schüttelte nur den Kopf, als ich fragte, was passiert sei.

Der Kapitän berichtete mir dann den Hergang des Dramas: Der Kranke war morgens früh irgendwie seinem Bewacher entkommen und hatte an Deck herumgetobt. Ob man auch ihm einen Osterschnaps gegeben hatte, war nicht zu erfahren, darüber schwiegen sich alle eisern aus. Die Wirkung auf den unter Psychopharmaka stehenden Mann wäre allerdings verheerend gewesen. Aber ob er nun Wodka bekommen hat oder nicht, der Ablauf der Geschehnisse war so oder so verheerend.

Es war zu einer wilden Schlägerei gekommen, so wild, wie sie nur sein kann, wenn eine Horde Betrunkener gegen einen Geisteskranken kämpft. Der war dann über Bord gesprungen und vom Schiff weggeschwommen. Die anderen hatten Alarm geschlagen, ein Boot zu Wasser gefiert und waren hinter dem Schwimmer, der in dem eiskalten Wasser sehr schnell erlahmte, hergepullt. Sie hatten ihn nur mit größter Mühe ins Boot ziehen können, weil er wilden Widerstand leistete, wobei er einige Rippenbrüche davontrug.

Die Psychopharmaka, vielleicht in Zusammenhang mit Alkohol, die körperliche Anstrengung der Schlägerei, der Kälteschock, die Erschöpfung durch das Schwimmen im eisigen Wasser und die Verletzungen durch den Widerstand gegen seine Bergung, das alles war zuviel für diesen jungen Seemann. Er hat den Abend des Ostersonntags nicht mehr erlebt.

Als ich mich von der Doktorin verabschieden wollte, öffnete sie auf mein Klopfen nicht. Aber was hätte ich ihr auch sagen können? Sie hatte rein ärztlich alles richtig gemacht. Für die mangelhafte Bewachung des Kranken war sie nicht verantwortlich. Und doch war es ihr Patient, der zu Tode gekommen war. Alles andere zählte wohl nicht für sie.

Aber ich will nicht abschweifen.

10. Kapitel

Nachts im Hafen

Es gibt sicher relativ wenige Menschen auf dieser Welt, die sich gern durch einen Anruf aus dem Schlaf reißen lassen. Hafenärzte gehören bestimmt nicht dazu, denn bei ihnen kommt immer noch eine weitere Belastung hinzu: Wird man von einem normalerweise selbständig denkenden und überlegt handelnden Mitarbeiter nachts alarmiert, weiß man gleich, daß da mit Sicherheit eine sehr ernsthafte, komplizierte Sache auf einen wartet, die höchstwahrscheinlich eine sofortige schwerwiegende Entscheidung verlangt. Und das ist mitten in der Nacht ja nicht jedermanns Sache.

Sobald man das Zolltor passiert hat, glaubt man, nicht mehr in demselben Hafen zu sein, aus dem man erst vor ein paar Stunden weggefahren ist. Man ist in eine Welt der Stille und der Leere geraten.

Ihre Leere empfindet man besonders stark, weil die verlassen daliegenden Straßen und Abstellplätze taghell erleuchtet sind. Wo sonst immer hektische Betriebsamkeit und brausender Lärm herrschen, wo Dutzende von schweren Lastzügen ineinander verschachtelt die Durchfahrt blockieren, Hunderte von Pkw sich mühsam durch schmale Lücken schlängeln, wo Eisenbahnzüge mit vierzig Waggons die Straßen kreuzen, vom 39. Waggon ab wieder rückwärts rangieren und so gewaltige Staus verursachen, wo bei Schichtwechsel dann noch viele hundert Radfahrer mit ihrem »gefundenen« Stauholz auf dem Gepäckträger sich durch das Chaos quälen, da herrschen jetzt verschlafene Stille und gähnende Leere. Die gewaltigen, weit ausgedehnten Hafenanlagen liegen, in grelles Licht getaucht, wie ausgestorben da.

Auch auf den Schiffen herrscht verschlafene Ruhe. Es ist verhältnismäßig selten, daß nachts geladen oder gelöscht wird. Nachtschichten sind teuer. Man leistet sie sich nur, wenn es die Besonderheit der Ladung verlangt, etwa wenn Zement bei unsicherer Wetterlage schnell ins Trockene gebracht werden muß.

So liegen die Schiffe still in langer Reihe an der Pier, eine unendliche Lichterkette. Aufbauten und Schornsteine sind hell angestrahlt von starken Lampen, die aus Sicherheitsgründen die ganze Nacht über das Deck erleuchten.

Die unzähligen Lichter spiegeln sich im nachtdunklen Wasser, das durch seine Strömung die Lichtreflexe immer wieder in Bewegung hält, sie verzerrt oder zusammenfließen läßt.

Wenn man nachts allerdings ein Schiff betritt, das gerade erst angekommen ist und soeben festgemacht hat, ist der Gegensatz zwischen der schläfrigen Stille draußen und der Betriebsamkeit an Bord unvorstellbar.

Man kann es gar nicht anders ausdrücken, als daß jedes Schiff eine Welt für sich ist, in sich abgeschlossen, von der Außenwelt abgekapselt.

Wenn man vom Deck in das Deckshaus kommt, kann man mit einem einzigen Schritt aus eiskalter Winternacht in strahlende Helligkeit und tropische Wärme treten.

Man selbst trägt einen dick verschneiten Pelzmantel und wischt sich die Schneekristalle aus den Augen – und sieht sich dann Leuten gegenüber, die kurzärmelige Tropical-Hemden tragen und dabei keineswegs vor Kälte schlottern, sondern sich eher den Schweiß von der Stirn wischen.

So unterschiedlich wie das Klima zwischen draußen und drinnen, so unterschiedlich ist die ganze Atmosphäre. Draußen hat man weit und breit keine Menschenseele gesehen, drinnen im Office des Kapitäns hat sich alles versammelt, was mit der Ankunft des Schiffes zu tun hat, so daß ein ziemliches Gedränge herrscht.

Hauptperson nach dem Kapitän ist natürlich der Agent, der dem Kapitän die Post bringt, außerdem dicke Päckchen Bargeld für die Schiffskasse – die Besatzung will ja schließlich an Land gehen und versteht darunter nicht nur einen kurzen Spaziergang entlang der Pier – und natürlich das Timing für die Löscharbeiten oder Ladearbeiten oder für beides.

Dann stehen noch der Lotse und die Schlepperkapitäne herum, die eine Unterschrift des Kapitäns brauchen, ein Beamter der Wasserschutzpolizei sitzt in einer Ecke und vergleicht die Crewliste mit seinem Fahndungsbuch, Zollbeamte sollen irgendwas versiegeln und lassen sich vom Zweiten die Schiffspläne zeigen, der Inspektor vom Hafengesundheitsamt prüft die Gesundheitspapiere, die jedes Schiff mit sich führen muß, der erste Schiffshändler mit einem Köfferchen voller Fotoapparate, Tonbandkassetten und Mini-Radios ist auch schon da und fragt harmlos nach seinem »alten Freund« (er hat auf jedem Schiff eine Anlaufadresse), – ja, und dann tritt nun auch noch der Hafenarzt in Erscheinung und hätte an sich ganz gern gewußt, warum man ihn in Dreiteufelsnamen aus dem Bett geholt hat.

Übrigens ist die Atmosphäre in dem Raum auffallend ruhig und die Stimmung der vielen Leute, die da mit ihren Aufgaben beschäftigt sind, überraschend gelassen – fast wie in einem Kinderzimmer, wo es ja auch still ist, wenn jedes Kind ein Spielzeug gefunden hat. Vielleicht ist die nächtliche Harmonie auch darauf zurückzuführen, daß auf den Tischen päckchenweise englische und amerikanische Zigaretten herumliegen und jeder eine Tasse oder ein Glas oder beides vor sich stehen hat, die der Steward automatisch nachfüllt.

Natürlich sind alle außerdem müde und übernächtigt, was merkwürdigerweise dazu führt, daß alle in geradezu anormaler Weise höflich und nett zueinander sind. Ich habe einmal erlebt, wie ein Zöllner und ein Polizist an der Tür eine Art Kontertanz aufführten, weil jeder dem anderen den Vortritt lassen wollte. Diese unnatürliche Höflichkeit dauerte aber nur so lange, bis der eine dem anderen auf den Fuß trat, worauf ihr Umgangston schlagartig normal wurde.

Nachdem also auch ich noch zu dieser nächtlichen Gesellschaft hinzugestoßen war und der Kapitän mich begrüßt hatte, kam sofort der Steward, neigte sich höflich zu mir herunter und fragte: *»Whisky, Sir? Coffee?«*

Wie die meisten anderen nickte ich zu beiden Angeboten, weil ein alter Aberglaube besagt, daß man dann eine gewisse gegenseitige Neutralisierung erreicht.

Als er dann aber weiter fragte: *»Milk, sugar, Sir?«* schüttelte ich natürlich abwehrend den Kopf. In der gesamten internationalen Schiffahrt ist nämlich die Unsitte eingerissen, daß die Stewards aus purer Bequemlichkeit schon vorher erst mal reichlich Milch und Zucker in die Tasse tun und danach lediglich den verbliebenen freien Raum mit Kaffee auffüllen.

Außerdem sehe ich ganz gern zu, wie der Kaffee aus der Kanne in die Tasse fließt. Nicht aus ästhetischen Gründen, sondern um die Wiederholung eines Erlebnisses zu verhindern, das ich mal auf einem mediterranen Schiff hatte.

Ich hatte ein Täßchen griechischen Kaffee serviert bekommen – also stark, schwarz und heiß –, den man nur in kleinen Schlucken trinken konnte. Als ich dabei etwas Hartes auf der Zunge und zwischen den Zähnen spürte, dachte ich natürlich zuerst: »Diese Idioten können doch nicht mal ihren Kaffee richtig mahlen!«

Aus rein erzieherischen Gründen nahm ich die Kaffeebohne aus dem Mund und legte sie demonstrativ auf die Untertasse. Von dort kroch sie über den Rand auf den Tisch und entfernte sich noch etwa einen halben Meter, bis die Erstarrung von mir abfiel und ich mit dem Aschenbecher zuschlug. Dabei gingen beide kaputt, der Aschenbecher und der Kakerlak.

Der Steward aber sah mich nur so angeekelt an, als wäre ich mit den Hosentaschen voller Kakerlaken an Bord gekommen und hätte eine davon, nur um ihn zu ärgern, in den Kaffee getan.

Wie gesagt, seitdem sehe ich ganz gern zu beim Einschenken des Kaffees.

Der nächtliche Bordbesuch ging ohne derartige Zwischenfälle vor sich. Nachdem ich ausgetrunken hatte und dabei über den Patienten informiert worden war, brachte mich der Zweite zu dem Kranken.

Er hatte einen weit fortgeschrittenen Mandelabszeß mit hohem Fieber und mußte sofort operiert werden, da er kaum noch schlucken konnte.

Der Rest war Routine. Als ich Klinik und Krankentransport angerufen hatte und ins Office des Kapitäns zurückkam, um die Überweisungspapiere auszufüllen, waren die anderen Nachtarbeiter schon verschwunden. Nur der Kapitän trottete, ein letztes Glas in der Hand, schon mit aufgeknöpftem Kragen und Jackett müde auf und ab und gähnte dabei so herzhaft, daß ich gleich mitgähnen mußte.

Wahrscheinlich dachten wir beide dasselbe voneinander, nämlich: »Du armer Hund hast dir aber auch einen verdammt blöden Job ausgesucht!«

Als ich dann noch immer gähnend ins Auto stieg, färbte sich der Himmel im Osten schon rot. Da wußte ich, daß ich zu Hause noch zwei Stunden wach im Bett liegen würde und daß mich genau dann, wenn ich im Einschlafen war, der Wecker wieder hochreißen würde.

Wenn es Nachtbesuche gibt, die noch unbeliebter sind als die, zu denen man aus tiefstem Schlaf gerissen wird, dann sind es die, zu denen man langfristig vorher gebeten wird.

Das ging in einem Fall so vor sich, daß der Agent schon nachmittags anrief und mitteilte, er habe über Norddeich-Radio den Funkspruch eines britischen Schiffes erhalten, daß der Kapitän bei Ankunft dringend den Hafenarzt sprechen müsse.

Das war an sich nichts Besonders, das Besondere kam erst, als ich fragte, wann denn der Dampfer eintreffen würde. Da fing der Agent an, ausweichend herumzustammeln, und meinte, daß man das so genau natürlich nie sagen könne, aber in dem Telegramm sei ETA mit 02.00 Uhr angegeben. (ETA ist die Abkürzung für *Estimated Time of*

Arrival, also für den voraussichtlichen Zeitpunkt der Ankunft.)

Der Agent schwor mir, daß er nicht wüßte, worum es gehe, und ob etwas Besonderes an Bord vorgefallen sei, das der Kapitän nicht gern über Funk öffentlich bekanntgeben wollte. Manche Dinge läßt kein Kapitän und keine Reederei gern in die Öffentlichkeit gelangen, etwa eine kleine Epidemie an Bord, ein bis zwei rätselhafte Todesfälle oder sonst etwas, das bei Bekanntwerden Unruhe um das Schiff auslösen würde, die dann dem Geschäft schaden könnte.

Aber etwas Besonderes mußte es schon sein, wenn es so diskret behandelt wurde, und so sagte ich dem Agenten, er solle dem Schiff durch den Lotsen mitteilen lassen, daß ich sofort bei Ankunft an Bord käme.

Der Agent versprach mir erleichtert als Gegenleistung, mich sofort anzurufen, wenn sich die Ankunftszeit verschieben oder wenn er etwas Näheres erfahren würde.

Das Problem, wie man den Abend verbringt, wenn man nach einem normalen Arbeitstag um 02.00 Uhr nachts wieder taufrisch und glockenhellwach einem unbekannten Problem gegenübertreten soll, hatte ich dank ähnlicher Vorkommnisse natürlich längst gelöst.

Von drei Möglichkeiten – früher schlafen zu gehen, zur üblichen Zeit schlafen zu gehen oder gar nicht schlafen zu gehen – hat sich für mich nur die letzte als zweckmäßig erwiesen.

Also fuhr ich gegen Mitternacht in mein Büro, von dem aus ich einen guten Ausblick auf den Überseehafen habe und bequem beobachten kann, wann ein erwartetes Schiff ankommt. Die Zwischenzeit bis ETA verbrachte ich nutzbringend damit, eilige Berichte der Weltgesundheitsorganisation, die schon seit einigen Wochen auf meinem Schreibtisch lagen, durchzulesen. Als gegen 01.30 Uhr von dem Dampfer noch keine Spur zu sehen war, fragte ich leicht beunruhigt beim Schiffsmeldedienst nach, der über alle Schiffsbewegungen im Bilde ist. Ich erfuhr, daß das Schiff in einem anderen Hafenbecken als zuerst vorgesehen festmachen würde. Das kommt selten vor, paßte aber zu meiner Vorstellung, daß an Bord etwas Besonderes los sein müsse. Also setzte ich mich in den Wagen und fuhr hin.

Das große Schiff schwamm, von zwei Schleppern bugsiert, noch mitten im Strom, die hohen Aufbauten boten dem ablandigen Wind eine zu große Angriffsfläche, und so dauerte es fast die ganze erste Symphonie von Brahms, bis es fest war. Die hörte ich nämlich während der Warterei aus dem Autoradio.

Nur Anfänger stellen Karajan ab, wenn die ersten Festmacherleinen belegt sind. Ein Schiff ist nun mal kein Autobus, in den man einsteigen kann, sobald er am Bordstein hält.

Vom Schiff muß erst noch eine Gangway ausgebracht werden, bis man an Bord gehen kann. Daran kann man die Qualität der Seemannschaft einer Besatzung erkennen. Ich erlebte einmal, wie ein ziemlich zusammengewürfelter Haufen verschiedenfarbiger Seeleute zuerst größte Mühe hatte, die Gangway an einem Stropp überhaupt hochzuhieven, und, als sie sie endlich hoch hatten, mit ihr die halbe Reling demolierten, sie dann runterrauschen ließen, daß sie die ganze Farbe von der Bordwand abkratzte, wie dann beim Aufprall die Hartholzrolle wegflog und sich schließlich herausstellte, daß die Gangway genau dort auflag, wo der Laufkran, der an dem Schiff arbeiten sollte, hin mußte.

Bei einer guten Crew geht das Manöver, vom Bootsmann mit ein paar lässigen Handbewegungen dirigiert, in wenigen Minuten über die Bühne.

Ich stellte Karajan also erst ab, als die Gangway auflag, und ging an Bord.

Als ich das Deck betrat, löste sich aus dem Schatten der Aufbauten lautlos eine dunkle, baumlange Gestalt und trat stumm auf mich zu. Ihr Ölzeug glänzte in der feuchten Nachtluft wie schwarzer Lack. Die große Kapuze, tief ins Gesicht gezogen, ließ nur große Augenhöhlen, starke Backenknochen und ein schimmerndes Gebiß erkennen.

Ich bin nicht übertrieben schreckhaft, aber als diese schwarze, lautlose Erscheinung plötzlich vor mir stand, mußte ich unwillkürlich an mittelalterliche Holzschnitte denken, auf denen »Gevatter Tod« so dargestellt ist: als große, knochige Gestalt in langem dunklem Gewand mit tief ins Gesicht gezogener Kapuze.

Ich hätte mich auch gar nicht gewundert, wenn diese dunkle Erscheinung mir stumm gewinkt hätte, ihr zu folgen, mich an das Bett eines Moribunden geführt und sich zu seinen Häupten aufgestellt hätte als Zeichen, daß dieser Mann schon ihr gehöre.

Gevatter Tod winkte mir tatsächlich, ihm zu folgen, aber erst, nachdem er mir höflichkeitshalber die Arzttasche aus der Hand genommen hatte. Er hielt mir die Tür zum Deckshaus auf und führte mich vier Decks höher, so daß ich dankbar war, daß *er* die schwere Tasche trug. Dann klopfte er kurz an die Tür zum Office des Kapitäns und ließ mich eintreten.

Vor mir saß in kerzengerader Haltung eine Dame, die auf jeder besseren Bühne als Königinmutter gut angekommen wäre: silberweißes, sorgfältig frisiertes Haar, große, stahlgraue Augen hinter scharfen Brillengläsern, schmaler Mund mit leicht herabgezogenen Mundwinkeln. Die Königinmutter strickte an einem Schal, der schon so lang war, daß er für eine ägyptische Königsmumie gereicht hätte.

Als ich höflich grüßend »Madam« sagte – daß sich die feinen Leute in England zur Begrüßung nicht die Hand geben, wußte ich inzwischen natürlich, außerdem wollte ich nicht mit den Fingern zwischen ihre Stricknadeln geraten –, schienen sich ihre Lippen etwas zu bewegen. Man konnte aber nicht erkennen, ob sie meinen Gruß erwiderte oder ob sie nur die Maschen zählte.

Neben dieser dominierenden Kapitänsgattin hatte der Captain selbst es natürlich trotz seiner mit langer Ordensspange verzierten Uniform nicht leicht, Herr der Situation zu bleiben. Die Lage in seinem Salon war überhaupt auffallend ruhig, wenn man bedenkt, daß das Schiff eben erst angekommen war. Das mochte allerdings daran liegen, daß jeder, der zum Kapitän wollte, blitzartig den Kopf wieder zurückzog und die Tür schloß, sobald er die Königinmutter erblickt hatte. Mir blieb dieser Rückzug natürlich versagt, nachdem Gevatter Tod den Sonderauftrag erhalten hatte, mich persönlich von der Gangway zum Kapitän zu lotsen.

Der Kapitän begrüßte mich relativ herzlich, bot mir Platz an und begann etwas zögernd: »Doktor, nett, daß Sie gleich gekommen sind, aber wir haben an Bord wirklich ein ganz großes Problem.«

Auf das Stichwort »Problem« hin verzog die Königinmutter angewidert die Mundwinkel, erhob sich, raffte ihr Strickzeug zusammen und rauschte nach nebenan. Was dann kam, war das Schwachsinnigste, was sich je ein Kapitän einem Hafenarzt gegenüber geleistet hat, und bei Gott, der Kapitän wußte das.

Ich will einfachheitshalber in chronologischer Reihenfolge berichten, wie sie sich aus den etwas verlegenen Erklärungen des Kapitäns ergab sowie aus den keineswegs verlegenen, sondern immer wieder von Lachanfällen unterbrochenen Schilderungen des Zweiten.

Es war so gelaufen: Das Schiff war in Brasilien gewesen und hatte einige Tage auch in Rio gelegen. Am letzten Abend kam ein Neffe der Königinmutter, der an der Botschaft in Brasilia arbeitete, zu Besuch, man aß an Bord zu Abend und saß anschließend im Salon des Kapitäns noch etwas zusammen, weil man sich ja viel zu erzählen hatte. Die Tür zur Messe, in der man gegessen hatte, stand halb offen. In der Messe wirtschaftete noch ein Steward herum, der schon den Tisch fürs

Frühstück am anderen Morgen deckte. Er war der Vertreter des eigentlichen Kapitän-Stewards, der Landurlaub hatte. Aber unglücklicherweise kehrte dieser schon nach relativ kurzer Zeit volltrunken an Bord zurück. Er hatte natürlich nichts Besseres zu tun, als unverzüglich in die Messe zu stürmen, seinen Freund grölend zu begrüßen und ihm einen ungeschminkten Bericht über die an Land erlebten Lustbarkeiten zu erstatten.

Man kann den Inhalt, sehr schonend formuliert, dahingehend zusammenfassen, daß er im schönsten Puff der Welt mit den schärfsten Miezen der Welt gewesen sei, daß fast die halbe Crew sich da eingefunden und es den Señoritas mal richtig gezeigt hätte.

Dann ging der Bericht in Gurgeln über. Der Steward-Vertreter, der schon die ganze Zeit über beschwörend, aber vergeblich auf die angelehnte Tür zum Salon gezeigt hatte, wußte sich nicht anders zu helfen, als seinem Freund mit Gewalt den Mund zuzuhalten. Aber das Unglück war schon passiert.

Der Neffe hatte als Berufs-Diplomat den Tätigkeitsbericht des Landurlaubers natürlich diskret überhört, vielleicht sagte er ihm auch nichts Neues, da er schon ein paar Jahre im Lande lebte.

Der Kapitän bekam einen roten Kopf, nicht vor Scham, sondern weil er fast geplatzt wäre vor Lachen.

Nur die Königinmutter wurde blaß, als sich dieser moralische Abgrund vor ihr auftat. Sie war so schockiert, daß sie den gemütlichen Abend abrupt beendete und sich wieder mal nach nebenan zurückzog, wo es dem Vernehmen nach in selbiger Nacht zu einer heftigen Diskussion auf hoher moralischer Ebene gekommen ist.

Das Ergebnis der Diskussion war zunächst, daß der Steward sofort ausgetauscht wurde, weil Madam es ablehnte, sich bei Tisch von einem Mann bedienen zu lassen, der am Abend zuvor »in einem Bordell Kontakt mit Prostituierten gehabt hatte!« Daß sein Nachfolger einen Tag vorher in demselben Laden gewesen war, wußte sie natürlich nicht.

Als nächstes hatte der Kapitän ihr hoch und heilig versprechen müssen, wie er mir ziemlich kleinlaut offenbarte, daß im nächsten Hafen sofort nach dem Einlaufen der Hafenarzt gerufen würde, um alle, die »dort« gewesen waren, zu untersuchen.

Der nächste Hafen war Bremen, das Einlaufen erfolgte um 02.00 Uhr, und der Hafenarzt war ich. So einfach war mein nächtlicher Bordbesuch zustande gekommen, der mich zuerst ernsthaft am Verstand des Kapitäns zweifeln ließ.

Als ich dann aber an die eiskalten Augen der Königinmutter dachte, keimte natürlich doch ein gewisses Verständnis für den ärmsten aller Kapitäne in mir auf, vor allem, als ich vom Zweiten erfuhr, daß sie sehr intensiv die Frage aufgeworfen hatte, wie wohl das zuchtlose Verhalten der Crew zu erklären sei. Vielleicht hätte der Captain selbst auf den anderen Reisen, bei denen sie nicht dabeigewesen war, kein gutes Beispiel gegeben?

Trotz meines Verständnisses für seine Zwangslage mußte ich dem Kapitän aber natürlich vierkant sagen, daß mein Nachtbesuch an Bord vom medizinischen Standpunkt aus völlig unsinnig sei. Egal, ob einer seiner Leute Anzeichen für eine Infektion habe oder nicht, ich könne ohne mikroskopische Untersuchung nichts Endgültiges sagen, weder im positiven noch im negativen Sinne. Es hatte also auch gar keinen Sinn, die Leute jetzt hier an Bord nur äußerlich zu untersuchen, er müsse sie morgen zu mir in die Sprechstunde schicken. Da könne ich dann auch gleich eine Blutuntersuchung vornehmen, die sei in bezug auf den Rio-Aufenthalt zwar zu früh, aber seine Leute wären ja vorher in anderen Häfen sicher auch schon an Land gewesen, was er mit einem scheuen Blick zur Tür des Schlafzimmers bejahte.

Dann zeigte sich, daß er doch ein ganz cleverer Bursche war. Es wäre für ihn natürlich blamabel gewesen, wenn der Arzt, den er über Funk so dringend angefordert hatte, das Schiff unverrichteter Dinge wieder verlassen hätte. Schließlich werden ja alle Funksprüche registriert und alle Arztbesuche im Logbuch festgehalten. Nach kurzem Nachdenken sagte er daher: »Übrigens, vielleicht sollten wir die Gelegenheit benutzen, daß Sie mal nach dem Bootsmann sehen, er hat immer so starken Husten, ich mache mir ernsthafte Sorgen.«

Da wäre er zwar der erste Kapitän gewesen, der sich wegen des Hustens seines Bootsmanns ernsthafte Sorgen gemacht hätte, aber ich sagte ihm, das sei natürlich eine andere Sache, wo ich nun schon hier sei, könne ich ihn gerne untersuchen.

Wir gingen also zusammen in die Kammer des Bootsmannes, der gerade eingeschlafen war und natürlich glaubte, einen Alptraum zu haben, als plötzlich ein fremder Kerl an seiner Koje stand, ihm die Pyjamajacke aufknöpfte und mit irgendeinem Apparat an ihm rumfummelte. Am wenigsten verstand er, daß sein Kapitän seelenruhig dabeistand und lediglich sagte: »Okay, okay, Bootsmann, der Doktor will bloß mal nach Ihrem Husten sehen.« Klar, nach der achtzigsten Zigarette am Tag fing man natürlich an ein bißchen zu husten, aber daß sich das bis hierher rumgesprochen hatte...

Dennoch ließ er die Untersuchung (die natürlich außer einer leichten Bronchitis nichts erbrachte) klaglos über sich ergehen.

Immerhin konnte der Kapitän jetzt ins Logbuch eintragen lassen, daß wegen einer schweren Bronchitis des Bootsmannes, die zu Besorgnis Anlaß gab, gleich bei Ankunft des Schiffes vorsichtshalber der Arzt an Bord gerufen wurde.

Am anderen Morgen um 08.00 Uhr standen nicht weniger als vierzehn Mann bei uns auf der Matte, alle Teilnehmer des Abschiedsabends in Rio; sie waren von ihrem Kapitän, dem die Königinmutter im Nacken saß, geschickt worden. Da die beiden Wartezimmer schon mit Patienten und Impflingen gefüllt waren, mußte die Rio-Gang natürlich entsprechend lange warten.

Gegen 10.00 Uhr fragte dann der Chief Cook höflich, ob er vielleicht bald untersucht werden könne, er sei mit seinen beiden Gehilfen hier, an Bord sei also überhaupt niemand mehr in der Küche; um 12.00 Uhr solle es Mittagessen geben, aber sie hätten noch nicht mal Kartoffeln geschält.

Ich bedauerte das sehr, aber es ginge bei uns immer der Reihe nach, sagte ich. Zur Not müsse die Frau des Kapitäns eben mit Kaltverpflegung auskommen. Er sah mich sprachlos an, dann ging ein verständnisvolles Grinsen über sein Gesicht, und er meinte fröhlich: »Okay, Sie haben hier das Sagen!«

Offensichtlich gönnte er der Königinmutter die Kaltverpflegung von ganzem Herzen. Ich auch.

Mein erfreulichster Nachtbesuch an Bord spielte sich auf einem Binnenschiff ab, ich glaube, es war ein holländisches.

Erfreulich daran war zunächst einmal, daß ich dazu nicht extra geweckt wurde, weil ich mich schon seit einer Stunde auf einem anderen Schiff aufhielt und dort gerade fertig war.

Während ich meine Sachen zusammenpackte, hörte ich draußen jemanden sagen: »Ja, der Doktor ist noch hier.« Dann erschien in der Türöffnung unser diensthabender Inspektor in Begleitung eines Feuerwehrmannes, was mich natürlich gleich an das Sprichwort denken ließ: Ein Unglück kommt selten allein.

Der Feuerwehrmann berichtete, sie hätten einen Anruf bekommen, daß auf einem Binnenschiff eine Frau starkes Bauchweh habe, vor Schmerzen laut schreie und einen Arzt brauche.

Das Schiff liege aber nicht an der Pier, sondern irgendwo an den Pfählen, und sei nur per Boot zu erreichen. Sie wollten daher gerade mit dem Feuerlöschboot hinfahren, und ob es nicht besser sei, wenn ich gleich mitkäme.

Ich wollte schon immer mal mit einem feuerroten Löschboot fahren und nahm die Einladung gern an. Dann brausten wir ab.

Als wir das Binnenschiff dank der schrillen Schreie, die herausdrangen, ziemlich schnell gefunden hatten, ich hinübergeklettert war und in den Schlafraum kam, war das Kind schon halb da. Ich konnte mir gerade noch schnell ein Paar Handschuhe überstreifen, um ihm bei den letzten zwanzig Zentimetern seines Weges auf unsere Welt behilflich zu sein. Dann brauchte ich es eigentlich nur noch abzunabeln. Alles andere machte eine resolute ältere Frau, die sich als Mutter des Schiffseigners erwies und in ihrem Leben schon mehr als eine Geburt an Bord erlebt hatte, inklusive ihrer eigenen. Sie gehörte zu einer alten Binnenschifferfamilie.

Es erstaunte sie sehr, als ich ihr plötzlich zur Hand ging, denn der Notruf war gar nicht von diesem Schiff gekommen, sondern von einem der Nachbarschiffe, dessen Besatzung offenbar das Schreien der Wöchnerin auf die Nerven gegangen war. Vielleicht hatte man gedacht, nebenan sei ein Mord passiert, und deshalb schnell zum Funksprechgerät gegriffen.

Erst jetzt trat auch der glückliche Vater in Erscheinung. Er war zuvor mit dem Festmachen des Feuerlöschboots beschäftigt gewesen, die Arbeit geht schließlich vor.

Er hatte offenbar die Schmerzen seiner Frau mit mehreren Genever betäubt, die allerdings *er* getrunken hatte. Als dann auch noch die Feuerwehrleute mit ihrer Trage in den kleinen Wohnraum eindrangen, weil sie davon ausgingen, hier sei eine Schwerkranke abzutransportieren, wurde es richtig gemütlich.

Nachdem ich nun einmal – von wem auch immer – zur Geburt gerufen worden war, mußte ich anstandshalber auch die Nachgeburtsperiode abwarten, um mich zu überzeugen, daß die Plazenta vollständig ausgetrieben wurde. Also sagte ich den Feuerwehrleuten, ein Stündchen müßten sie wohl noch bleiben, denn ohne sie und ihr Boot käme ich ja nicht weg.

Sie waren auch voll einverstanden, weil sie schon längst gesehen hatten, daß der glückliche Vater inzwischen zwei neue Flaschen Genever und einen größeren Karton Dosenbier herangeschafft hatte.

Also waren alle zufrieden und froh, der Vater über sein Kind, die Feuerwehrleute über eine höchst gemütliche Wartestunde, ich über meine gesicherte Rückfahrt und die junge Mutter darüber, daß endlich die Schwiegermutter auch einmal etwas für sie tun mußte.

Und so tranken wir denn fröhlich auf das Wohl des jüngsten Besatzungsmitgliedes.

Nach einer halben Stunde war dann die Nachgeburt ausgestoßen, und da es Mutter und Kind bestens ging, entfiel sozusagen mit der Plazenta auch jeder Grund für ein längeres Verweilen. Aber der Schiffer hatte offensichtlich keine Lust, uns gehen zu lassen. Zuerst bestand er darauf, daß ich ihm die Geburtsurkunde ausstelle, und es dauerte eine Viertelstunde, bis er überzeugt war, daß dafür das Standesamt zuständig wäre. Dann wollte er meine Vornamen wissen, um sein Kind nach mir zu nennen, und es dauerte eine weitere Viertelstunde, bis er sich erinnerte, daß er diesmal ein Mädchen bekommen hatte.

Danach mußten wir uns noch die Fotos seiner anderen Kinder ansehen, es waren drei Jungen, und als ich ihn fragte, wie viele Kinder er denn insgesamt haben wolle, sagte er: »Drei!« Als ich ihn verwirrt ansah, weil er ja soeben schon das vierte bekommen hatte, meinte er treuherzig: »Wirklich, Doktor, wir wollten nur drei. Aber wissen Sie, unsere Koje ist so schmal . . .«

Doch ich will nicht abschweifen.

11. Kapitel

Über Kapitäne

Kapitäne sind Menschen wie du und ich – nur von besonderer Art.

Ich habe im Lauf der Jahre viele hundert von ihnen kennengelernt. Sie kamen aus aller Damen und Herren Länder, sogar aus der Schweiz. Allerdings dürften die Schiffe, die unter der Flagge der Eidgenossen fuhren, ihren am Heck vermerkten Heimathafen BASEL kaum jemals angelaufen haben, weil es für einen 10000-Tonnen-Dampfer unterwegs doch etwas eng geworden wäre.

Kapitäne unterscheiden sich untereinander in vieler Hinsicht genauso wie eine gleich große Gruppe anderer Menschen. Ganz bestimmt sind sie sehr verschieden in ihrem Äußeren, weil bei ihnen alle Hautfarben, alle Körpergrößen und alle Gewichtsklassen vertreten sind. Die Vorstellung, daß Kapitäne immer hünenhafte Seebären à la Hans Albers sind, trifft nicht zu.

Vom Äußeren abgesehen, kann man sie natürlich auch nach vielen anderen Eigenschaften, etwa ihrer Intelligenz, ihrem Temperament, ihrer Kontaktfähigkeit und ihrem gesellschaftlichen Schliff differenzieren.

Alle diese verschiedenartigen Persönlichkeitsmerkmale werden jedoch überlagert und weit in den Hintergrund gedrängt durch bestimmte gemeinsame Wesenszüge, die sich schwer ergründen und noch schwerer beschreiben lassen.

Ich glaube, in erster Linie ist es die ständige, viele Jahre lang Tag und Nacht auf ihnen lastende Verantwortung für Schiff, Besatzung und Ladung, die alle diese Männer prägt und die ihnen niemand abnimmt und keiner mit ihnen teilt. Hinzu kommt, daß um sie immer eine gewisse Einsamkeit ist, trotz der räumlichen Enge an Bord.

Kapitäne sind die letzten legitimen Diktatoren unserer Zeit.

In der freien Welt sind sie die letzten Diktatoren überhaupt, in der zweiten und dritten Welt die einzigen moralisch legitimierten.

Wer begibt sich schon öfter als unbedingt nötig in den Gesichtskreis seines Diktators? Daher die Einsamkeit.

Natürlich stellen Kapitäne von vornherein eine gewisse qualitative Auslese dar, bei der bestimmte körperliche und charakterliche Merkmale selbstverständliche Voraussetzungen sind.

Niemand, der körperliche Anstrengungen scheut oder ihnen nicht gewachsen ist, der Risiken fürchtet, der allen Entscheidungen ausweicht und sich gegen andere Menschen nicht durchsetzen kann, wird normalerweise Kapitän werden.

Und doch gehören zum Typus des Kapitäns noch andere, unwägbare Eigenschaften und Fähigkeiten.

Von manchen großen Fußballstars weiß man, daß ihr Gesichtsfeld größer ist als bei anderen Menschen. Sie können sozusagen ein bißchen um die Ecke nach rückwärts blicken und deshalb einen von hinten heranstürmenden Gegner um Sekundenbruchteile früher erkennen als Durchschnittsspieler. In Reportagen wird dann gern von der »traumhaften Sicherheit« einer Reaktion gesprochen.

Bei dem typischen Kapitän sind nicht nur das Gesichtsfeld, sondern alle Sinne schärfer und empfindlicher ausgebildet als beim Durchschnittsmenschen.

Ich hatte einmal mit einem Kapitän noch kurz vor dem Auslaufen eine Angelegenheit zu besprechen, während das Schiff schon seeklar gemacht wurde.

Während draußen an Deck die auf Rollen laufenden stählernen Lukendeckel hydraulisch geschlossen wurden, was mit dem infernalischen Lärm vor sich ging, der nun mal entsteht, wenn mehrere Tonnen Stahl auf mehrere Tonnen Stahl krachen, zuckte der Kapitän mit keiner Wimper, sondern sprach ruhig weiter, obwohl sein Schiff bei jedem Krachen erzitterte.

Als aber der Steward, der nebenan in der Pantry einen Kaffee bereitete, etwas laut mit dem Geschirr klapperte, sprang der Kapitän wie von der Tarantel gestochen hoch, riß die Tür auf und schnauzte den Steward an: »Du sollst doch mit dem Porzellan meiner Frau vorsichtig umgehen, Herrgott noch mal!«

Ich war sehr beeindruckt von dieser Fähigkeit, akustische Phänomene unabhängig von ihrer Phon-Stärke nur nach ihren objektiven Inhalten zu differenzieren.

Diese Fähigkeit setzt ein stabiles vegetatives Nervensystem voraus. Das ist das Nervensystem, das unabhängig von unserem Willen, also »unwillkürlich«, die Funktion unserer inneren Organe regelt, etwa den Herzschlag, den Blutdruck und vieles andere mehr.

»Das Vegetativum ist unser Schicksal«, hat ein kluger Mann gesagt, und das ist eine der simpelsten, aber auch sichersten Wahrheiten, die es gibt.

Wem etwa, wenn eine haushohe schwarze Wasserwand vor dem Schiff aufsteigt, nicht nur optisch schwarz vor Augen wird, sondern auch im übertragenen Sinne, weil sein Blutdruck vor Schreck absackt, der gibt als Kapitän bestimmt eine schlechte Figur ab.

Auch in einem anderen Falle erlebte ich aus nächster Nähe die unvorstellbar schnelle, reflexartige Reaktion eines Kapitäns.

Es war auf einem großen Kreuzfahrtschiff, das bei spiegelglatter See durch die Straße von Gibraltar fuhr. In der großen Halle lief ein abendliches Unterhaltungsprogramm ab, das bei den Passagieren so beliebt war, daß einige zusätzliche Tische in die Halle gebracht wurden. Ein Tisch für acht Personen wurde auf die Tanzfläche gestellt, die zur Zeit nicht benötigt wurde.

Der Kapitän saß mit einigen Gästen in unserer Nähe. Plötzlich, ohne jede Vorwarnung, legte sich das Schiff hart nach Steuerbord über. Die Krängung war so stark, daß der große Tisch, der auf der glatten Tanzfläche stand, mitsamt den acht Stühlen und den darauf sitzenden Personen ins Rutschen kam. Es war ein eindrucksvolles, natürlich etwas witziges Bild, wie diese Tischgesellschaft als geschlossene Gruppe unaufhaltsam quer durch die große Halle glitt und erst zwischen den anderen Tischen zum Stehen kam. Natürlich wurde die Einlage mit großem Hallo und lautem Beifall begrüßt, zumal sie ganz ohne Verletzungen abging, was vor allem den Schiffsarzt freute.

Als ich die ersten Anzeichen der Krängung bemerkte – am Flüssigkeitsspiegel in meinem Glas –, sah ich zum Kapitänstisch hinüber. Der Kapitän war schon fort.

Es hatte niemand in der Tür gestanden, um ihn unauffällig herauszuwinken, es hatte draußen kein akustisches Signal gegeben – und doch muß er etwas gespürt haben. Er hatte sogar schneller reagiert als der Flüssigkeitsspiegel in meinem Glas.

Vielleicht reagierte sein in langen Jahren trainierter Gleichgewichtssinn schon im ersten Sekundenbruchteil der beginnenden Krängung; vielleicht hatte sein Tastsinn eine Änderung in der Vibration des Schiffes gespürt – jedenfalls war er schon auf dem Weg zur Brücke, als für uns die unvorhersehbare Bewegung des Schiffes überhaupt erst begann.

Die Ursache war übrigens ein plötzliches Ausweichmanöver, weil ein kleiner algerischer Dampfer uns trotz der in der Meerenge geltenden strengen Regeln schräg vor den Bug gelaufen war.

Der Kapitän selbst machte aus der Sache nicht viel her. Als ich ihn am nächsten Tag fragte, wieso er gerade in dem Augenblick auf die Brücke gegangen sei, sagte er achselzuckend: »Weiß nicht, war wohl Zufall.«

Auch diese Art übrigens, nicht immer gleich tiefschürfend an alle unerklärlichen Dinge heranzugehen, sondern etwas, das geschehen ist, einfach achselzuckend auf sich beruhen zu lassen, weil es ja schließlich klargegangen ist, verrät ein stabiles Vegetativum.

Ich kann mir nicht helfen, aber ich habe den Eindruck, daß in der Bruderschaft der Kapitäne aller Länder die britischen immer noch eine besondere Rolle spielen.

Manchmal hat man direkt das Gefühl, daß der Kapitän als solcher eine britische Erfindung ist.

Strenge Disziplin an Bord, allerdings mit individueller Lässigkeit gepaart, eine gewisse kühle Distanz im Umgang miteinander und absolutes Profitum bei der Arbeit erleichtern auch dem Außenstehenden die Arbeit auf einem britischen Schiff. Besonders ausgeprägt, auch in bezug auf Äußerlichkeiten, ist der Sinn für Tradition und damit das Festhalten an traditionellen Formen. Dazu gehört, daß Kapitän und Offiziere an Bord immer in korrekter Uniform ihren Dienst versehen. Ihr Blau ist übrigens so dunkel, daß man manchmal den Eindruck hat, sie trügen Schwarz.

In den ersten Jahrzehnten nach dem Krieg trugen fast alle Kapitäne und Offiziere die bunten Bändchen ihrer Kriegsauszeichnungen am Jackett. Mit dem allmählichen Ausscheiden der Kriegsgeneration wurde das natürlich seltener. Ich halte aber das Gerücht für unglaubwürdig, daß Mrs. Thatcher den Falklandkrieg nur geführt hat, damit auch die nachgewachsene Kapitänsgeneration wieder bunte Bändchen am Jackett tragen kann.

Wenn ich mich recht entsinne, habe ich eigentlich nur ein einziges Mal erlebt, daß ein britischer Kapitän mich nicht in Uniform empfing. Der lag aber krank in seiner Koje, und dabei hatte er natürlich einen Pyjama an. Irgendwo hat auch Tradition ihre Grenzen.

Eines Tages ging ich an Bord eines britischen Schiffes, dessen Gangway am Achterdeck angebracht war, so daß ich beim Hochsteigen und dann auch von Deck aus das leuchtendrote Tuch der britischen Handelsflagge, des Union Jack, im Schein der tiefstehenden Sonne majestätisch auswehen sah. Als ich ins Kapitäns-Office kam, traf ich dort zwei Kapitäne an. Der eine ging in Urlaub, der andere löste ihn ab. Sie waren gerade dabei, im Logbuch Übergabe und Übernahme des Kommandos zu unterzeichnen.

Nachdem ich die Impfungen erledigt hatte, für die ich an Bord gerufen worden war, und das Schiff wieder verließ, sah ich anstelle des roten Union Jack eine leuchtendblaue Flagge im Schein der tief stehenden Sonne majestätisch auswehen.

Einen Moment zweifelte ich natürlich an meinem Farbensinn und an meinem Gedächtnis. Dann fragte ich einen auf dem Achterdeck beschäftigten jungen Seemann, ob da vorhin nicht eine rote Flagge geweht hätte, wo jetzt die blaue sei.

Er war über mein Erstaunen sehr erstaunt und erklärte mir lässig, daß der neue Kapitän Reserveoffizier der Navy sei, dort als Commander eingesetzt werde und daher das Recht habe, auch auf einem von ihm geführten Handelsschiff die blaue Flagge der Kriegsmarine (Reserveflotte) zu führen.

Als ich die Gangway hinunterschritt, stellte ich mir vor, wie bei uns die Öffentlichkeit reagieren würde, wenn Kapitäne von Handelsschiffen, die gedient hatten, verlangen würden, als Zeichen ihres militärischen Ranges die adlergeschmückte Flagge der Bundesmarine zu führen.

Bei manchen Kapitänen führt der chronische Druck von Einsamkeit und Verantwortung manchmal zu Reaktionen, die sich besonders auf ihre persönlichen Verhaltensformen auswirken.

Eines Morgens war ich ziemlich früh auf ein Schiff gerufen worden – übrigens auch ein britisches –, um vorm Auslaufen noch die nötigen Impfungen durchzuführen. Ich traf Kapitän und Offiziere noch in der Messe beim Frühstück an.

Nun macht es mir wirklich nichts aus, einen Kapitän aus seinem Nacht- oder Mittagsschlaf zu reißen, denn ich schlafe dann schließlich auch nicht. Aber beim Essen störe ich niemanden gern.

Als der Kapitän mir mit mürrischer Freundlichkeit – er sah aus, als hätte er soeben den Aschermittwoch erfunden – zunickte und auf einen freien Stuhl an seiner Tafel wies, nahm ich daher geduldig Platz. Sofort war auch der Steward da, goß mir Tee ein und wollte mir ein riesiges englisches Frühstück servieren. Das jedoch lehnte ich höflich ab, da mein Frühstück erst eine Stunde zurücklag und außerdem die Zeit zum Glück vorbei war, in der man auch ohne Hunger Spiegeleier auf Speck, gebratene Nieren, gebratene Würstchen sowie diverse Toasts mit Schinken, Käse und Orangenmarmelade zu sich genommen hätte, nur um die nächste Mahlzeit einzusparen.

Der Steward reichte den Teller dann auch ungerührt an einen von sechs Kadetten weiter, die noch völlig verschlafen, aber frisch rasiert und mit sorgfältig gezogenem Wasserscheitel in ihren adretten Uniformen am unteren Ende der Tafel saßen und schweigend gewaltige Portionen einschaufelten. Der Steward sorgte ebenso schweigend für ständigen Nachschub.

Nachdem ich ein paar Minuten diese harmonische Frühstücksstimmung genossen hatte, fiel mir ein, warum ich da war, und ich fragte den Kapitän, wann sein Schiff auslaufen solle. Er schüttelte knurrend den Kopf, nahm einen neuen Bissen, äußerte sich aber auch nicht, als er ihn geschluckt hatte, sondern aß stur schweigend weiter.

Da niemand einem Ostpreußen in bezug auf Sturheit so leicht etwas vormachen kann, versank auch ich sofort über meinem schönen heißen Tee in tiefes Schweigen.

Als der Kapitän nach einigen weiteren Minuten seinen Teller zurückschob, räumte der Steward ab und stellte ein Kistchen Zigarren und einen Silberleuchter mit brennender Kerze vor ihn hin. Der Kapitän bot mir höflich das Zigarrenkistchen an, was ich natürlich mit stummem Kopfschütteln quittierte, obwohl die Zigarren gar nicht so schlecht rochen. Dann bediente er sich selbst, blies behaglich die erste Rauchwolke aus und brach sein langes Schweigen, indem er sagte: »Doktor, auf meinem Schiff wird vor dem Frühstück und beim Frühstück kein Wort gesprochen. Bitte haben Sie Verständnis.«

Natürlich lag mir die Antwort: »Sie werden lachen, Captain, aber bei mir wird *nach* dem Frühstück nicht gesprochen!« auf der Zunge, aber ich verzichtete auf diese Pointe, weil soeben der Chief Steward mit einem Packen gelber Impfpässe in der Hand erschien, als Zeichen dafür, daß die Impfung beginnen konnte.

Also nickte ich dem Kapitän nur stumm zu und verließ die stille Messe.

Natürlich war ich über sein skurriles Verhalten leicht überrascht, aber böse sein konnte ich ihm nicht. Ich vermochte mir nämlich sehr gut vorzustellen, daß für einen Morgenmuffel mit Startschwierigkeiten, der außer seiner allumfassenden Verantwortung für das Schiff zusätzlich ständigen Ärger mit einem halben Dutzend Kadetten hat, dieses die einzige Methode war, täglich einem frühen Nervenzusammenbruch zu entgehen.

Aber man muß sich natürlich darüber klar sein, daß es – außer im Vatikan und vielleicht noch bei Khomeini – nur auf einem britischen Schiff möglich sein dürfte, seiner näheren Umgebung einige Stunden des Schweigens aufzuerlegen.

In der ersten Zeit nach dem Krieg waren aber auch die deutschen

Kapitäne ganz erfolgreich darin, ihre persönliche Auffassung von Ordnung und Disziplin durchzusetzen.

Sie waren während des Krieges natürlich alle in der Kriegsmarine oder auf Transportern für die Kriegsmarine gefahren. Dabei hatten sie die ganz richtige Erkenntnis gewonnen, daß so ein Weltkrieg immer eine Menge Unordnung mit sich bringt und man daher gut daran tut, hinterher so bald wie möglich wieder klare Verhältnisse zu schaffen und seinen Leuten zu zeigen, wo es langgeht.

Eines schönen Sommermorgens ging ich die Pier entlang zu einem Lloyd-Dampfer, um die Besatzung zu impfen. Es war noch in der Zeit, bevor der Norddeutsche Lloyd Bremen mit der HAPAG fusioniert hatte. Die Lloydschiffe hatten also noch ihren schlichten gelben Schornstein, aber wie man gleich sehen wird, war das nicht der einzige Unterschied zu den Schiffen der heutigen Reederei Hapag-Lloyd.

Als ich mich dem Schiff näherte, trat auf einem der oberen Decks der Zweite Offizier aus dem Deckshaus, um mir ein Zeichen zu geben. Er war nämlich für die Organisation der Impfung verantwortlich. Das war sehr vernünftig und höflich, denn er ersparte mir damit längeres Fragen und Suchen.

Im selben Augenblick, als er ins Freie trat, ertönte hinter mir eine Stimme mit einer Phonstärke, die normalerweise nur gereizte Elefanten aufbringen. Als ich erschreckt herumfuhr, erkannte ich in dem Schreihals den nautischen Inspektor der Reederei, der ebenfalls dem Schiff zustrebte.

Ein nautischer Inspektor ist sozusagen der Super-Kapitän einer Reederei, der in die Geschäftsführung geholt wird, um dort alle nautischen Fragen zu bearbeiten, bei denen sich die kaufmännischen und juristischen Bosse nicht kompetent fühlen. Natürlich nimmt man für diesen Job nur Kapitäne, die besonders erfahren und vor allem besonders energisch sind, denn sie müssen sich ja gegen die anderen Kapitäne, ihre bisherigen Kollegen, durchsetzen.

In diesem Fall mußte er sich zwar nur gegen den Zweiten Offizier durchsetzen, aber vielleicht schrie er gerade deshalb um so lauter.

Der Text seines Trompetensolos lautete: »Herr Sengstake, seit wann läuft man auf einem Lloydschiff halbnackt rum?«

Herr Sengstake, der Zweite Offizier, verschwand so blitzartig, als habe ihn der Schalldruck von Deck geweht. Sekunden später trat er wieder hervor – diesmal mit Mütze.

Ja, so war das beim »alten « Lloyd.

Auch an Bord galten immer noch die feinen Benimmregeln und eine strenge Kleiderordnung: Ein Herr zeigt sich außerhalb geschlossener Räume nie ohne Kopfbedeckung!

Da es zu der Wesensart dieses bulligen Kapitäns-Typus natürlich auch gehört, daß er keine Autorität neben der seinen duldet, wird man das stille, aber echte Vergnügen aller Augenzeugen verstehen, die miterlebten, wie zwei von dieser Sorte einmal aneinandergerieten.

Es war auf einer Probefahrt.

Auf Probefahrten wird der Schiffsneubau vom Werft-Kapitän geführt, der also noch die volle Verantwortung trägt.

Werft-Kapitäne sind besonders erfahrene Nautiker, denn sie müssen ja immer wieder mit neuen Schiffen verschiedener Größen, verschiedener Maschinenstärken und verschiedener technischer Einrichtungen auf See gehen.

Bei der Probefahrt ist aber auch der von der Reederei für die Schiffsführung vorgesehene Kapitän mit seiner Crew schon dabei, die von den Werftleuten in ihr neues Schiff eingewiesen wird.

Der Werft-Kapitän hat die Führung und die Verantwortung, bis das Schiff an die Reederei übergeben ist. Das geschieht auf der letzten Probefahrt, der Übergabefahrt, zu der meist eine größere Anzahl Gäste eingeladen wird, die entweder zu den Geschäftsfreunden der Werft oder der Reederei zählen.

Die Übergabe selbst erfolgt aus steuerlichen Gründen außerhalb der Dreimeilenzone. Von der gesparten Steuer werden, wie Lästerzungen behaupten, Speisen und Getränke für die Probefahrt bezahlt. Diese Unkosten werden dann wieder von einer anderen Steuer abgesetzt, so daß die Bewirtung relativ kostenneutral ist und daher immer gut und reichlich ausfällt. Mit dem Geld, das nicht vertrunken wird, wird dann die Anzahlung für das nächste Schiff geleistet.

Außerhalb der Dreimeilenzone erfolgt nach einigen feierlichen Reden, in denen sich jeder bei jedem bedankt, die eigentliche Übergabe des Schiffes durch die Werft an die Reederei, natürlich erst, nachdem diese an jene den letzten Scheck übergeben hat.

Die Übergabe selbst ist genauso feierlich wie die vorangegangenen Reden, nur kürzer. Auf das Kommando: »Holt nieder Werftflagge!«, wird die Flagge der Werft, die das Schiff bis jetzt am Mast geführt hat, eingeholt. Dann ertönt das Kommando: »Hißt Reedereiflagge!«, und die Flagge der Reederei steigt langsam zum erstenmal auf diesem Schiff empor, mit einem dreifachen »Hipp, hipp, hurra« begrüßt. Nach dieser Anstrengung servieren die Stewards dann Sekt, wenn der

Seegang das zuläßt.

Der Streit der Kapitäne, um den es hier geht und der mindestens genauso dramatisch war wie der Streit der Königinnen im Nibelungenlied, spielte sich vor Übergabe auf der Brücke ab.

Zu den Manövern, mit denen demonstriert werden soll, wie gut und schnell die Ruderanlage funktioniert und wie gut also das Schiff sich steuern läßt, gehört auch der sogenannte »kleinste Kreis«. Dafür wird das Ruder ganz hart nach einer Seite gelegt und gehalten, bis das Schiff nach kreisförmiger Bogenfahrt wieder am Ausgangspunkt ist.

Natürlich müssen für das Manöver »kleinster Kreis« einige Voraussetzungen erfüllt sein. Niemand sollte es in engem Fahrwasser versuchen, und es ist auch nicht gut, wenn ein anderes Schiff in der Nähe wäre.

In unserem Fall war es nun so, daß der Werft-Kapitän, der an sich noch die Verantwortung hatte, mit einigen Experten im Kartenraum hinter der Brücke stand und anhand diverser Baubeschreibungen, die jeweils das Format einer Bibel hatten, irgendwelchen technischen Kram durchsprach.

Der Kapitän der Reederei, der in spätestens einer Stunde das Sagen haben würde, stand auf der Brücke neben seinem Rudergänger, der bereits gründlich eingewiesen war. Auch der Wachoffizier, der sich mühsam durch die große Schar der Gäste auf der Brücke schlängeln mußte, um ab und zu einen Blick auf das Fahrwasser zu erhaschen und seine 108 Instrumente zu kontrollieren, gehörte zu seiner Crew. Vielleicht fühlte sich der neue Kapitän deshalb schon auf der Brücke ganz wie zu Hause; jedenfalls gab er dem Wachoffizier die Anweisung, »kleinsten Kreis« zu fahren. Der gab also an den Rudergänger das Kommando: »Ruder hart Steuerbord!«, und schon flogen überall die Gläser und – was noch schlimmer war – auch die Flaschen vom Tisch.

Der Werft-Kapitän sprang zähnefletschend mit einem einzigen Satz aus dem Kartenraum auf die Brücke und brüllte seinen Kollegen mit der wilden Wut eines Löwen an, dem ein anderer Löwe die Herrschaft über sein Rudel streitig machen will: »Kapitän Müller – ich verbitte mir – was erlauben Sie sich – wer hat hier das Kommando – Eintragung ins Logbuch – Beschwerde bei Reederei – keine Disziplin!«

Letzteres war zuviel. Kapitän Müller, ebenfalls 1,90 m groß, ebenfalls 120 kg schwer und ebenfalls dreißig Jahre zur See gefahren, hatte Mord in den Augen. Heiser vor Wut krächzte er: »Kapitän Schulz – ich verbitte mir – schließlich *mein* Schiff – nicht nur auf der

Weser – nächste Woche nach Ostasien – Ihr Platz hier auf Brücke – nicht für Drinks an Bord – mußte schließlich selbst eingreifen!«

Beide Monumentalfiguren waren einem Schlaganfall nahe. Aber der junge Wachoffizier bewies, daß er sogar in unübersichtlichen Situationen völlig ohne Überblick gut zurechtkam. Er fragte kühl: »Manöver fortsetzen, Herr Kapitän?« wobei er aber vorsichtshalber keinen der beiden ansah.

Natürlich fühlte sich der Werft-Kapitän angesprochen, sah damit seine Autorität bestätigt, was ihm ja das Wichtigste war, und bellte zurück: »Dumme Frage! Warten Sie gefälligst ab, werde Ihnen schon Befehl geben, wenn ich es für richtig halte.«

Natürlich sah aber auch der Reederei-Kapitän seine Autorität bestätigt, denn schließlich hatte er den Befehl zum Manöver gegeben, und das wurde ja nun sogar mit Zustimmung des Werft-Kapitäns zu Ende geführt.

Die Probefahrt-Gäste schauten alle diskret grinsend nach dem Wetter draußen.

Die beiden Kapitäne aber wurden an diesem Tag nicht wieder fröhlich.

Bei manchen Kapitänen hatte ich den Eindruck, daß die ständige nervliche und psychische Belastung zu einem deutlich wahrnehmbaren introvertierten Verhalten führte.

Als Beispiel ist mir ein belgischer Kapitän in Erinnerung, der nach unserer Besprechung zu mir sagte: »Haben Sie noch Zeit? Ich kann Ihnen etwas ganz besonders Schönes zeigen.«

Er schloß die Kabine des Schiffseigners auf, die auf jedem besseren Schiff vorhanden ist. Sie steht jederzeit dem Reeder zur Verfügung, obwohl der natürlich etwas anderes zu tun hat, als auf seinen Schiffen spazierenzufahren. So steht sie viel leer und ist daher ein beliebter Platz für Impfungen, weil in allen anderen Räumen meist erst größere Auf- und Umräumungsarbeiten nötig wären.

Als ich die Kabine betrat, dachte ich, ich träte vor einen Altar. Auf dem Tisch stand eine Art Triptychon von etwa einem Meter Höhe, beide Seitenflügel waren aufgeklappt, so daß auch seine Breite etwa einen Meter betrug.

Das ganze Ding war die größte, schönste und wertvollste Elfenbeinschnitzerei, die ich in meinem Leben gesehen habe. Sie stellte den Thronsaal eines Maharadschas bei einem feierlichen Empfang dar; der Saal war auf der einen Seite von Volksszenen in einem Dorf, auf der anderen Seite von Jagdszenen in einem Wald umgeben. In den Räumen des Palastes mit vielen Treppen, Säulen und Fensternischen, zwischen den Häusern des Dorfes und zwischen den Bäumen des Waldes waren mehrere Dutzend Figuren verteilt, bis in die winzigsten Einzelheiten ausgearbeitet.

Das ging so weit, daß bei den menschlichen Figuren, die etwa zehn Zentimeter hoch waren, sogar die Augenwimpern haardünn herausgeschnitzt waren. Bei der Maharani und ihren Hofdamen waren die Fingerringe und Armbänder sogar abnehmbar, dabei waren die Finger nicht ganz einen Millimeter stark. Bei den Hirschen der Waldszene waren nicht nur die einzelnen Stangen der Geweihe, sondern sogar die vor Angst hervorquellenden Augäpfel herausgearbeitet.

Der Kapitän hatte verschiedene Spotlights installiert, mit denen er die Schnitzerei von allen Seiten, auch von oben und hinten, ausleuchten konnte. Dadurch boten sich dem Betrachter immer wieder andere, wundervoll lebendig wirkende Szenen dar.

Er selbst war übrigens wie verwandelt, als er jetzt bequem und entspannt in einem Sessel vor seinem Elfenbeinkunstwerk hockte und mit einem kleinen Schaltpult die verschiedensten Beleuchtungseffekte zauberte, die Menschen und Tiere immer aufs neue aufleben ließen, wenn sie aus dem Dunkel hervortraten.

Es war wirklich unglaublich schön, und auch ich konnte mich nicht satt sehen.

Als ich den Kapitän fragte, wie lange er die Schnitzerei schon besitze, sagte er, daß er sie vor über zehn Jahren in Indien gekauft und sie seitdem immer bei sich an Bord habe. Er könne sich einfach nicht von ihr trennen, habe sich an ihrem Anblick schon viele, viele Abende erfreut und doch immer wieder Neues daran entdeckt.

Als ich vorsichtig andeutete, daß die Schnitzerei doch immens wertvoll sei und auf See leicht zu Schaden kommen könne, schüttelte er überlegen lächelnd den Kopf und demonstrierte mir, wie sein Triptychon – in Daunendecken und Matratzen verpackt – in der Koje festgeschnallt wurde, nachdem die vielen Figürchen vorher sorgfältig in mit Schaumgummi ausgekleideten Kästchen verstaut waren. Zu Schaden würde es nur kommen, meinte er, wenn das ganze Schiff unterginge, aber dann wäre er selbst ja auch dabei.

Das war natürlich ein Wort, zu dem sich jeder Kommentar von selbst verbot.

Ein anderer Kapitän brauchte, um sich vom ständigen Druck seiner großen Verantwortung etwas zu entlasten, offensichtlich akustische Reize, und das waren nicht Klänge von Mozart.

Es war ein junger indischer Kapitän, den ich schon seit Jahren kannte, anfangs noch als Dritten Offizier. Im Lauf der Zeit hatte er es bis zum Kapitän gebracht, und ich erinnere mich noch genau, wie stolz er mich zum ersten Mal im Schmuck seiner vier goldenen Streifen an Bord »seines« Schiffes begrüßte.

Die Schiffe dieser indischen Reederei liefen zwei bis drei Mal im Jahr Bremen an, das ergab eine ganze Menge persönlicher Kontakte. Für Seeleute mit ihrem eingeschränkten Gesellschaftsleben ist man ja schon ein alter Freund, der mit großem Hallo begrüßt wird, wenn man zum dritten Mal mit ihnen zu tun hat.

Da ich den Kapitän, von dem ich berichte, schon mehr als ein Dutzend Mal gesehen hatte, waren wir also uralte Freunde, die sich sogar mit Namen kannten. Ich, weil ich in der Crewliste nachsah, bevor ich an Bord ging, und er, weil er vermutlich in seinem Impfpaß meinen Namensstempel nachlas.

Da ich zu Beginn meiner Tätigkeit einmal nach einem Essen an Bord unvorsichtigerweise geäußert hatte, daß mir Curry sehr gut schmecke (was soll man schon sagen, wenn man so direkt gefragt wird?), sprach sich das wie ein Lauffeuer herum. Seitdem mußte ich immer neue Entschuldigungen erfinden, um Einladungen zum Curry-Essen abzulehnen, denn auch bei Orientalen macht es keinen guten Eindruck, wenn man immer dieselbe Ausrede gebraucht.

Eines Tages sagte ich aber doch zum Lunch zu, war pünktlich an Bord und bekam das obligatorische Curry-Huhn. Anschließend saßen wir im Salon des Kapitäns bei einem Kaffee zusammen, außerdem waren noch der Chief und der Funker dabei.

Der Chief war ein Sikh, ein riesiger Kerl mit weißem Turban. Da die Sikhs sich aus religiösen Gründen nicht Haare und Bart schneiden dürfen, ergeben sich daraus für Techniker gewisse Probleme.

Das Problem mit dem Haupthaar läßt sich noch verhältnismäßig leicht dadurch lösen, daß man alles, was man hat, unter den Turban stopft. Mit dem Vollbart ist die Sache schon schwieriger, aber im Lauf des technischen Zeitalters sind die Jungs auf den Ausweg gekommen, den Bart in Zöpfe zu flechten, diese vor den Ohren nach oben zu führen, sie über dem Kopf zusammenzuknoten und dann den Turban darüberzustülpen. Je mehr Haare einer hat, um so größer ist also sein Turban oder um so höher sitzt er. Es gehört für uns natürlich eine gewisse Selbstdisziplin dazu, sich Auge in Auge mit jemandem zu unterhalten, dem unterm Kinn Zöpfe wachsen, die er überm Kopf zusammenknotet, als hätte er Zahnschmerzen. Aber mit der Zeit gewinnt man schon die erforderliche Selbstbeherrschung, die der Sikh vermutlich ebenso benötigt, um den Anblick eines glattrasierten Mannes mit sehr reduziertem Haarwuchs zu ertragen, ohne laut loszuprusten.

Während ich mich mit dem Sikh unterhielt, tuschelte der Kapitän mit dem Funker, der sich dann über eine große Stereoanlage hermachte, die im Salon eingebaut war.

Der Kapitän fragte mich noch freundlich lächelnd: »Doktor, mögen Sie Musik?« als ich schon am liebsten in volle Deckung gesprungen wäre.

Ein Düsenjäger raste im Tiefflug durch den Raum – akustisch natürlich nur. Er verschwand nach Backbord, wendete und kam wieder angeheult, daß alle den Kopf einzogen, flog nach Steuerbord, um sofort einen neuen Angriff auf uns zu starten. Da vier Lautsprecherboxen installiert waren, flog der Kamikaze-Pilot nicht nur quer zum Schiff seine Angriffe, sondern auch von vorn nach achtern und umgekehrt, immer und immer wieder und in einer Lautstärke, daß die Gläser klingelten.

Daraufhin fiel mir sehr schnell ein, wieviel ich noch zu tun hatte, obwohl es wegen des Düsenlärms, dem der Kapitän verzückt lauschte, nicht leicht war, ihm das verständlich zu machen.

Als ich die Pier entlangging und die Ruhe des Hafenbetriebs genoß, machte ich mir so meine Gedanken über den Kapitän und seine Lieblingsmusik. Was war schon der Arbeitslärm der Kräne, Winschen und rangierenden Eisenbahn gegen das infernalische Heulen des Düsenflugzeugs im Kapitänssalon! Wahrscheinlich war sein absonderlicher Geschmack einfach darauf zurückzuführen, daß ihm die stille Eintönigkeit vieler ruhiger Seetage manchmal so sehr auf den Geist ging, daß er eine Dezibel-Dusche brauchte, um seine innere Balance wiederzugewinnen.

Wenn dabei ein nichtsahnender Gast erschreckt wurde, trug das noch wesentlich zur Erheiterung und damit zur Entspannung bei. Also gönnte ich ihm seinen Spaß und ließ ihm durch den Agenten ausrichten, daß ich das nächste Mal gern einen Jumbo-Jet hören würde, am liebsten beim Start.

Einen mehr optischen, aber ebenfalls überraschenden Gag zur eigenen Entspannung und Verwirrung seiner Besucher hatte sich ein südamerikanischer Capitano ausgedacht. Die genaue Nationalität ist mir bekannt, soll aber nicht preisgegeben werden.

Als ich sein Office betrat, kam der *amigo* mir mit ausgestreckter Freundeshand entgegen, und zwar zufällig so, daß ich durch die offenstehende Tür in seinen Schlafraum sehen konnte.

Ich nickte gleich sehr höflich in diese Richtung – meine Erziehung hat schließlich Zehntausende gekostet –, denn ich sah dort auf den ersten Blick im schummrigen Licht eines Nachttischlämpchens eine Dame sitzen, die mir lachend ein Glas entgegenstreckte, als wolle sie mich mit einem Begrüßungsschluck willkommen heißen.

Warum, so hatte ich in Sekundenbruchteilen entschieden, sollte ich die sprichwörtliche überströmende südamerikanische Gastfreundschaft ignorieren, nur weil die Dame zufällig im Bett saß? Das tat sie ja nicht meinetwegen.

Auf den zweiten Blick sah ich dann schon etwas mehr, nämlich, daß die gastfreundliche Dame so war, wie Gott sie schuf. Allerdings hatte sie seither mindestens dreißig Jahre Zeit gehabt, sich zu südamerikanischer Üppigkeit zu entwickeln.

Da man in solcher Lage schon aus Höflichkeit verpflichtet ist, genauer hinzusehen, erkannte ich dann auf den dritten Blick, daß die Dame zwar wirklich von schier überirdischer Schönheit, aber letzten Endes doch nur auf einem lebensgroßen Poster abgebildet war.

Die plastische Wirkung, die mich zu meinem höflichen Gruß veranlaßt hatte, kam vor allem dadurch zustande, daß die Kissen des Kapitänsbettes so vor dem Poster drapiert waren, daß jeder unbefangene Betrachter den Eindruck gewinnen mußte, gleich werde die Dame mit einer Kissenschlacht anfangen. Die schummrige Beleuchtung trug das ihre dazu bei.

Der Capitano schüttete sich aus vor Lachen über meine Reaktion und meinte stolz, bisher habe noch jeder Besucher seine hübsche Freundin begrüßt. Dann ging er in den Schlafraum und zog einen Vorhang vor das Poster.

Nachdem meine Überraschung abgeklungen war, empfand ich sein Verhalten schon als etwas absonderlich.

Unsere Psycho-Profis würden hier sicher wichtige Erkenntnisse über eine tiefenpsychologisch bedingte, sexuell-aberrative Pseudofunktion im Sinne Freuds ableiten, während die Feministin vom Dienst wegen der exorbitant antifemininen, pseudoelitären Arroganz dieses südamerikanischen Machos sicher Schaum vorm Mund bekäme. Ich aber hatte noch viel zu tun und konnte mich daher nicht weiter um die offensichtlich havarierte Seele des Capitano kümmern, sondern nahm sein Verhalten mit jenem nachsichtigen Kopfschütteln zur Kenntnis, das ich mir im Umgang mit einigen Kapitänen angewöhnt hatte.

Auf eine ganz andere, mehr handfeste Art hatte einmal ein nordeuropäischer Kollege des Capitano versucht, sich zu entspannen und der Vereinsamung zu entgehen.

Er suchte gemeinsam mit drei Mitgliedern seiner Besatzung in Casablanca ein Bordell auf. Diese zwischenmenschliche Beziehung wurde dann durch einen gemeinsamen Arztbesuch noch intensiviert, der sich nach etwa einer Woche als notwendig erwies.

Nun saß er also mit seinen drei Seeleuten, geduldig ein Pfeifchen schmauchend, im Wartezimmer. Die Tatsache, daß zwei von ihnen Farbige waren, ist ein schöner Beweis dafür, daß sowohl an Bord als auch im Bordell die Rassenschranken überwunden sind.

Übrigens war dieser Kapitän der einzige, der jemals als Patient mit seinen Leuten gemeinsam in meine Sprechstunde kam. Da die Kapitäne während der Hafenliegezeiten besonders beansprucht werden, arrangieren die Agenten üblicherweise für sie einen besonderen Termin beim Arzt, damit keine langen Wartezeiten entstehen.

Er war ein unauffälliger, schlichter Typ, der ohne Umschweife und ohne die geringste Verlegenheit zur Sache kam und mir erklärte, daß er mit seinen Leuten »in Casa bei Mädchens« gewesen sei und sie sich dabei wohl alle »etwas weggeholt« hätten. Auf meine Frage, ob sie sich denn alle bei derselben Dame angesteckt hätten, zuckte er die Schultern und meinte, das müsse wohl so sein, denn zum Schluß sei es ein ziemliches Durcheinander gewesen.

Übrigens hatte ich volles Verständnis dafür, daß er so unbefangen berichtete, denn ich hatte in Berlin bei einem sehr berühmten Professor Vorlesungen gehört, der in seiner gewählten Sprache den Ausspruch tat: »Der Unterschied zwischen einem Menschen, der sich eine venerische Infektion acquiriert, und einem Menschen, der sich keine venerische Infektion acquiriert, ist das, was man gemeinhin mit Dusel zu bezeichnen pflegt.«

Die Untersuchung ergab dann auch, daß der Kapitän mit seinem Verdacht durchaus recht gehabt hatte. Meine Frage, ob er schon einmal eine Gonorrhö gehabt habe, beantwortete er mit ja, die Frage, ob er die Penicillinspritze gut vertragen habe, mit: »Ja, immer.«

Eine alte Dermatologenweisheit der Vor-Penicillin-Ära lautete: »Jeder Tripper ist heilbar, nur der erste nicht.«

Das hatte sich nach der Einführung des Penicillins zwar entscheidend geändert, aber ob sein Fall vielleicht doch noch unter diese alte Regel fiel, konnte ich nicht mehr klären, da er sich an so unwichtige Kleinigkeiten wie seine früheren Gonorrhö-Erkrankungen beim besten Willen nicht mehr im einzelnen erinnern konnte.

Ich gab ihm also seine Penicillininjektion in der üblichen Dosierung, die er als alter Routinier auch klaglos über sich ergehen ließ.

Dann bestellte ich ihn für den anderen Morgen zur Nachuntersuchung. Er winkte gleich fachmännisch ab, als ich anfing, ihm zu erklären, daß er vor der Untersuchung möglichst lange Zeit keinen Urin lassen solle, weil so der Untersuchungsbefund genauer würde.

Als er die Gürtelschnalle geschlossen hatte, bat ich ihn, den nächsten Mann seiner Crew hereinzuschicken. Der war übrigens der andere Weiße, weil seltsamerweise auch nach Überwindung der Rassenschranken immer noch gewisse Prioritäten eingehalten werden.

Bei ihm konnte ich mir die Frage nach der Vorgeschichte sparen, da ich sie ja schon von seinem Kapitän erfahren hatte, und mich auf Harnröhrenabstrich, mikroskopische Untersuchung und Injektion beschränken.

Da dieser Mensch furchtbar umständlich war und unendlich viel Zeit brauchte, um seinen Unterkörper wieder zu bekleiden, ging ich aus Gründen der Zeitersparnis selbst ins Wartezimmer, um den dritten des gonorrhoischen Quartetts aufzurufen.

Als ersten sah ich den Kapitän. Er saß immer noch im Wartezimmer, obwohl ich erwartet hatte, daß er längst zu seinem Schiff zurückgefahren wäre. Er blickte mich merkwürdig ängstlich an und sah auch merkwürdig verändert aus. Sein Gesicht war stark gerötet, seine Lippen waren dick geschwollen, die Augen blutunterlaufen, er atmete schwer und krächzte heiser und kaum hörbar: »Doktor, mir wird so schlecht, ich . . .« Weiter ließ ich ihn gar nicht kommen, ich packte ihn am Arm, schleppte ihn ins Sprechzimmer, riß ihm die Jacke herunter, packte ihn auf die Untersuchungsliege, rief ins Büro, daß man nach einem Krankenwagen mit Blaulicht telefonieren solle, zog in einer Spritze ein gefäßverengendes Medikament ein, spritzte es ihm in den Arm, zog in einer zweiten Spritze ein Corticoid auf, das ich ihm zur Hälfte in die Vene, zur Hälfte in den Muskel spritzte – dann konnte ich nur noch hoffen, daß die Wirkung der Medikamente genauso schnell eintreten würde, wie seine Penicillinallergie aufgetreten war.

Es war eine allergische Sofortreaktion, wie sie im Buche stand. Durch die mehrmaligen Penicillinbehandlungen, die er im Lauf der Jahre bekommen hatte, war allmählich eine Allergie, also eine Überempfindlichkeit, aufgebaut worden, die bisher noch unterhalb der Schwelle zu einer allergischen Reaktion geblieben war – bis sie mit meiner heutigen Injektion überschritten wurde und es zu dieser foudroyanten Sofortreaktion kam.

Da der Krankenwagen schnell da war, lag der Patient wenig später in der Klinik am Tropf, und die Sache ging noch mal klar.

Ein Malheur passiert ja oft durch eine »unvorhersehbare Verkettung unglücklicher Umstände«, wie man hinterher sagt. Aber ich muß ehrlicherweise zugeben, daß unser Fall nur aufgrund einer »unvorhersehbaren Verkettung glücklicher Umstände« gut ausging.

Umstand Nr. 1 war die außergewöhnliche Tatsache, daß der Kapitän zusammen mit den Leuten seiner Besatzung zur Untersuchung gekommen war und nicht, wie üblich, zu einem besonderen Termin, nach dem er allein sofort zurückgefahren wäre.

Umstand Nr. 2 war die noch außergewöhnlichere Tatsache, daß der Kapitän nach seiner Behandlung auch noch die Untersuchung und Behandlung von drei Leuten abwartete, nur um ein paar Mark Taxigeld zu sparen.

Umstand Nr. 3 war der Zufall, daß ich, statt nur den Namen aufzurufen, selbst ins Wartezimmer gegangen war und so den Zustand des Kapitäns sofort erkennen konnte.

Jedenfalls hatte er sich durch sein unübliches Verhalten nicht nur ein paar Mark Taxigeld, sondern den Schock-Tod erspart. Denn wenn er sofort nach der Penicillininjektion mit dem Taxi losgefahren wäre, würde er nach wenigen Minuten, sozusagen todsicher, kollabiert sein.

Und selbst wenn – was aber keineswegs sicher ist – der Taxifahrer sofort erkannt hätte, daß es bei seinem Fahrgast nicht um alkoholbedingte Müdigkeit, sondern um Tod oder Leben ging und es ihm sofort gelungen wäre, aus dem chaotischen Hafenverkehr herauszukommen und in ein Krankenhaus zu fahren, wäre bei einer derartigen Sofortreaktion mit Sicherheit jede Hilfe zu spät gekommen.

Manchmal hat Sparsamkeit doch ihre guten Seiten.

Wenn ich eingangs sagte, daß Kapitäne Menschen wie du und ich sind, ist daraus mühelos abzuleiten, daß auch sie sich in Gegenwart ihrer Ehefrauen deutlich anders verhalten, als wenn sie allein durch die große weite Welt fahren.

Jeder Mann in verantwortungsvoller Position benimmt sich bekanntlich in seinem beruflichen Leben anders als in seinem privaten, womit ich natürlich nicht nur sagen will, daß er zu seiner Sekretärin höflicher ist als zu seiner Ehefrau.

Die Leute an Land haben den Vorteil, daß sie eine Überschneidung ihres beruflichen Lebens mit ihrem privaten jährlich nur ein Mal – beim Betriebsausflug – erleben.

Wenn dagegen die Frau eines Kapitäns eine längere Reise mitmacht, entwickelt sich das zu einem chronischen Zustand, von dem wie immer bei chronischen Zuständen alle, auch die nur am Rande Betroffenen, berührt werden.

Die Gegenwart der Kapitänsfrau ändert nämlich schlagartig die ganze Atmosphäre an Bord, nicht immer zum Schlechteren, aber selten zum Besseren. In der strengen Bordhierarchie ist die Frau des Kapitäns ein Fremdkörper. Sie gehört zwar irgendwie zur obersten Autorität, besitzt aber selbst nicht die geringste Autorität.

Die Art der Veränderung des Bordklimas hängt weitgehend von der Persönlichkeit der Dame und ihrem eigenen Autoritätsverständnis ab.

Aufgrund meiner jahrelangen Beobachtungen bin ich zu dem Ergebnis gekommen, daß es zwei Extremtypen gibt: a) die Königinmutter und b) das Mauerblümchen.

Während Typ a) zu allem Geschehen an Bord eine Meinung hat und diese auch noch äußert, hat Typ b) zu nichts eine Meinung und äußert nicht einmal das.

In der Messe wird dem Typ a) mit eisiger Höflichkeit und dem Typ b) mit herablassender Höflichkeit begegnet.

Da aber Höflichkeit, in welcher Form auch immer, für die meisten Seeleute eine Anstrengung bedeutet und sie Anstrengungen aller Art lieber aus dem Wege gehen, meiden sie die Urheberinnen verständlicherweise, soweit es irgend zulässig ist.

Infolgedessen ist Typ a) nun noch mehr auf ihren Kapitän fixiert, bekommt dadurch noch mehr von den Bordereignissen mit, bildet sich noch mehr eine eigene Meinung zu noch mehr Geschehnissen und Personen – und quatscht ihm noch mehr dazwischen.

Typ b) dagegen wird noch mehr in die Isolierung gedrängt, was manchmal soweit geht, daß sie aus der Sofaecke, in der sie in den ersten Tagen von früh bis spät mit einer Handarbeit saß, plötzlich, um den vielen fremden Menschen zu entgehen, in den meist sehr engen Schlafraum ausweicht, wo sie dann von früh bis spät mit ihrer Handarbeit auf der Koje sitzt, in der sie anschließend von spät bis früh liegt und schläft.

Gottlob sind das aber nur die beiden Extremtypen.

Die durchschnittliche Kapitänsfrau findet sich damit ab, daß sie eine Zwischenstellung zwischen Stewardess und Fahrgast einnimmt und versucht, das Beste daraus zu machen; sie läßt ruhig erst mal den Steward den Kaffeetisch decken, räumt erst dann die Ladungspapiere, Impfpässe und Mannschaftslisten vom Tisch und stellt statt dessen eine kleine Vase mit frischen Blümchen hin.

Auf diese hübsche kleine Aufmerksamkeit reagiert der Kapitän meist mit der unwirschen Frage: »Wer zum Teufel hat denn schon wieder die verdammten Ladungspapiere hier weggenommen!«

Die erfahrene Kapitänsfrau reagiert hierauf nicht mit einem Weinkrampf, den sie sich redlich verdient hätte, sondern mit einem unschuldigen Augenaufschlag und einem verständnislosen Kopfschütteln über den dusseligen Steward.

Ausländische Kapitänsfrauen unterscheiden sich von deutschen nicht nur durch ihre Sprache, sondern auch dadurch, daß sie meist wesentlich länger an Bord sind und den Schiffsbetrieb schon entsprechend länger gestört haben, wenn sie bei uns eintreffen.

Ich erlebte einmal eine indische Kapitänsfrau, die an sich wirklich ganz reizend war. Sowohl ihr Kastenzeichen, ein kirschgroßer und -roter runder Fleck zwischen den Augenbrauen, als auch ihr grünsilberner Sari schmückten sie ungemein. Trotzdem war der eigentliche Blickfang an ihr der Brillant von etwa einem Karat, den sie im linken Nasenflügel trug.

Allerdings machte ich bei ihr zum erstenmal die Erfahrung, daß auch ein Einkaräter an einer hübschen Frau stören kann, nämlich wenn sie ihn im Nasenflügel trägt und eine starke Rhinitis, also einen akuten Schnupfen, hat.

Es verdroß mich, daß sie ihn nicht herausnehmen konnte, weil ein in entzündlich geschwollene Schleimhäute geschraubter Fremdkörper nicht gerade zum Abklingen der Entzündung beiträgt – er mag so kostbar sein, wie er will; deshalb führten ausgerechnet bei dieser Schönheit meine therapeutischen Künste nur sehr langsam zur Besserung.

Aber vermutlich würden die meisten Frauen, die zwischen einem Schnupfen mit Einkaräter oder keinem Schnupfen ohne Einkaräter zu wählen hätten, die erste Möglichkeit allemal bevorzugen.

Außer ihrer entzündeten einkarätigen Nasenschleimhaut verdarb mir auch der überraschende Umstand die Laune, daß sie mir plötzlich drei Kleinkinder mit fieberhaften Infekten und heftigen Bronchitiden vorstellte, die sie wie eine Zauberkünstlerin aus dem riesigen Bett grub, zu dem der gesamte Schlafraum des Kapitäns umgebaut war.

Wie sich herausstellte, war sie mit ihren Kindern aus dem heißen Kalkutta in das Januarklima Bremens gereist, ohne daran zu denken, daß vielleicht andere Bekleidung erforderlich wäre. Nachdem sie mit den lieben Kleinen einen Nachmittag lang in leichten Sommersandalen durch den ortsüblichen Schneematsch gelatscht war, wußte sie es besser.

Der Kapitän, den ich vor lauter Familie kaum zu sehen bekam, hatte sein Schiff sozusagen kindersicher machen lassen, indem er an den strategisch wichtigen Punkten einen Meter hohe Holzgitter hatte anbringen lassen, u.a. zwischen Schlafraum und Salon, an der Tür zum Gang und vor der ersten Stufe des Niedergangs, dem wohl gefährlichsten Punkt.

Diese Schutzgitter erfüllten auch ihren Zweck, indem sie die lieben Kleinen vor schweren Treppenstürzen bewahrten. Allerdings mußte ich den Dritten Offizier wegen einiger Prellungen und Blutergüsse behandeln, die er sich zugezogen hatte, als er diensteifrig zum Kapitän hinaufraste, um ihn für ein Auslandsgespräch ans Telefon zu holen, und dabei in der Eile gegen das Holzgitter prallte und nach einem Salto rückwärts die Treppe wieder hinunterfiel.

Außerdem mußte ein Steward behandelt und ein paar Tage krankgeschrieben werden, der ein Tablett mit heißem Tee für die Eltern und heißer Milch für die kleinen Patienten hinauftrug, das beim vorsichtigen Übersteigen des Holzgitters in Schräglage geriet, so daß der heiße Tee ihm die linke, die heiße Milch die rechte Hand verbrühte.

Da ich wegen der kranken Kinder an allen drei Tagen, die das Schiff in Bremen lag, an Bord gehen mußte, konnte ich in dieser Zeit den sicheren Eindruck gewinnen, daß die gesamte Besatzung – und der Kapitän gehörte auch dazu – den Tag verfluchte, an dem die vier auf die Crewliste gesetzt worden waren.

Unter den Kapitänsfrauen, die mit ihrem Mann fahren, gibt es eine ganze Reihe, die ihre erste und ihre letzte Reise gleichzeitig machen.

Für eine Frau, die nicht von Kindesbeinen an mit der Seefahrt vertraut ist, ist es sehr schwer, sich erst als Erwachsene mit den unzähligen Besonderheiten des Bordlebens abzufinden, vor allem, wenn es sich über Monate hinzieht.

Außer der schon erwähnten unklaren Position – halb Passagier, halb Stewardess – und dem Zwang, ständig im Zentrum von Entscheidungen dabeizusein, obwohl man nichts von ihnen versteht, gibt es noch eine Menge anderer Dinge, die auf die Dauer sehr inkommodieren.

Da ist zunächst die räumliche Enge. Auf den großen, modernen Schiffen habe ich im Schlafraum des Kapitäns oft eine breite, zweischläfrige Koje gesehen, die man für den Fall eingebaut hatte, daß die Frau Gemahlin mitzureisen wünschte. (Ich hoffe jedenfalls, daß sie für diesen Fall vorgesehen war.) Aber diese kleine Bequemlichkeit ist längst nicht auf allen Schiffen vorhanden, so daß das Ehepaar sich – spätestens im Laufe der Nacht – auf Koje und Sofa verteilen muß.

Wie ich immer wieder bemerkte, ist der Schrankraum und auch der sonstige Stauraum so knapp, daß Kapitänskajüten nach Eintreffen der Ehefrau immer eine Kombination aus Theatergarderobe und Supermarkt werden.

Überall hängt was, liegt was, steht was.

Besonders knapp wird es bei Kapitäns, wenn die Reise durch verschiedene Klimazonen geht und die Dame nicht nur für Schön- und Schlechtwetter, sondern auch für Kalt- und Warmklima vorsorgen mußte. Einen Pelzmantel und andere Winterbekleidung in einem an sich vollen Kleiderschrank unterzubringen, ist eine Aufgabe, bei der auch stabile Nervensysteme schon zusammengebrochen sind.

Das Bad ist erfahrungsgemäß immer ein besonderer Schwachpunkt bei der gemeinsamen Reise, denn es ist konzipiert für einen spartanischen männlichen Single. Nun aber muß es nicht nur die Fülle der Kosmetika aufnehmen, die eine Dame für eine längere Reise zu brauchen glaubt, sondern wird auch zur Spezialwaschküche für Damenwäsche umfunktioniert. Denn welche Dame mag schon ihre Dessous dem Steward – für sie ja ein ziemlich fremder Kerl – in die Hand drücken mit der Anweisung: »Bitte meinen BH auswaschen, aber nur bei dreißig Grad!«

Immer, wenn ich einen Kapitän oder seine Frau an Bord behandelt hatte, wurde mir sein Bad fürs Händewaschen angeboten. Dabei passierte es öfter, daß mir oben ein nasses Damenwäschestück, das dort zum Trocknen aufgehängt war, ins Gesicht klatschte, während ich unten auf eine Cremetube trat, die von der überfüllten Glasplatte heruntergerollt war.

Bei diesen engen räumlichen Verhältnissen, in denen Kapitän und Ehefrau manchmal monatelang zusammenleben, wird das Problem der Seekrankheit für beide ziemlich wichtig.

Wenn ein Kapitän erfährt, daß eine Passagierin nicht zum Essen erschienen ist, weil sie seekrank in ihrer Kabine liegt, kostet ihn das allenfalls ein gutmütig-mitleidiges Lächeln.

Wenn aber seine eigene Frau, von der Seekrankheit geschüttelt, in seiner eigenen Koje liegt und mehr oder weniger still vor sich hin leidet, kostet es ihn mit Sicherheit die Nachtruhe, vermutlich aber auch tagsüber die Nervenkraft. Denn Seekrankheit in unmittelbarer Nähe nervt ungemein, und zwar in optischer, akustischer und geruchsmäßiger Hinsicht.

Schon mancher Kapitän hat in solcher Lage das Liebste, was er auf dieser Welt besitzt, weit weg gewünscht, am liebsten nach Hause.

Eine Kapitänsfrau, die klug ist – und das sind eigentlich alle, sonst hätten sie ja keinen so oft abwesenden Ehemann geheiratet –, besucht ihren Mann also nur während der Hafenliegezeit, falls sie weiß, daß sie nicht seefest ist.

Das schlagendste Beispiel dafür, wie weit das Eheleben eines Kapitäns durch die Bordverhältnisse ruiniert werden kann, erlebte ich auf einem mediterranen Schiff.

Auch in diesem Fall möchte ich die Nationalität nicht präzisieren, weil sonst der Eindruck entstehen könnte, daß so was »bei den Leuten« doch nichts Besonderes wäre.

Der Kapitän selbst war ein sehr eleganter Mann, der typische Südländer, schwarzhaarig, braungebrannt, mit strahlendweißem Gebiß, das man dank seines Charmes fast ununterbrochen betrachten durfte.

Er trug eine tadellos sitzende Uniform, in der er wie der schneidige Kommodore einer Zerstörerflotte in einem amerikanischen Kriegsfilm wirkte, aber nicht wie der Kapitän eines ziemlich heruntergekommenen Tramp-Schiffes, der er eigentlich war.

Das fiel insofern auf, als die Leute aus dem Mittelmeerraum sonst eher ein sehr legeres Zivil bevorzugen, was unter den dortigen klimatischen Verhältnissen ja auch verständlich ist.

Aber es waren drei Damen an Bord, und vielleicht waren sie der Grund für den schmucken Dreß des Kommodore.

Nun ist es eine uralte seemännische Erfahrung, daß von drei Frauen an Bord entweder eine zuviel oder eine zuwenig ist. Das hängt damit zusammen, daß der Mensch immer dazu neigt, Gruppen zu bilden. Ist er neu in einer Umgebung, schließt er sich am liebsten jemandem an, der ebenfalls neu ist. Bei der Auswahl seines Partners richtet er sich nach gewissen Eigenschaften oder Merkmalen, die mit seinen eigenen möglichst übereinstimmen.

Von drei Frauen an Bord – die sehr aufeinander angewiesen sind, weil ihre Männer die meiste Zeit des Tages mit ihrem Dampfer beschäftigt sind – werden sich also immer die beiden jüngsten, die beiden hübschesten oder die beiden intelligentesten zusammenschließen, während die dritte außen vor bleibt.

Wenn die beiden assoziierten Damen in allen drei Merkmalen übereinstimmen, ist die dritte sozusagen endgültig in die Abseitsfalle gelaufen; darin bleibt sie dann bis zum Ende der Reise, was natürlich die Stimmung in der Messe und in den Liegestühlen nicht gerade überschäumen läßt.

Wenn vier Frauen mitfahren, können die beiden weniger jungen oder weniger hübschen oder weniger intelligenten – unhöflicher ausgedrückt, die beiden älteren, häßlicheren oder dümmeren – eine Gegengruppe bilden und sich in der auch ganz wohl fühlen, weil sie ja nicht allein sind.

Sind jedoch nur zwei Frauen an Bord, sind die beiden von Anfang an dazu verurteilt, irgendwie miteinander auszukommen oder sich aus dem Wege zu gehen.

Weder beim Damenverhältnis 2:2 noch beim Stand von 2:0 gibt es also Ärger; aber mit an Sicherheit grenzender Wahrscheinlichkeit wird es den beim Verhältnis 2:1 geben.

Im vorliegenden Fall stand es bedauerlicherweise 2:1, und leider war es die Frau des Kapitäns, die sich im Abseits befand.

Daß sie die älteste der drei Damen war, konnte ich dem Impfpaß entnehmen.

Daß sie in einer Schönheitskonkurrenz der drei allenfalls den dritten Preis erhalten hätte, wäre bei allem Wohlwollen gerecht gewesen.

Daß sie auch auf dem Gebiet der Intelligenz nicht gerade dominierte, zeigte ihr Verhalten bei der Impfung.

Zuerst wurde die Besatzung geimpft, die schon zusammengerufen war und dann einzeln aus dem Gang in die Messe kam, sowie der Kapitän sie aufrief. Es ging wirklich flott vor sich, weil er – jeder Zoll ein Kommodore – die Sache gut organisiert hatte und lautstark dafür sorgte, daß sie wie am Schnürchen lief.

Dann kamen die beiden jüngeren Damen eng umschlungen und fröhlich lachend hereinspaziert, was ihre enge freundschaftliche Verbundenheit erkennen ließ.

Der Kapitän begrüßte sie mit der geballten Wucht seines südländischen Charmes und fragte, ob er ihnen aus der Bluse helfen dürfe, was sie aber mit fröhlichem Gekicher ablehnten. Darauf entfernte er sich diskret, um nachzusehen, wo seine verehrte Gattin blieb.

Als ich den beiden Hübschen verklarte, daß sie beide Oberarme freimachen müßten, weil sie die Gelbfieber- und die Choleraimpfung brauchten, gab es keine ernsthaften Probleme; sie halfen einander im Gegenteil lachend und mit vielen neckischen Bemerkungen, die ich leider nicht verstand, aus Pulli und Bluse.

Die Impfung selbst ließen sie ohne Mucks über sich ergehen. Ich wende allerdings immer einen Trick an, wobei ich den Impfarm in die linke Hand nehme und in dem Moment, wenn ich die Injektion mit einer natürlich immer fabrikneuen – also höchst spitzen und scharfen – Kanüle setze, den Druck meiner linken Hand, speziell des Daumens, etwas verstärke. Der Impfling spürt dann nur den Druck des Daumens, der ja nichts Alarmierendes an sich hat und den winzigen Einstich der haarfeinen Kanüle völlig überlagert. Sehr oft wollten die Leute gar nicht glauben, daß die Impfung schon vorüber war, und ich wartete dann extra einige Sekunden, um ihnen zu zeigen, daß aus dem winzigen Einstich ein noch winzigeres Blutströpfchen zum Vorschein kam, damit sie auch wirklich überzeugt waren, die Injektion tatsächlich erhalten zu haben.

So lief die Sache auch hier ab. Danach halfen sich die beiden wieder kichernd beim Anziehen, verabschiedeten sich mit einem dankbaren Augenaufschlag und spazierten erleichtert davon.

Als sie eng umschlungen und fröhlich schnatternd den Salon verließen, kam gerade der Kapitän mit seiner Frau herein. Er hielt sie ebenfalls eng umschlungen, aber nicht etwa aus Zärtlichkeit, sondern weil er sie mit Gewalt herbeischleppen mußte. Das Verhältnis der drei Damen zueinander konnte man mühelos an dem spöttischen Gelächter erkennen, in das die beiden Jüngeren darob ausbrachen.

Als der Kapitän, dem die Situation sichtlich unangenehm war, seine Frau endlich in einen Sessel bugsiert hatte, streckte sie einfach alle vier Extremitäten von sich, öffnete den Mund und fing an, in den höchsten Tönen zu schreien.

Erst als der Kapitän nach anfänglich halblautem Zureden sie noch lauter anschrie, ging sie zu einem etwas leiseren, aber permanenten Wimmern über.

Da sie nicht die geringsten Anzeichen einer Kooperation erkennen ließ, versuchte der Kapitän nun, ihre Blusenärmel hochzustreifen.

Aber entweder waren die Ärmel zu eng oder die Arme zu dick; er mußte es jedenfalls aufgeben.

So blieb ihm nichts anderes übrig, als zu versuchen, ihr die Bluse auszuziehen. Aber sobald er ihr den ersten Knopf öffnete, ging ihr Wimmern wieder in gellende Angstschreie über. Jetzt war der Kapitän blaß vor Wut. Sein gepflegtes Haar hing ihm wirr ins Gesicht, seine edle Stirn und seine klassisch geformte Nase waren schweißbedeckt, und dem Gehege seiner Zähne – wie ein großer Dichter seines Volkes zu sagen pflegte – entfleuchten obszöne Flüche, die ich verstehen konnte, weil er sie zur Vorsicht in Englisch von sich gab. Seine Augen waren schmal und gefährlich geworden, aber sie hielt die Arme weiter stocksteif von sich gestreckt und dachte nicht im Traum daran, ihm beim Ausziehen der Bluse behilflich zu sein.

So hatte er buchstäblich alle Hände voll zu tun, und ich konnte mir gut vorstellen, daß ein Mann wie er beim Öffnen vieler anderer Blusen schon erfolgreicher gewesen war. Als er sie endlich aufgeknöpft hatte und nach hinten abstreifen wollte, fing seine Frau an, sich im Sessel so heftig zu winden, daß es einer besseren Sache wert gewesen wäre. Ihm blieb nichts anderes übrig, als die Bluse mit einem kräftigen Ruck herunterzureißen.

Offenbar hatte das Geräusch des reißenden Stoffes der Dame gezeigt, daß es nun langsam Ernst wurde. Sie reagierte darauf mit hysterischen, gellenden Schreien.

Jetzt war er am Ende seiner Nervenkraft. Er haute ihr eine runter – blitzschnell, aus der Schulter ausholend.

Sie verstummte augenblicklich. Nicht, daß sie entsetzt, wütend, zornig oder gar empört gewesen wäre, nein, sie war einfach nur still. So, als wäre ihr diese archaische Form der Gattenliebe nicht zum erstenmal begegnet.

Ich benutzte natürlich die Schweigeminute dazu, ihr schnell und schmerzlos beide Injektionen zu geben, auf die sie aber überhaupt nicht reagierte, weil sie ihren Mann immer noch mit offenem Mund anstarrte.

Dann war es, als erwache sie aus einer Betäubung. Sie blickte sich leicht verwundert um, und als sie bemerkte, daß sie schon auf beiden Oberarmen ein Pflaster kleben hatte, fing sie an zu lachen. Ein bißchen laut zwar, so daß ich zuerst fürchtete, ihr Lachen würde jetzt genauso hysterisch werden wie vorher ihr Geschrei, aber es hielt sich in Grenzen.

Der Kapitän, nach getaner Arbeit wieder ganz der charmante

Kavalier, half ihr beim Anziehen und führte sie hinaus, nachdem sie sich ganz freundlich und normal von mir verabschiedet hatte.

Als der Kapitän zurückkam, weil auch er noch geimpft werden mußte, tat er, als sei nichts Besonderes geschehen. Er war wieder ganz der alte Charmeur, als er nach der Impfung, sich den Arm reibend, fragte: »Doktor, werde ich nach den beiden Spritzen auch heute abend meine Frau umarmen können?«

Nach dem ganzen Theater war das ungefähr das letzte, was mich interessierte; so antwortete ich nur ziemlich kühl: »Wenn Sie es vorher konnten . . .«

Das aufregendste und eigentlich auch tragischste Erlebnis mit einem Kapitän hatte ich an einem Freitag, der ja seit altersher in der Schiffahrt als Unglückstag gilt.

Der Agent eines soeben eingelaufenen skandinavischen Schiffes rief an und und sagte mir, hörbar verstört, daß der Erste Offizier des Schiffes seinen Kapitän für geistesgestört halte.

Das war ein Wort!

Nach einer längeren Gesprächspause fragte ich den Agenten behutsam, ob er mir die Sache vielleicht näher erläutern könne.

Das konnte er natürlich nicht, er sagte mir nur, daß der Erste dringend um meinen Besuch bitten lasse, er selbst getraue sich nicht, sein Schiff zu verlassen, da er sich aufgrund des Zustandes des Kapitäns voll für das Schiff verantwortlich fühle.

Wie ich ja schon gesagt habe, sind die Hafenagenten der Schiffsmakler ausgekochte und hartgesottene Burschen, die eigentlich durch nichts aus der Fassung zu bringen sind, weil sie praktisch alles, was auf einem Schiff überhaupt passieren kann, schon einmal erlebt haben. Dies war ihm aber noch nicht vorgekommen, und mir auch nicht.

Als ich ihm sagte, die Sache höre sich so verrückt an, daß man sich direkt fragen müsse, ob nicht vielleicht der Erste verrückt sei und nicht der Kapitän, fand er das gar nicht komisch, sondern meinte, der Erste sei bei ihrem Gespräch so ernsthaft besorgt gewesen, daß er fest überzeugt sei, mit dem Kapitän stimme etwas nicht. Ob es nicht doch besser wäre, wenn ich an Bord die Sache selbst überprüfen würde.

Dazu war ich natürlich bereit, nur war ich mir noch nicht ganz sicher, wie der Kapitän reagieren würde, wenn ich an Bord kam und ihn mit den Worten begrüßte: »Guten Morgen, Sir, ich würde Sie gern mal untersuchen, ob Sie geistesgestört sind oder nicht!« Beim Verdacht auf Geisteskrankheit eines Kapitäns kann man ja leider nicht mal eben nachsehen, ob etwas dran ist oder nicht.

Nach längerem Grübeln kam ich aber zu dem Ergebnis, daß mir gar nichts anderes übrigblieb, als zum Schiff zu fahren und an Bord die Lage zu peilen. Also ließ ich mal wieder alles andere stehen und liegen und fuhr hin.

Der Erste schien den Bordbetrieb gut im Griff zu haben, denn kaum betrat ich unten die Gangway, erschien er schon oben an Deck, um mich in Empfang zu nehmen. Er mußte also einen Mann von der Besatzung beauftragt haben, ihn zu verständigen, wenn ein Fremder mit schwerer Tasche an Bord kam.

Er bat mich gleich in seine Kammer, um mir die Situation zu schildern. Er selbst machte einen ruhigen, sicheren und vernünftigen Eindruck, wenn er auch etwas übernächtigt und angespannt wirkte. Aber das war ja kein Wunder in einer solchen Ausnahmesituation, wie er sie mir dann schilderte.

Der Kapitän, der wegen einer Hospitalbehandlung etwa ein Jahr ausgesetzt hätte, wäre während der ersten Wochen der Reise auffallend ruhig und zurückhaltend gewesen und hätte ihm, dem Ersten, praktisch alles überlassen, weil er schon lange auf dem Schiff war und den Betrieb und die Leute gut kannte. Das hatte er, der Erste, auch ganz gut gefunden, wenn es auch für ihn natürlich eine ziemliche Belastung war.

Etwa vor zwei Wochen jedoch war mit dem Kapitän eine deutliche Veränderung vor sich gegangen. Praktisch von einem Tag auf den anderen hatte er seine ruhige Zurückhaltung und sein Phlegma abgelegt und statt dessen eine gespannte, nervöse Unruhe gezeigt. Er könnte eigentlich kaum geschlafen haben, denn er sei pausenlos Tag und Nacht durch das ganze Schiff gestreift. Dabei hätte er sich in alle Dinge, auch die unwichtigsten, persönlich eingemischt, die Leute nach allem möglichen befragt und sie in so lange Gespräche verwikkelt, daß sie sich beim Bootsmann schon kopfschüttelnd beschwerten, weil sie mit ihrer Arbeit nicht weiterkämen.

In den letzten Nächten sei er ohne jeden Anlaß auf der Brücke erschienen, wo er lange Selbstgespräche geführt habe. Sogar im Maschinenraum sei er aufgetaucht, als aber dann der Chief hinzukam und ihn fragte, worum es ginge, sei er wortlos wieder gegangen.

Der Erste war vorsichtig und umsichtig genug gewesen, alle diese Auffälligkeiten in einer Art privatem Logbuch mit Datum, Uhrzeit und Namen der Zeugen festzuhalten. Er sah sich im Geiste wohl schon wegen Meuterei vor dem Seeamt stehen.

Ich las seine Aufzeichnungen in aller Ruhe durch, stellte noch einige Fragen, ließ auch den Chief dazubitten, der sich über das überraschende Auftauchen des Kapitäns in der Maschine noch immer nicht ganz beruhigt hatte, und kam allmählich zu der Überzeugung, daß mir da tatsächlich ein psychiatrischer Fall beschert worden war.

Daß es sich dabei um einen Kapitän handelte, der an Bord seines Schiffes derzeit noch die volle Befehlsgewalt hatte, erleichterte den Fall nicht gerade. Zu bedenken waren zwei Dinge: erstens das Risiko, das ein geistesgestörter Kapitän für sein Schiff und damit vor allem für Leib und Leben der ihm anvertrauten Menschen bedeutet. Zweitens die Strenge unserer Gesetze, die für eine zwangsweise Hospitalisierung Geisteskranker einen richterlichen Beschluß verlangen, für den ein amtsärztliches Gutachten Voraussetzung ist.

Nachdem mir langsam klargeworden war, daß ich – um ein klassisches nautisches Bild anzuwenden – zwischen Skylla und Charybdis navigierte und es wohl ziemlich schwierig werden würde, von beiden klarzukommen, mußte ich ja wohl oder übel endlich zum Mittelpunkt unseres ganzen Problems vorstoßen, nämlich zum Kapitän.

Als ich in sein schönes, mit altem Mahagoniholz getäfeltes Office kam, lief er unruhig im Raum auf und ab.

Er war ein mittelgroßer, untersetzter Mann mit tiefen Falten in einem fahlen, gelblich-blassen Gesicht, dessen Augenlider und Mundpartie ständig nervös zuckten. Sein kurzgeschorenes Haar war weißgrau, ebenso sein Bart, der sicher schon drei Tage alt war. Auch seine Kleidung war unordentlich und ungepflegt, seinem Jackett mit den vier goldenen Kapitänsstreifen konnte man ansehen, daß er es einige Tage und Nächte ununterbrochen getragen hatte.

Er war so zerstreut und geistesabwesend, daß er sich über meinen Bordbesuch gar nicht wunderte. Wahrscheinlich hatte er, als ich ihn begrüßte, gar nicht realisiert, wer ich eigentlich war.

Als ich ihm sagte, ich wolle die Impfpässe kontrollieren – was ich mir als Vorwand ausgedacht hatte –, kramte er so zerstreut in seinen Papieren, daß ich die Impfpässe früher entdeckte als er.

Damit war sozusagen der offizielle, dienstliche Teil meines Bordbesuches erledigt, und ich konnte mich nun vorsichtig seiner Person zuwenden.

Während ich also bedächtig, aber ohne hinzusehen – denn es war ja viel wichtiger, ihn zu beobachten – die Impfpässe »kontrollierte«, sagte ich ganz beiläufig zu ihm: »Übrigens, Kapitän, hatten Sie so schlechtes Wetter draußen? Sie machen den Eindruck, als wenn Sie 48

Stunden nicht von der Brücke gekommen wären und überhaupt keinen Schlaf gehabt hätten.«

Er lief weiter unruhig auf und ab, trank im Gehen von dem Tee, der seit dem Frühstück noch herumstand, und antwortete zerstreut: »Das Wetter – nein, das war nicht schlecht, aber ich muß mich um alles selbst kümmern ... Bald zuviel für mich – der Erste tut gar nichts – immer nur um mich rum ... Komme überhaupt nicht zur Ruhe!«

Ich hütete mich natürlich, ihm zu widersprechen – weiß Gott, wozu das geführt hätte –, sondern sagte ganz ruhig und fürsorglich: »Aber so geht das doch nicht, Kapitän! Sie müssen doch an Ihre Gesundheit denken! Sie können doch nicht auch die Arbeit Ihres Ersten mitmachen. Erst mal sollten Sie richtig ausschlafen. Wenn Sie schlecht schlafen, kann ich Ihnen ja etwas aufschreiben und von der Apotheke an Bord schicken lassen.«

Trotz seiner Unruhe und Zerfahrenheit schien er sich jetzt doch angesprochen zu fühlen; er unterbrach sein Umherlaufen, setzte sich hinter seinen Schreibtisch, zog die Schublade auf und murmelte: »Ach ja, Apotheke – da könnten Sie eigentlich ... Ich brauche die Medizin von meinem Bruder ... Sollte sie ja eigentlich die ganze Zeit ... Hatte es nur vergessen – brauche sie aber wieder ... Muß doch irgendwo das Rezept haben!«

Während er das alles bruchstückweise hervorstieß, wühlte er in seinem Schreibtisch herum, daß die Papiere nur so flogen. Fassungslos sah ich seiner immer hektischer werdenden Betriebsamkeit zu und fragte dann vorsichtig: »Medizin von Ihrem Bruder? Was soll das denn sein?«

Er sah mich konsterniert an und belehrte mich dann ungeduldig: »Nicht die Medizin, das Rezept ist von meinem Bruder – mein Bruder ist Chefarzt, hat mich in seiner Klinik behandelt ... Nur ein paar Wochen – war sehr nervös – brauchte mal Ruhe ... Hier ist es ja ...«

Er reichte mir tatsächlich ein Rezept über den Schreibtisch. Es war vom Chefarzt einer Klinik ausgestellt, der in der Tat den gleichen Namen trug wie der Kapitän, und lautete auf 600 Dragees eines Lithium-Präparats.

Lithium kannte man früher nur aus der Chemiestunde als Alkalimetall, bis es in den letzten zwei bis drei Jahrzehnten als Medikament in die Prophylaxe und Therapie der manisch-depressiven Psychose eingeführt wurde. Das ist eine psychische Erkrankung, bei der manische mit depressiven Phasen in unregelmäßigen Intervallen wechseln. Während der Kranke in der depressiven Phase antriebsarm bis zur völligen Apathie ist und Beruf, Familie und seine eigene Person bis zu seiner totalen Isolierung vernachlässigt, verfällt er in der manischen Phase in eine hektische Aktivität, die ihn zu den unsinnigsten Planungen, Entschlüssen und Handlungen treibt. So manche Familie ist durch ihren Familienvater, so manche Firma durch ihren Chef total ruiniert worden, weil der manisch Kranke nicht rechtzeitig entmündigt werden konnte.

Das also war die Krankheit des Kapitäns!

Alle Symptome, die er gezeigt hatte, paßten sich mühelos in das Krankheitsbild ein, dessen Ablauf natürlich dadurch verwischt, überlagert und zeitlich versetzt worden war, daß er die Lithiumprophylaxe, die er nach Abschluß der stationären Therapie anscheinend mit Erfolg zunächst weitergeführt hatte, bei Reisebeginn abgebrochen hatte.

Jetzt hatte wieder eine manische Phase begonnen, und ich mußte sehen, wie ich ihn von der Kommandobrücke herunterbekam. Das war so vordringlich, daß ich jeden Gedanken daran, wie der ärztliche Bruder es verantworten konnte, den Kapitän so kurze Zeit nach der klinischen Behandlung schon wieder Dienst machen zu lassen, völlig beseite schob.

Ich ließ mir das Rezept geben, sagte dem Kapitän, ich würde alles regeln, und fuhr in mein Büro.

Das Rezept hatte ich mir natürlich aushändigen lassen, weil Anschrift und Telefonanschluß des Chefarzts aufgedruckt waren, nicht etwa, weil ich 600 Lithium-Dragees beschaffen wollte.

Was ich eigentlich gar nicht zu hoffen gewagt hatte, trat ein. Gleich beim ersten Versuch bekam ich den Chefarzt an den Apparat. Er war genauso fassungslos wie ich vor einer Viertelstunde, allerdings nicht über die Diagnose, die er ja seit Jahren kannte, sondern über die Tatsache, daß sein Bruder ein Schiff führte.

Ich mußte ihm glauben, daß sein Bruder ihn getäuscht hatte. Der Kapitän hätte ihm gesagt, er wolle zur Erholung für ein paar Wochen in die Schweiz reisen, nicht in ein Sanatorium, sondern in ein gemütliches Hotel, von wo aus er schöne Wanderungen und Ausflüge machen könne. Das Lithium könne er ja mitnehmen, dann brauche er in der Schweiz nicht erst zum Arzt zu gehen und dem die ganze Vorgeschichte zu erzählen. Der ärztliche Bruder war damit voll einverstanden, weil er sich von der Ortsveränderung, der anderen Landschaft und der körperlichen Betätigung eine gute Wirkung versprach. Deshalb stellte er auch das Rezept so aus, daß sein Bruder mit dem Medikament etwa ein Vierteljahr auskommen konnte.

Daß nun alles anders gelaufen war, durfte man ihm nicht zur Last legen. Er hatte sich zwar etwas gewundert, daß der Bruder sich aus der Schweiz nicht meldete, aber das regte ihn nicht auf, weil sie auch sonst oft monatelang ohne direkte Verbindung gewesen waren. Im übrigen war nach seiner Meinung in einem solchen Fall keine Nachricht schon eine gute Nachricht, was mein Anruf ja im umgekehrten Sinne bewies, wie er sagte.

Dann machte er einen Vorschlag, auf den ich noch gar nicht gekommen war. Er würde anderntags herüberfliegen, seinen Bruder an Bord besuchen und ihn überreden, zur Fortsetzung der Behandlung wieder in seine Klinik zu kommen, und sofort mit ihm zusammen zurückreisen.

Ich stimmte natürlich hocherfreut zu, weil für mich damit eine Menge Probleme gelöst wurden. Daher klopfte ich sein Vorhaben noch dadurch fest, daß ich ihm sagte, das sei der einzige Weg, an einer Zwangseinweisung vorbeizukommen, denn ich könne den Kapitän unter keinen Umständen in diesem Zustand an Bord lassen. In dem Sinne würde ich jetzt auch über den Makler die Reederei verständigen lassen, weil diese ja einen anderen Kapitän schicken mußte.

Er sagte fröhlich: »Oh, das geht schneller, wenn ich es gleich von hier aus mache. Ich kenne den Boss der Reederei, wir spielen zusammen Golf.«

Ich dachte mir im stillen mit Brecht: »So löst von selbst sich das Problem, nur wer im Wohlstand lebt, lebt angenehm«, aber mir war, ehrlich gesagt, die Hauptsache, einen psychotischen Kapitän auf elegante Art von Bord gebracht zu haben.

Es lief auch alles wie geplant. Der Chefarzt kam, sah und siegte über seinen Bruder und flog am selben Tag mit ihm davon: eine reife psychiatrische Leistung, das muß ihm der Neid lassen!

Als ich den Ablauf der Sache in einem Vermerk auf der Karteikarte festhielt, tauchte bei mir im Hinterkopf der hauchzarte Verdacht auf, daß der Kapitän vielleicht nicht das einzige Familienmitglied war, das zu manischen Reaktionen neigte.

Aber ich will nicht abschweifen.

12. Kapitel

Pockenalarm!

Wenn bei einem Hafenarzt am Sonntagmorgen das Telefon erst nach dem Frühstück klingelt, war das eigentlich schon ein ganz schön ruhiger Sonntag.

Wenn sich der erste Anrufer bis zum späten Vormittag Zeit läßt, kann man überhaupt nichts mehr dagegen sagen, vor allem, wenn es sich dabei um einen Kollegen handelt.

An einem zunächst wunderschönen Sommersonntag fiel mir allerdings sofort auf, daß der Anrufer auf meine berufsüblich freundliche Frage nach seinem Wohlergehen überhaupt nicht reagierte, sondern gleich – wenn auch auffallend zögernd – auf den Anlaß seines Anrufes zu sprechen kam. Während er sich sonst immer einer präzisen, schneidigen – er war Chirurg – Redeweise befleißigte, schien er jetzt etwas gehemmt zu sein und nach Worten suchen zu müssen.

Auch vom Inhalt her erstaunte mich sein Anruf etwas, er begann nämlich mit dem Satz: »Herr Kollege, ich sitze hier in meiner Praxis und traue mich nicht nach Hause!«

Nun kannte ich seine Frau kaum und hütete mich daher, eine Meinung zu äußern. Doch was dann kam, verschlug mir sowieso die Sprache und brachte meine bisher sonntäglich ruhigen Gedanken aus dem Stand auf höchste Umdrehungszahl.

Der Inhalt seiner stockend vorgetragenen, mit vagen Andeutungen durchsetzten Ausführungen, deren betont vorsichtige Formulierung ihm besagte Schwierigkeiten machte, war kurz folgender:

Er war vom Kapitän eines westafrikanischen Schiffes zum Lunch an Bord eingeladen worden. Der Bruder des Kapitäns hatte in Deutschland Medizin studiert und zusammen mit meinem Anrufer seine Fachausbildung gemacht. Danach war er in seine Heimat zurückgekehrt, aus der er nun durch seinen Kapitänsbruder Grüße und Geschenke überbringen ließ.

An Bord war es zuerst auch sehr nett. Der Kapitän begrüßte seinen Gast mit größter Herzlichkeit, bot schöne Drinks an, richtete die Grüße aus, übergab die obligate Holzschnitzerei und berichtete mit großem Stolz von der segensreichen Tätigkeit seines ärztlichen Bruders in der afrikanischen Heimat. Zwischendurch kam der Erste Offizier hereingeschlendert, gesellte sich auf einen Drink dazu und schlenderte dann wieder hinaus, wobei er zu seinem Käptn einige Worte in ihrer melodischen, gutturalen Heimatsprache sagte, die dieser mit einem gleichmütigen Nicken quittierte.

Dann schenkte er erst noch einmal sorgfältig nach, sagte fröhlich: »Cheers!« und fuhr, nachdem sie die Gläser abgestellt hatten, wie beiläufig fort: »Ach, übrigens, Doktor, ich höre gerade vom Ersten, daß einer unserer Leute wohl etwas Fieber hat. Könnten Sie nicht mal eben kurz nach ihm sehen?«

Nun ist es eine alte Erfahrung aller Ärzte, daß besonders beiläufige Bitten, die mit »ach, übrigens, könnten Sie nicht mal eben kurz...« eingeleitet werden, einen mit Sicherheit in ganz unerfreuliche Situationen bringen. Auch mein anrufender Kollege hatte diese Erfahrung natürlich schon öfter gemacht, aber als Mittagsgast des Kapitäns saß er sozusagen in einer Falle, aus der es kein Entrinnen gab. Also trank er seufzend aus und ließ sich zur Kammer des kranken Seemanns führen.

Da die Kammer abgedunkelt war, trat er dicht an die Koje heran und knipste die Leselampe an. Als er den Kranken sah, trat er so schnell zurück, daß er fast rückwärts durch die Türfüllung gegangen wäre.

Er gehörte zu der Ärztegeneration, die zur Erlangung der Approbation außer dem Staatsexamen auch die erfolgreiche Teilnahme an einem Pocken-Impfkurs nachweisen mußte, bei dem natürlich auch gelegentlich über Symptome und Verlauf der Pocken geplaudert wurde.

So wußte er nach einem einzigen Blick auf den Patienten, was die Glocke geschlagen hatte: Pockenverdacht!

Dann tat er das Vernünftigste, was er in dieser Situation tun konnte. Er ging zum Kapitän zurück, äußerte sein Bedauern, daß er leider doch nicht zum Lunch bleiben könne, weil er noch etwas Wichtiges zu erledigen habe und – ach ja, der Patient sei mit Sicherheit kein chirurgischer Fall, er würde seinetwegen mit dem Hafenarzt Kontakt aufnehmen, der würde sicher bald an Bord kommen und sich um den Kranken kümmern.

Sprach's, verabschiedete sich höflich, wenn auch ohne Händedruck, fuhr in seine Praxis und rief mich – wie berichtet – an.

Damit lag nun der Schwarze Peter bei mir, was natürlich keine unziemliche Anspielung auf die Hautfarbe des Patienten sein soll. Zähneknirschend bedankte ich mich für die Mitteilung und versprach, ihn sofort zu informieren, sobald ich etwas über den Fall sagen konnte.

Als er fragte, ob er meinen Anruf in seiner Praxis abwarten solle, glaubte ich, es würde beruhigend auf ihn wirken, wenn ich ihm ganz sachlich seine persönliche Situation erläuterte. Ich sagte ihm also dem Sinne nach, es gäbe nur zwei Möglichkeiten: Entweder sei es bei dem Patienten das, was er befürchte, oder es sei das nicht.

Wenn es das nicht sei, wäre ja nichts zu befürchten.

Wenn es das aber doch sei, gäbe es wieder zwei Möglichkeiten: Entweder er habe sich bei dem Kranken angesteckt oder nicht.

Wenn er sich nicht angesteckt habe, wäre ja alles in Ordnung. Wenn er sich aber doch angesteckt habe, würde er seinerseits für seine Umgebung erst in etwa fünf Tagen ansteckend werden.

Mehr ließe sich im Moment nicht dazu sagen, er könne also jetzt erst mal in Ruhe nach Hause fahren, denn die ganzen Laborbefunde und damit die endgültige Diagnose bekämen wir erst in zwei bis drei Tagen. Dann sei ja immer noch Zeit, ihn zur Beobachtung abzusondern, falls erforderlich.

Ich hatte den Eindruck, daß er die Form meiner Beratung doch für ziemlich kaltzschnäuzig hielt, denn sein Dank fiel ein bißchen matt aus. Aber meine Gedanken rotierten natürlich schon längst um den kranken Seemann, die mehr als vierzig anderen Besatzungsmitglieder, die unzähligen Personen, die mit ihnen während der Liegezeit Kontakt gehabt hatten und um die unabsehbaren Probleme, die sich ergeben mußten, wenn sich der Verdacht, den mir der Kollege in sehr verschleierter Form mitgeteilt hatte, bestätigen würde.

Ich glaube aber, jetzt muß ich wirklich erst erklären, warum wir beide in unserem Telefongespräch wie die Katzen um den heißen Brei der Pocken-Diagnose herumschlichen, statt die Dinge beim Namen zu nennen.

Dazu aber muß ich überhaupt erst mal erläutern, was die Pocken noch vor wenigen Jahren für den einzelnen und für die Allgemeinheit bedeuteten.

Die Pocken waren eine mörderische Seuche, die seit Jahrtausenden unzählige Menschenleben vorzeitig und qualvoll beendete. Aus dem Fernen Osten war sie im frühen Mittelalter auf den damals gerade entstehenden See- und Landverbindungen nach Europa eingeschleppt worden, wo sie für die nächsten Jahrhunderte endemisch, also heimisch wurde.

Etwa ein Drittel der an Pocken erkrankten Menschen starb. Die Überlebenden waren zwar durch Blatternarben für den Rest ihres Lebens entstellt, dafür aber auch immun.

Wenn jedoch die nächste, wieder ungeschützte Generation herangewachsen war, flammte die Seuche abermals auf, und der Totentanz begann von neuem. Noch im 18. Jahrhundert starben in Europa Jahr für Jahr etwa 400000 Menschen an den Pocken.

Ein Sprichwort der damaligen Zeit besagte: »Es bleiben von Blattern und der Liebe wenig Menschen frey!«

Wenn man bedenkt, wie viele Menschen eine Vorliebe für die Liebe haben, kann man sich auch ungefähr vorstellen, wie viele Pockenfälle es damals gegeben hat. Denn bedauerlicherweise hatten die Leute ja nicht die Wahl zwischen beiden Risiken.

Der erste wirklich erfolgreiche Kämpfer gegen die Pocken war ein englischer Landarzt. Er hieß Edward Jenner und lebte von 1749 bis 1823.

Viele Millionen Menschen des 19. und 20. Jahrhunderts verdankten und verdanken noch heute diesem Mann Leben und Gesundheit, aber kaum einer kennt seinen Namen. Die Menschen merken sich bekanntlich immer lieber die Namen derer, denen Millionen Tod und Verkrüppelung verdanken.

Jenner erdachte und führte eine Maßnahme ein, die das einzige Schutzmittel gegen die Pocken war, das es überhaupt je gegeben hat, die Impfung.

Wie er auf die Idee kam, verdient festgehalten zu werden, denn es ist ein Musterbeispiel dafür, wie eine ganz einfache Beobachtung zur Grundlage eines gewaltigen Fortschritts werden kann, vorausgesetzt, es denkt jemand über die Beobachtung gründlich nach.

Jenner waren zwei Dinge aufgefallen:

Das eine war die Tatsache, daß bei Melkern ein knötchenförmiger Hautausschlag an den Händen auftrat, wenn ihre Kühe an »Kuhpocken« erkrankt waren. Das war bei den Kühen eine mild verlaufende Euterinfektion, während bei Menschen, die sich damit angesteckt hatten, der Krankheitsverlauf oft schwerer war. Neben den Hautknötchen, den sogenannten »Melkerknoten«, traten oft auch Fieber und Lymphdrüsenentzündungen auf.

Die andere, entscheidende Beobachtung, die Jenner machte, war die, daß bei den immer wieder aufflackernden Pockenepidemien, die für so viele Menschen tödlich verliefen, niemals Melker erkrankten, die an ihren Händen Melkerknoten hatten, also vorher an Kuhpocken erkrankt waren.

Jenners Genieblitz war, daß er beide Beobachtungen in einen Kausalzusammenhang brachte und aus dieser Erkenntnis praktische Konsequenzen zog.

Am 14. Mai 1796 nahm Jenner von der Hand der Melkerin Sarah Nelmes etwas vom Inhalt eines Melkerknotens und übertrug das Material in die Haut eines Knaben, der an dieser Stelle dann auch prompt einen Melkerknoten bekam.

Sechs Wochen nach der Übertragung der Kuhpocken rieb Jenner den hochinfektiösen Pustelinhalt eines pockenkranken Menschen in die Haut des Knaben. Die Beschaffung des Materials für diesen »Kontrolltest« war nicht weiter schwierig. Pockenkranke und Pockenleichen gab es mehr als genug.

Es geschah – nichts.

Der Junge blieb gesund. Er war der erste Mensch, der nach Jenners Methode »mit Erfolg geimpft« war. Sein Name soll übriges James Philipps gewesen sein. Er wäre der erste der vielen Milliarden gewesen, die seitdem gegen Pocken geimpft worden sind.

Natürlich war es ein ziemlich heroischer Versuch, wobei allerdings offen bleibt, wer der eigentliche Held war. War es der Doktor, der das Risiko kannte, oder war es der Knabe James, der vermutlich gar nicht ganz übersah, für welches historisches Experiment er da buchstäblich seine Haut zu Markte trug?

Würde Jenner heute leben, wäre ihm der Nobelpreis für Medizin sicher. Vielleicht sogar ein Belobigungsschreiben des Vereins gegen Tierversuche.

Übrigens wählte man später für die Jennersche Methode im internationalen medizinischen Sprachgebrauch die Bezeichnung *Vaccination,* weil der Impfstoff von einer Kuhpocke stammte, die die Ärzte *vaccin(i)a* nannten, was naheliegend war, weil *vacca* die lateinische Bezeichnung für Kuh ist.

Da es bis in die jüngste Zeit kein gegen das Pockenvirus wirksames Medikament gab, entschied zu allen Zeiten über das Schicksal eines Menschen, der damit infiziert wurde, nur die Tatsache, ob er geimpft war oder nicht.

Ein schreckliches, aber auch überzeugendes Massenexperiment in dieser Hinsicht wurde der deutsch-französische Krieg 1870/71. Das französische Heer, das nicht gegen Pocken geimpft war, verlor allein an dieser Seuche über 23000 Mann. In den deutschen Armeen, die zum größten Teil geimpft waren, starben knapp 300, nach anderen Quellen knapp 500 Soldaten an den Pocken. Das waren also ein bis zwei Prozent der französischen Verluste.

Ein zweites Menetekel zeigte sich unmittelbar nach dem Krieg. Durch infizierte französische Kriegsgefangene – insgesamt kamen mehrere hunderttausend nach Deutschland – wurden die Pocken eingeschleppt. Da die deutsche Zivilbevölkerung im Gegensatz zum Militär, dem man das ja einfach befehlen konnte, nicht geimpft war, kam es in den Jahren 1871/72 zu einer verheerenden Epidemie, bei der 125 000 Menschen starben.

Das Menetekel wurde verstanden.

Am 8. April 1874 unterzeichneten Kaiser Wilhelm I. und Reichskanzler Fürst Bismarck das Reichs-Impfgesetz. Es blieb über hundert Jahre in Kraft, so daß auch die meisten Jahrgänge der heute lebenden Generation noch am Oberarm die Narben der durch dieses Gesetz vorgeschriebenen zweimaligen Kinderimpfung haben – sozusagen Souvenirs an Kaiser Wilhelm und Bismarck.

In den turbulenten Zeiten des Zweiten Weltkriegs und der Nachkriegszeit entstanden aber natürlich große Impflücken in der Bevölkerung. Längst nicht alle Menschen hatten einen Impfschutz.

Die Quittung ließ nicht lange auf sich warten.

Zehnmal wurden in der Nachkriegszeit bis 1972 durch diese Impflücken die Pocken in die Bundesrepublik eingeschleppt. 90 Personen erkrankten, von denen zehn starben. Es war also noch immer eine hohe Todesrate von über zehn Prozent.

Zu wundern brauchte man sich über diese Einschleppungen nicht, denn noch 1973 gab es weltweit 120 000 Pockenfälle. Da mußten ja mit geradezu mathematischer Sicherheit ab und zu einige auch zu uns eingeschleppt werden.

Entsprechend streng waren sowohl unsere deutschen als auch die internationalen Vorschriften.

Schon der Verdacht auf eine Pockenerkrankung mußte sofort der obersten Gesundheitsbehörde des Landes gemeldet werden. Und damit fing das Dilemma des unglückseligen Doktors, der das Pech hatte, mit dem Fall konfrontiert zu werden, schon an – denn wo beginnt ein Verdacht?

Der Begriff des Verdachts hat viele Schattierungen. Sie reichen sozusagen vom flüchtigen »auch daran denken« bis zur »an Sicherheit grenzenden Wahrscheinlichkeit«, zu deren endgültiger Bestätigung nur noch ein Laborbefund fehlt.

Aber auch vorher ist es natürlich schon ein Verdacht, der – einmal ausgesprochen – für den Betroffenen und auch für die Allgemeinheit ungeheure und unübersehbare Konsequenzen haben kann.

So darf beispielsweise schon ein Verdachtsfall »abgesondert« werden – und welcher Doktor, der seine fünf Sinne beisammen hat, würde einen Kranken, bei dessen Untersuchung ihm auch nur der leiseste Verdacht auf Pocken kommt, wohl im Kreise der Familie lassen und diese dadurch möglicherweise aufs schwerste gefährden?

Der Patient würde übrigens auch durch eine Weigerung nichts an seiner Absonderung ändern, denn dann müßte er zwangsweise eingewiesen werden. Dabei dürfte ihm auch die gesetzliche Vorschrift, daß Seelsorger und Notar freien Zutritt zu abgesonderten Personen haben, vermutlich nur ein geringer Trost sein.

So richtig dramatisch wurde die Sache natürlich, wenn sich der Verdacht bestätigte, denn dann mußte das sofort der Welt-Gesundheits-Organisation gemeldet werden. Und die teilte das Auftreten der Seuche unverzüglich allen ihren Mitgliedern, praktisch also der ganzen Welt, mit.

Die eigenen Behörden waren natürlich verpflichtet, von Anfang an alles zu tun, um die Verbreitung der Seuche zu verhindern. Dazu gehörten: die Erfassung aller Personen, die mit dem Kranken in irgendeiner Form Kontakt gehabt hatten; die Organisation von Massenimpfungen; möglicherweise die Schließung von Schulen, das Verbot von Massenveranstaltungen – es war eine Lawine, die durch das Bekanntwerden eines einzigen Pockenfalles ausgelöst wurde, von den unkontrollierbaren Reaktionen der Öffentlichkeit ganz abgesehen. Am schlimmsten nämlich war, daß schon beim Durchsickern des ersten leisesten Verdachts die Öffentlichkeit erfahrungsgemäß hysterisch reagierte und von sich aus eine Lawine von Gerüchten, Ängsten und Kurzschlußreaktionen auslöste.

Die alten Chinesen hatten ein Sprichwort, wonach ein einmal ausgesprochenes Wort einem Vogel gleicht, den man aus seinem Käfig freigelassen hat und von dem man nicht weiß, wohin er fliegt und wo er sich niederläßt.

Genau das also war der Grund, warum wir uns beide hüteten, am Telefon das Wort »Pocken« auszusprechen. Wir wußten ja nicht, wer bei dem andern vielleicht mithörte oder sich zufällig einschalten konnte und sich dann womöglich mit der Schreckensbotschaft an die Öffentlichkeit stürzte.

Während all diese Gedanken in meinem Kopf rotierten, muß ich wohl ziemlich schnell in den Hafen gefahren sein, denn plötzlich sah ich schon den hohen grünen Schornstein des Dampfers vor mir aufragen.

Sein Kapitän war ein noch junger, schlanker Afrikaner von sehr dunkler Hautfarbe, der mit seinem strahlenden Lächeln und den goldschimmernden Ärmelstreifen und Knöpfen seiner dunkelblauen Maßuniform wie die Verkörperung des aufstrebenden, dynamischen jungen Afrika wirkte.

Er empfing mich in seinem großen Office, dessen eine Wand über ihre ganze Fläche mit einer Holzschnitzerei bedeckt war, die als Halbrelief herausgearbeitete lebensgroße Figuren zeigte, wohl einen Häuptling und sein Gefolge. Als ich ihm sagte, warum ich gekommen war, riß ihn das keineswegs vom Stuhl. Für Afrikaner gehören die großen Seuchen noch immer zum normalen Leben. Man nimmt sie achselzuckend hin. Jedenfalls solange sie nicht einen selbst treffen.

Als erstes ließ ich mir die Reiseroute des Schiffes und ihre Daten geben. Das war zwar schon bei der Ankunft des Schiffes überprüft worden, aber da war halt noch keiner krank gewesen. Natürlich stellte sich heraus, daß das Schiff in der fraglichen Zeit ein örtliches Infektionsgebiet berührt hatte, so daß die Möglichkeit einer Ansteckung durchaus gegeben war.

Dann prüfte ich die Impfpässe der Besatzung. Das sah zunächst schon besser aus, denn alle Seeleute hatten ein gültiges Impfzertifikat. Bei dem Kranken lag die letzte Impfung sogar erst knapp ein Jahr zurück, er mußte also noch einen guten Impfschutz haben. Aber andererseits drängte sich mir die Erinnerung an ein norwegisches Schiff auf, wohin ich vor einiger Zeit gerufen worden war, um die Besatzung gegen Gelbfieber zu impfen.

Der norwegische Kapitän hatte sorgfältig – wie alle Skandinavier in Dingen der Gesundheit – eine sehr übersichtliche Impfliste schreiben lassen, in der neben den Namen der Seeleute fein säuberlich die Daten ihrer diversen Impfungen standen. Nur die Spalte für Gelbfieber-Impfung war natürlich bei allen leer.

Ich führte also zunächst die etwa vierzig Impfungen durch und ließ mir dann die Impfpässe geben, um sie einzutragen. Als ich die Pässe aufschlug, traute ich viele Sekunden lang meinen Augen nicht, denn in allen war eine Gelbfieber-Impfung eingetragen, deren Datum noch keine acht Wochen zurücklag. Jede Impfung war ordnungsgemäß legalisiert, also durch ein amtliches Siegel bestätigt. Es war fast handtellergroß und zeigte neben einem Löwen noch ein Schwert, eine Palme und eine Sonne, also ungefähr alles, was in der Heraldik gut und teuer ist.

Nach diesen Eintragungen hätte die Besatzung die Impfung gar nicht benötigt, da sie zehn Jahre lang wirksam ist. Außerdem bestand bei so kurzfristiger Wiederholung sogar das Risiko einer allergischen Reaktion!

Gerade als ich mich von meiner Sprachlosigkeit erholt hatte und dem Kapitän ein paar deutliche Worte sagen wollte, was er mir wohl ansah, fing er an zu lachen und meinte beruhigend: »Nein, nein, Doktor, die sind ja gar nicht geimpft, die haben nur den Stempel bekommen!«

Der Stempel stammte von der Gesundheitsbehörde eines westafrikanischen Hafens, der für seine langen Wartezeiten berüchtigt war. Zwei Monate Wartezeit auf Reede, bis das Schiff einen Liegeplatz an der Pier erhielt, waren keine Seltenheit. Natürlich bekam das der Ladung nicht immer sehr gut, es kam schon mal vor, daß Zement nur noch mit dem Preßluftbohrer aus dem Schiff zu kriegen war, bei der feuchten tropischen Luft wirklich kein Wunder. Pikant daran war besonders, daß der Zement an sich für den Bau einer neuen Pier bestimmt gewesen war, deren zusätzliche Liegeplätze die langen Wartezeiten verkürzen sollten.

In der Medizin nennt man so etwas einen *circulus vitiosus,* im Deutschen sagt man Teufelskreis. Die Seeleute hatten dafür noch ganz andere Ausdrücke, die ich aber nicht nennen möchte.

Der erste Tiefschlag, den die Hafenbehörden dem Norweger versetzten, bestand darin, daß sie den Nachweis einer Gelbfieber-Impfung verlangten, obwohl diese offiziell nur für Schiffe vorgeschrieben war, die auf ihrer Reise ein Gelbfiebergebiet berührt hatten.

Den zweiten Tiefschlag landete der Hafenarzt, als er mitteilte, zu seinem Bedauern müsse er den Impfstoff erst vom Pasteur-Institut in Paris beschaffen, was wohl zwei Wochen dauern könne. Danach würde es bekanntlich weitere zehn Tage dauern, bis die Impfung wirksam und gültig sei. Dann aber könne man an sich schon über einen Liegeplatz reden, auch wenn es natürlich immer einige Wochen dauere, bis einer frei werde.

Gerade als der Kapitän in eine tiefe Depression verfallen wollte, kam der Agent an Bord und deutete an, daß es vielleicht doch eine Möglichkeit gäbe, die Sache zu beschleunigen. Das Zauberwort hieße *cash* und bedeutete im vorliegenden Fall 40000 Dollar.

Aufatmend rief der Kapitän seine Reederei in Oslo an. Die stimmte auch gleich dieser unkonventionellen Regelung zu, denn gemessen an den Kosten einer wochenlangen Liegezeit mit allen ihren Risiken, bis hin zum Piratenüberfall, waren 40000 Dollar gerade ein besseres Trinkgeld.

Als ich dem Kapitän andächtig sagte, für 40 Impfungen wären 40000 Dollar ja mal ein wirklich anständiges Honorar, meinte er, ich täte meinem Kollegen unrecht, der hätte nur 10000 Dollar bekommen. Das andere Geld sei zwischen dem Hafenkapitän, dem Herrn im Ministerium, der die Dienstaufsicht über die Hafenbehörden hatte, und dem Agenten aufgeteilt worden. Dessen Beteiligung hätte sich als äußerst zweckmäßig erwiesen, weil er knapp drei Stunden nach dem Gespräch mit der Reederei dem Kapitän die Impfpässe der Besatzung unterschrieben und vorschriftsmäßig gestempelt an Bord zurückbrachte.

Wenn man bedenkt, daß er in dieser Zeit mit der Barkasse erst an Land und dann wieder zurück zum Schiff gefahren war, muß er die finanzielle Transaktion mit der gleichen Geschwindigkeit abgewickelt haben, mit der der Doktor vierzigmal hintereinander seinen Namen schreiben konnte.

Diese Erinnerung bewirkte natürlich, daß mich die Eintragung im Impfpaß des Kranken nicht ganz beruhigte. Ich selbst konnte ihn zwar unbedenklich untersuchen, da ich meinen Impfschutz ebenso wie den meiner Mitarbeiter immer rechtzeitig durch Nachimpfungen auffrischte.

Aber ich wäre doch mit besseren Gefühlen zu dem Patienten gegangen, wenn ich schon aufgrund seines Impfstatus eine Pockenerkrankung hätte ausschließen können, weil damit auch alle drohenden Konsequenzen entfallen wären.

Also ging ich ziemlich skeptisch zu dem Kranken.

Er sah gar nicht gut aus.

Vor mir lag im Zustand tiefer Benommenheit ein röchelnd atmender, hochfiebernder Afrikaner, dessen dunkle Haut von Kopf bis Fuß dicht mit prallgefüllten gelblichen Pusteln bedeckt war, die ein rötlicher Hof umgab. Selbst die Augenlider waren nicht verschont, was den armen Kerl besonders quälen mußte, weil das Sekret der aufplatzenden Pusteln seine entzündeten, blutunterlaufenen Augen immer wieder verklebte.

Als ich ihn mühsam soweit hatte, daß er trotz seiner Benommenheit von mir Notiz nahm, fragte ich ihn, wo er Schmerzen habe.

Er versuchte, die Hand zu seinem Rücken zu führen. Sein Gesichtsausdruck ließ mehr als jede Klage erkennen, wie schmerzhaft schon diese einfache Armbewegung für ihn war, wegen der pustelbedeckten entzündeten Haut.

Etwas erschreckt mußte ich dabei erkennen, daß auch seine Handteller nicht frei von Pusteln waren, und als ich mir die Fußsohlen ansah, bot sich da das gleiche Bild, was einigermaßen typisch für Pocken ist.

Das Fieberthermometer zeigte 104°.

Das ist keine Übertreibung, sondern war seine Körpertemperatur in Fahrenheit, wie sie in den USA, in England und auch in den früheren britischen Kolonien gemessen wurde. Das entsprach einer Temperatur von 40°, gemessen mit unseren Thermometern. Dem Befund des Ersten Offiziers, daß der Kranke »wohl etwas Fieber« habe, war also nicht zu widersprechen.

Ich hatte genug gesehen.

Im Moment konnte ich nicht mehr tun, als dem Kranken schmerzstillende und fiebersenkende Tabletten zu geben. Das war kein Problem, da das Schiff mit einer britischen Schiffsapotheke ausgerüstet war.

Natürlich hatte ich in meiner Tasche auch eine Menge Medikamente bei mir, aber es hat sich als viel richtiger erwiesen, ausländische Seeleute mit den Medikamenten ihrer Schiffsapotheke zu behandeln. Sie können die Beipackzettel lesen, und es gibt auch durch die oft unterschiedlichen Maßeinheiten keine Irrtümer.

Dann besprach ich mit dem Kapitän in seinem schönen Office die Situation. Unsere Besprechung war so kurz und knapp, wie sie nur zwischen zwei Leuten sein kann, die beide unter Druck stehen, aber auch wissen, was sie wollen und was sie können.

Ich sagte ihm, daß ich den Kranken ins Hospital einweisen müßte, allerdings erst gegen abend, weil noch einiges vorzubereiten sei. Er müsse unbedingt sicherstellen, daß der Kranke dann außer seinen Papieren kein weiteres Gepäck bei sich habe, auch keine Kleidungsstücke. Er würde alles, was er brauche, im Hospital bekommen.

Der Kapitän nickte kurz. »No problem.«

Dann fragte er, ob ich die Desinfektion der Kammer und der zurückgelassenen Sachen noch heute veranlassen könne, obwohl Sonntag sei?

Ich sagte: »No problem.« Aber wichtiger sei, daß niemand von der Besatzung das Schiff verlasse, um weitere Kontakte an Land zu vermeiden.

Während er noch: »No problem« sagte, griff er schon zum Telefon und gab seinem Ersten in ihrer Heimatsprache eine kurze Order, in der übrigens auch die englischen Worte *yellow flagg* enthalten waren, was zeigte, daß er die Situation erkannt hatte. Anschließend fragte er, ob er morgen wie vorgesehen auslaufen könne.

Als ich: »No problem« antwortete, atmete er hörbar auf, er hatte sich wohl im stillen auf eine längere Liegezeit eingerichtet. Aber wo wäre wohl eine ganze Schiffsbesatzung besser isoliert von der Landbevölkerung als auf hoher See?

Natürlich wollte ich am nächsten Tag vor dem Auslaufen noch einmal an Bord kommen, um zu prüfen, ob weitere verdächtige Fälle aufgetreten waren.

Wir verabschiedeten uns beinahe herzlich, weil wir beide voneinander den Eindruck hatten, daß wir alles tun würden, was wir abgesprochen hatten.

Ich fuhr erst mal in meine Dienststelle, duschte, desinfizierte mir die Hände, zog mir andere Sachen an, die ich für derartige Fälle immer im Schrank hängen hatte, und begann, meine Gedanken zu ordnen.

Die Sache sah doch wohl so aus:

1. Es konnten Pocken sein. Dafür sprachen die Berührung eines endemischen Pockengebietes, das schwere, hochfieberhafte Krankheitsbild, die Kreuzschmerzen, die Verteilung der Pusteln mit Befall von Handtellern und Fußsohlen und die Tatsache, daß praktisch alle Pusteln im gleichen Entwicklungsstadium waren, also in einem Schub aufgetreten sein mußten.

2. Es konnten aber auch Windpocken sein. Dafür sprach der – jedenfalls laut Impfpaß – noch vorhandene Impfschutz, der geringe Befall der Achselhöhlen und Schenkeldreiecke sowie die Überlegung, daß unsere sogenannten Kinderkrankheiten wie Windpocken und Masern bei Erwachsenen, die sie als Kind nicht durchgemacht haben, einen ganz schweren Verlauf nehmen können. Schließlich sind ja beides Virus-Infektionen.

3. Aber egal, wie die endgültige Diagnose lauten würde, der Patient brauchte noch heute stationäre Behandlung in einer Klinik.

4. Damit erhob sich die Frage, welche Klinik ich mit seiner Einweisung beglücken sollte. Da wir damals noch keine spezielle Infektionsklinik hatten, kam natürlich nur die Hautklinik in Betracht, weil ja die Hauterscheinungen im Vordergrund des schweren Krankheitsbildes standen und besonderer dermatologischer Therapie und Pflege bedurften.

5. Aber natürlich wäre es unverantwortlich gewesen, diesen Patienten ohne Vorwarnung einzuweisen. Jede Klinik muß für einen solchen

Fall besondere räumliche und personelle Vorbereitungen treffen, die erstens Zeit brauchen und zweitens entsprechende Autorität voraussetzen. Ein kurzer Anruf beim diensthabenden Arzt, der möglicherweise ein junger und relativ unerfahrener Kollege war, mußte daher ganz unzweckmäßig und ihm gegenüber ziemlich unfair sein.

6. Also suchte ich mir die private Telefonnummer des Chefarztes der Dermatologischen Klinik heraus und rief ihn an.

Der Professor war noch nicht lange in Bremen.

Er war vorher Oberarzt an den Hautkliniken der Charité in Berlin und der Hamburger Universitätsklinik Eppendorf gewesen, beides feinste Adressen der internationalen Dermatologie.

Wir kannten uns nur flüchtig von Vortragsveranstaltungen, so daß er, als ich mich meldete, sich gleich denken konnte, daß etwas Besonderes vorlag.

Er hörte sich meinen Bericht ruhig an, ohne ihn durch einen Fluch, ein Stöhnen oder den Hinweis auf eine vollbelegte Klinik, in der leider kein einziges Bett frei sei, zu unterbrechen. Er fragte nur, ob er sich den Patienten vorher ansehen könne, er habe schon eine Reihe Pockenfälle gesehen und behandelt. Wir könnten uns ja an Bord treffen, wenn ich ihm den Weg zum Liegeplatz beschreiben würde.

Nun fand ich selber mich nach jahrelangem Training in dem Gewirr der Hafenanlagen fast noch im Halbschlaf zurecht, aber deshalb kannte ich noch längst nicht alle Straßennamen. So schlug ich vor, ihn abzuholen und zum Schiff zu bringen.

Während der Fahrt zum Hafen schilderte ich ihm die verschiedenen Aspekte des Falles, die er sich nachdenklich anhörte.

An Bord kannte ich mich inzwischen so gut aus, daß wir den Kapitän gar nicht erst aus dem Mittagsschlaf rissen, sondern gleich zu dem Kranken gingen.

Der Professor sah ihn sich in aller Ruhe gründlich an. Erst viel später erfuhr ich, daß er bei Freunden und Kollegen den Beinamen »Adlerauge« hatte, weil sein diagnostischer Scharfblick berühmt war. Eine visuelle Begabung gehört ja tatsächlich zu den Voraussetzungen für einen guten Dermatologen.

Nach der Untersuchung sagte er nur knapp: »Sie haben recht, kann sein – kann nicht sein. Natürlich könnte es sich auch um schwerste Windpocken handeln, wenn er keine Antikörper hat. Ich habe fast den Eindruck. Aber wir müssen natürlich mit allem rechnen und ihn streng isolieren. Ich brauche zwei Stunden Zeit für Vorbereitungen, um 18 Uhr kann er kommen.«

Ich sagte: »No problem«, und ließ ihn von unserem diensthabenden Inspektor, den ich zum Schiff beordert hatte, in seine Klinik fahren, wo dem Vernehmen nach eine orkanartige Betriebsamkeit die verschlafene Sonntagsruhe ablöste.

Ich selbst fuhr wieder in mein Büro und bestellte den Spezial-Krankenwagen, der mit Fahrer und Beifahrer in besonderer Schutzkleidung für Infektionskrankentransporte bereitsteht. Gleichzeitig gab ich auch den Auftrag für die Desinfektion der Kammer und der zurückgelassenen Sachen des Kranken.

Danach entwarf ich – jedes Wort sorgfältig überlegend – ein Telex an den Hafenarzt des englischen Hafens, den das Schiff als nächsten anlaufen sollte, schickte es aber natürlich noch nicht ab. Solche Nachrichten gibt man erst weiter, wenn das Schiff schon ausgelaufen ist und kein Risiko mehr besteht, daß ein Antwort-Telex mit der Mitteilung kommt, dort sei kein Liegeplatz frei, und man möge das Schiff doch besser bis zur Klärung der Diagnose hier unter Quarantäne liegen lassen.

Hafenärzte spielen in solchen Fällen gerne Schwarzer Peter miteinander, aber natürlich hatte ich im Laufe der Zeit das Spielchen auch ganz gut gelernt.

Danach dachte ich um die ganze Angelegenheit noch einige Male sozusagen im Kreis herum, aber mir fiel nichts mehr ein, was noch getan werden müßte.

Natürlich rief ich – wie versprochen – den chirurgischen Kollegen an, bei dem das Unheil seinen Ausgang genommen hatte. Als ich meinen Bericht mit dem Zitat eines alten griechischen Philosophen begann, der gesagt hatte: »Ich weiß, daß ich nichts weiß«, meinte er ziemlich kühl, das hätte er auch nicht anders erwartet; ich möge ihn aber bitte informieren, falls sich mein Wissensstand gelegentlich verbessern sollte.

Das tat natürlich weh, aber ich wußte ja schon immer, das Störende am ärztlichen Beruf sind gar nicht die Patienten, sondern die Kollegen der anderen Fachgebiete.

Jedenfalls blieb nun wirklich nichts anderes zu tun, als in Ruhe abzuwarten. Nichts ist in einer solchen Situation falscher, als sich mit nervösen Rückfragen immer wieder in den Gang der Handlung einzuschalten und die Leute bei ihrer Arbeit zu stören.

Noch am selben Abend wurde Untersuchungsmaterial nach Hamburg zum Tropen-Institut geschickt, weil wir damals noch über kein eigenes Elektronen-Mikroskop verfügten und Lichtmikroskope zu schwach sind, um die Viren mit Sicherheit identifizieren zu können. Ihre Größe beträgt nämlich nur den Bruchteil eines Mikrometers, und ein Mikrometer ist immerhin nur ein Tausendstel eines Millimeters.

Der Transport nach Hamburg erfolgte übrigens durch eine Polizeistafette, bei der die Bremer Polizei das Untersuchungsmaterial an die niedersächsische und diese es an die Hamburger Polizei übergab. Der Wechsel erfolgte nicht aus Rücksicht auf die staatliche Zuständigkeit, sondern einfach deshalb, weil die Streifenwagenfahrer sich in ihren eigenen Gebieten am besten auskennen und in Fällen von Staus oder längeren Baustellen sich entweder mit Hilfe ihres Blaulichtes durchkämpfen oder raffinierte Schleichwege fahren können.

Daß wir auf einen schnellen Transport des Untersuchungsmaterials Wert legten, war klar, denn wir wollten möglichst bald einen ersten Untersuchungsbefund haben. Ich ließ mir daher vom Tropen-Institut die Telefonnummer des Kollegen geben, der für die elektronenmikroskopischen Untersuchungen zuständig war, um ihn vorzuwarnen und zu informieren.

Er kleidete sich zu Hause gerade für einen Theaterbesuch um. Als er hörte, daß noch Arbeit auf ihn zukam, reagierte er überraschend freundlich. Auf dem Spielplan stand eine moderne Oper.

Am Mittwoch lagen alle Untersuchungsergebnisse vor. Der Kelch einer Pockeneinschleppung ging an uns vorüber. Es war ein ganz schwer verlaufender Fall von Windpocken.

Trotz des Aufatmens blieb aber ein ungutes Gefühl. Was wäre gewesen, wenn sich der Pockenverdacht bestätigt hätte? Hätte die improvisierte Isolierstation tatsächlich ausgereicht, um eine Verschleppung der Pockenviren zu verhindern? Wäre nicht sogar eine Verschleppung in die anderen Kliniken zu befürchten gewesen, schon aufgrund der vielen gemeinsamen Versorgungseinrichtungen wie Wäscherei, Apotheke, Labor und Küche? Hätte eine Isolierung der Hautklinik – an sich schon schlimm genug – überhaupt ausgereicht, oder hätte nicht konsequenterweise das ganze Klinikum unter Quarantäne gestellt werden müssen? Eine unvorstellbare Horrorvision!

In den vielen Telefongesprächen, die der Dermatologe und ich damals miteinander führten, standen diese Fragen von Anfang an im Mittelpunkt. Wir kamen beide zu der Auffassung, daß es nur eine Lösung gab: Wir brauchten im Hafen eine Quarantänestation, die jederzeit aufnahmebereit und funktionsfähig sein mußte und in der Verdachtsfälle bis zur Klärung der Diagnose sozusagen »aus dem Verkehr gezogen« werden konnten.

Nur so war zu verhindern, daß noch einmal ein so risikoreicher Verdachtsfall in einem Krankenhaus aufgenommen werden mußte, in dem andere Patienten lagen, die dadurch auf das höchste gefährdet wurden.

Da ein Hafenarzt bei allen anderen Behörden ziemlich bekannt ist, eine Menge persönlicher Querverbindungen auf allen Etagen der Verwaltung hat und die Angelegenheit auch für Nichtmediziner ganz einleuchtend war, lief die vorbereitende Planung gleich sehr zügig an.

Das Hafenbauamt stellte einen schön abgelegenen Platz im Hafen zur Verfügung und übernahm die Bauleitung.

Das Hygiene-Institut erarbeitete nach dem modernsten Stand von Wissenschaft und Technik die hygienischen Feinheiten, von den Sicherheitsschleusen über die Unterdruck-Krankenräume bis zur Filterung und UV-Bestrahlung der Abluft.

Das Amt für Kanalisation entwarf und konstruierte eine Spezialanlage für die Desinfektion der Fäkalien und des Abwassers.

Kurz, es war wirklich alles vom Feinsten. Auch bei der Planung der Finanzierung ergaben sich wundersamerweise keinerlei Schwierigkeiten. Man bekam sogar den Eindruck, daß manche maßgeblichen Leute direkt angenehm von der Vorstellung berührt waren, daß sie zur Abwechslung Geld auch einmal für einen erkennbar vernünftigen Zweck genehmigen konnten.

Natürlich braucht ein derartiges Projekt für seine Realisierung den allerhöchsten Segen. Wir ließen uns also beim Gesundheitssenator anmelden.

Der Senator gehörte nicht zu der Sorte von Leuten, die aus der Pubertät direkt in die Politik umsteigen, um dort ihre frischerworbene Libido – aus welchen Motiven auch immer – in politische Brünstigkeit umzusetzen. Er hatte vielmehr erst eine gründliche Elektrikerlehre durchgemacht und danach viele Jahre als Monteur und Obermonteur im In- und Ausland gearbeitet.

Dabei hatte er gelernt, daß man nicht Fachmann für alles sein kann, sondern sich manchmal auf andere Fachleute verlassen muß. Das entsprach einer Spielregel fürs Leben, die man uns auf unserem altmodischen Gymnasium eingebläut hatte: Kein gebildeter Mensch kann so gebildet sein, daß er alles weiß; aber er muß wissen, wo er das, was er nicht weiß, nachlesen oder erfragen kann.

Da wir nicht gesagt hatten, warum wir den Senator sprechen wollten, sah er uns sehr erwartungsvoll an. Weil Ärzte im allgemeinen ausgesprochene Individualisten sind, kam es nicht allzu häufig vor, daß zwei Chefs gemeinsam bei ihm vorsprachen.

Zunächst berichtete ich ihm also, daß wir im Hafen auf einem afrikanischen Schiff einen Pockenverdacht gehabt hätten und wie die Sache abgelaufen sei.

Er fragte etwas überrascht, warum er erst jetzt darüber informiert werde, worauf ich harmlos meinte, solange der Fall unklar gewesen sei, hätten wir ihm ja doch nichts anderes sagen können, als daß er unklar sei. Als die Diagnose aber klargewesen sei, sei es ein Windpokkenfall wie hundert andere gewesen, über die er ja auch sonst nicht informiert werde.

Er wiegte nachdenklich den Kopf, anscheinend hatte er doch einige Zweifel an dieser Auffassung. Aber dann zuckte er mit den Achseln und nickte schließlich. Vielleicht ging ihm dabei durch den Kopf, wieviel Aufregung ihm erspart geblieben war.

Dann ergriff der Dermatologe das Wort und erklärte, wir wären auch gar nicht wegen dieses Falles zu ihm gekommen; es ginge um etwas Grundsätzliches.

Er schilderte zunächst, welche Schwierigkeiten für seine Klinik in organisatorischer, räumlicher und personeller Hinsicht entstanden seien und wie sehr man hätte improvisieren müssen, um den Patienten einigermaßen zu isolieren. Danach erläuterte er, welch unübersehbare Konsequenzen sich nicht nur für seine Klinik, sondern für das ganze Klinikum mit seinen 2000 Betten ergeben hätten, wenn es wirklich ein Fall von Pocken gewesen wäre.

Sein Vortrag war wie immer knapp und von präziser Sachlichkeit, und der Senator verstand genug vom Krankenhauswesen, um den vollen Umfang der Gefahr, die diesmal noch an uns vorübergegangen war, zu erkennen.

Ich glaube, er holte in diesen Minuten das nach, was auch wir empfunden hatten, nämlich das Gefühl des »Reiters über den Bodensee«. Er starrte einige Atemzüge lang nachdenklich auf seinen Schreibtisch. Dann sah er auf und fragte kurz: »Was ist zu tun? Was schlagen Sie vor?«

Ich trug ihm jetzt das Ergebnis unserer gemeinsamen Überlegungen vor, nämlich die dringende Notwendigkeit des Baus einer Quarantänestation im Hafengebiet.

In großen Zügen schilderte ich, wie die Station aussehen mußte, um den Anforderungen gewachsen zu sein, und wen wir bereits bei der Planung beteiligt hatten. Deren Einzelheiten hatte ich auf drei Seiten schriftlich zusammengefaßt, die ich ihm hinüberreichte.

Er las sie bedächtig durch, dann nahm er seinen grünen Stift, der in der Verwaltung traditionellerweise dem Senator vorbehalten ist, und schrieb in seiner sorgfältigen Schrift das Wort »Einverstanden« und darunter seinen Namen.

Er reichte mir die Papiere mit der kurzen Bemerkung zurück: »Die sollen eine Senatsvorlage daraus machen!«

Das war so seine Art. Um die verwaltungstechnische Seite der Angelegenheit kümmerte er sich nicht weiter, dafür hatte er seine Leute. Aber man konnte ganz sicher sein, daß er die Sache durchsetzen würde, nachdem er sich einmal daran festgebissen hatte.

Es dauerte denn auch kein halbes Jahr, bis die Quarantänestation stand und Tag und Nacht aufnahmebereit war. Man brauchte wirklich nur die Türen aufzuschließen und die Lichtschalter anzuknipsen.

Sie hat uns in den folgenden Jahren in steigendem Maße gute Dienste geleistet, und ich weiß nicht, wie wir ohne sie mit der immer größeren Zahl von Verdachtsfällen fertig geworden wären, die sich vor allem aus der wachsenden Ferntouristik ergaben.

Nur so hatten wir die Möglichkeit, diese Fälle zu isolieren und in aller Ruhe ohne Zeitdruck von einer Sachverständigenkommission untersuchen zu lassen. Für die Pflege und Versorgung standen natürlich hochwirksam geimpfte Teams bereit, die bedenkenlos zusammen mit den Verdachtsfällen isoliert werden konnten.

Unsere Lösung, eingeschleppte Verdachtsfälle risikolos aufzufangen, sprach sich herum.

Der Chefarzt eines Tropenkrankenhauses sagte mir nach der Besichtigung der Station: »Wenn ich so etwas bei uns hätte, würde ich ruhiger schlafen!«

Auf einem schiffahrtsmedizinischen Symposium im bulgarischen Varna am Schwarzen Meer sagte mir ein jugoslawischer Kollege: »Wir haben zwar bei uns eine der ältesten Quarantänestationen der Welt, aber wenn wir Ihre moderne hätten, könnte ich ruhiger schlafen!«

Und viele Jahre später sagte mir unser Dermatologe, als wir

nochmals auf den Fall zu sprechen kamen: »Die drei Nächte, bis der Fall klar war, habe ich doch ziemlich unruhig geschlafen!«

Auch für mich konnte ich ihm das natürlich nur bestätigen.

Wie man sieht, haben die großen Seuchen eine sehr störende Auswirkung auf die Nachtruhe der Ärzte. Neben ihren anderen negeativen Begleiterscheinungen natürlich.

In denselben Jahren, in denen wir die eingeschleppten Fälle in unserer Quarantänestation isolierten, begann die Welt-Gesundheits-Organisation in allen endemischen Pockengebieten mit großzügig organisierten und überwachten Impfaktionen. Man hatte endlich die Möglichkeit, das Übel an der Wurzel zu packen und auszurotten. »Eradikations-Programm« nannte man daher auch sehr optimistisch diese Impfaktionen.

Weltweite Massenimpfungen waren dadurch möglich geworden, daß die Produktion eines gefriergetrockneten Impfstoffes mit großer Wirksamkeit und – was für tropische und subtropische Gebiete wichtig war – großer Hitzestabilität gelang.

Der Optimismus, mit dem man das Eradikations-Programm 1958 gestartet hatte, war berechtigt gewesen. Allerdings wurde er ziemlich strapaziert, denn die Impfaktionen zogen sich über zwanzig Jahre hin, in denen immer noch Zehntausende erkrankten und starben – aber die Zahl der Pockengebiete schmolz immer mehr zusammen.

Das allerletzte Gebiet auf der ganzen Welt, in dem eine Endemie ausbrach, war Südsomalia. Es war im Oktober 1977.

Sie wurde so schnell eingedämmt, daß 1977 überhaupt das letzte Jahr wurde, in dem ein Pockenfall auftrat.

Danach wartete die WHO noch zwei Jahre ab bis zur Bestätigung der Eradikation. In diesen zwei Jahren wurden Sachverständigenkommissionen weltweit tätig und überprüften gemeinsam mit den einheimischen Experten die Situation vor Ort.

Mehr als 9000 Proben von Kranken, bei denen auch nur der entfernteste Verdacht auf Pocken bestand, wurden noch in den hochspezialisierten Zentren der WHO untersucht. In keiner Probe wurde das Pockenvirus gefunden.

Am 8. Mai 1980 war es dann soweit.

Die WHO berief die Vertreter all ihrer Mitgliedstaaten nach Genf zur Weltgesundheitsversammlung zusammen, welche die gesamte Welt für pockenfrei erklärte.

Die im gravitätischen Stil diplomatischer Urkunden formulierte

Sieges-Proklamation soll wegen ihrer absoluten historischen Einmaligkeit im Wortlaut zitiert werden:

»Die 33. Weltgesundheitsversammlung,
an diesem achten Tage des Monats Mai 1980;
In Anbetracht der Entwicklung und der Ergebnisse des 1958 von der WHO eingeleiteten und 1967 intensivierten Gesamtprogramms zur Ausrottung der Pocken;

1. ERKLÄRT FEIERLICH, DASS DIE WELT UND ALLE VÖLKER VON DEN POCKEN BEFREIT SIND, DIE SEIT UNDENKLICHEN ZEITEN IN ZAHLREICHEN LÄNDERN EINE VERHEERENDE KRANKHEIT IN FORM EINER SEUCHE DARSTELLTEN, WELCHE TOD, BLINDHEIT UND VERUNSTALTUNG NACH SICH ZOG UND NOCH VOR EINEM JAHRZEHNT IN AFRIKA, ASIEN UND SÜDAMERIKA WÜTETE;

2. SPRICHT ALLEN NATIONEN UND MENSCHEN, DIE ZUM ERFOLG DIESES HEHREN UND HISTORISCHEN BEMÜHENS BEIGETRAGEN HABEN, IHREN TIEFEMPFUNDENEN DANK AUS;

3. LEGT DIESE IN DER GESCHICHTE DES ÖFFENTLICHEN GESUNDHEITSWESENS BEISPIELLOSE ERRUNGENSCHAFT ALLEN NATIONEN NAHE, DIE DURCH IHR GEMEINSAMES VORGEHEN DIE MENSCHHEIT VON DIESER ALTEN GEISSEL BEFREIT HABEN UND DAMIT ZEIGTEN, WIE DIE NATIONEN IN ZUSAMMENARBEIT AN EINER GEMEINSAMEN SACHE DEN FORTSCHRITT DES MENSCHEN FÖRDERN KÖNNEN.«

Aus irgendwelchen unerforschlichen Gründen scheint das Datum des 8. Mai für die Beendigung langer Kriege besonders gut geeignet zu sein.

Aber ich will nicht abschweifen.

13. Kapitel

Nautik und Erotik

Zwischen Nautik und Erotik – noch kürzer ausgedrückt: zwischen See und Sex – besteht seit altersher eine enge Verbindung.

Das ging ja bereits aus den historischen Betrachtungen über die Schiffahrt ziemlich eindeutig bzw. zweideutig hervor.

Natürlich sind aufgrund der technischen Entwicklung aus dem rötlichen Herdfeuer, das durch die ziegenlederbespannten Fenster der Antike schimmerte, rote Neonleuchten geworden, die den Weg zu den einschlägigen Etablissements weisen.

Übrigens steht die rote Lampe, die nach internationaler Vorschrift als Backbord-Positionslicht geführt wird, hiermit in keinerlei Zusammenhang.

In gewisser – sagen wir mal, in biologischer – Hinsicht hat sich die persönliche Situation des einzelnen Seemanns an Bord über die Jahrtausende hinweg ja auch nicht im geringsten geändert. Wie zu Zeiten Homers ist eine Schiffsbesatzung eine Gruppe überwiegend junger, gesunder, kräftiger Männer, die heutzutage allerdings viel zu reichlich ernährt und körperlich viel zu wenig beansprucht werden, dafür aber viel unausgefüllte Freizeit haben.

Sie sind auf See oft wochenlang von der ganzen übrigen Welt abgeschnitten, von der Heimat natürlich noch länger, nämlich während der ganzen Reise. Was ihr Dasein besonders erschwert, ist der Umstand, daß sie in dieser Zeit nicht nur fern der Heimat leben, sondern auch getrennt von ihren ständigen oder sporadischen Lebensgefährtinnen.

Es hört sich natürlich der gesamten Damenwelt gegenüber sehr ungalant an, wenn man sagt, daß manche Seeleute den jeweils nächsten Hafen in erster Linie als eine Art sexuelles Ersatzteillager ansehen.

Aber wie jeder feststellen wird, der Seeleute mit venerischen Infektionen behandelt und dabei womöglich den naiven Versuch macht, nach der Infektionsquelle zu fragen, ist so mancher Seemann von dieser Auffassung nicht allzu weit entfernt.

Daß der Schiffsverkehr immer schneller wird und die Abfertigung der Schiffe in den Häfen unter immer mehr Zeitdruck erfolgt, wirkt sich bedauerlicherweise im gleichen Sinne auch auf Verkehr und Abfertigung der Seeleute an Land aus.

Die in einem bekannten Seemannslied über die Liebe der Matrosen aufgestellte Behauptung: »Man kann so schön im Hafen schlafen«, ist längst nur noch euphemistische Nostalgie. Das Taxi wartet.

Unter diesen Umständen erhebt sich zwingend die Frage, wie es mit Damenbesuch an Bord aussieht.

Diese Möglichkeit würde dem eiligen Seemann immerhin die Wege und damit auch eine Menge Zeit ersparen, die er dann, wenn auch nicht nützlicher, so doch netter verbringen könnte.

Zu diesem Problem ist zusammenfassend nur festzustellen, daß es weltweit völlig unterschiedlich geregelt ist, wie ja auch Sitten und Unsitten weltweit völlig unterschiedlich sind.

Auch die Faktoren, die hierbei eine Rolle spielen, sind völlig unterschiedlicher Natur: Hier ist es die Politik, dort die Religion, hier mal der Kapitän, dort mal der Wachsmann. Das hört sich etwas wirr an, entspricht aber der Realität. Den Einfluß der Politik auf das Liebesleben des Seemanns erkennt man am besten am Beispiel der Ostblockländer. Dort gelten die Hafenanlagen als militärisches Sperrgebiet und werden entsprechend scharf bewacht.

In Leningrad muß man Paß oder Seefahrtsbuch an der Torwache nicht nur vorzeigen, sondern abgeben. Dafür erhält man eine Karte mit einer großen Nummer und einem Stempel. Wenn man wieder an Bord zurückgeht, gibt man die Nummernkarte zurück und erhält dafür wieder seinen Ausweis ausgehändigt.

Der Ausweis war, nach der Ausgabenummer geordnet, in einem Holzkasten aufbewahrt. Dadurch umging man die Schwierigkeit, die für den einfachen russischen Wachsoldaten darin besteht, daß die lateinische Schrift der ausländischen Ausweispapiere nicht der kyrillischen Schrift entspricht.

Durch den Austausch des Ausweises gegen eine Nummernkarte soll vor allem verhindert werden, daß ein Ausländer seinen Ausweis »verliert« und ein Lenigrader etwa damit auf ein ausländisches Schiff gelangt. Natürlich läuft dieses Austauschsystem nur im Sinne einer Einbahnstraße stadteinwärts. Gäbe es das auch in umgekehrter Richtung, so daß also ein Leningrader Mädchen seine Identitätskarte an der Torwache gegen eine Nummernkarte eintauschen und mit dieser ein ausländisches Schiff besuchen könnte, würde die Wache wohl auf einer ganzen Menge Ausweise sitzenbleiben.

Außerdem kann man durch dieses System gleichzeitig kontrollieren, ob auch jeder, der an Land war, wieder auf sein Schiff zurückgekehrt ist.

Die Schutzmaßnahmen gegen Leute, die sich ins Land einschleichen wollen, sind hier mindestens ebenso streng wie gegen Leute, die sich herausschleichen wollen. Manchmal steigert sich die Kontrolle zur Groteske, wie ich einmal in Odessa erlebte.

Die Sache hat zwar mit dem Thema Erotik nicht unmittelbar zu tun, mittelbar aber doch, weil sie die Atmosphäre des Mißtrauens kennzeichnet, die für Erotik ja nicht gerade förderlich ist.

Ein großes norwegisches Kreuzfahrtschiff wollte seine Küchenabfälle an Land geben. Die Norweger sind ja sehr hygienebewußt und warfen daher ihre Abfälle nicht einfach ins Schwarze Meer, sondern in schwarze Plastiksäcke, die fest verschlossen wurden, um die heile Umwelt vor Gerüchen und Ungeziefer zu bewahren.

Die Abfallsäcke wurden gleich am Morgen der Ankunft mit dem Ladegeschirr des Schiffes in großen Netzen auf Lastwagen abgefiert, die auf der Pier von Odessa in einer langen Kolonne aufmarschiert waren. Die Russen hatten wirklich alles pünktlich und sorgfältig organisiert, und zwar bis ins einzelne. Auf jedem Lkw war sogar ein Soldat postiert, um die Säcke in Empfang zu nehmen. Neben seiner planmäßigen Bewaffnung war er noch mit einem langen Messer ausgestattet worden.

Als das Verladen der Müllsäcke vom Schiff auf die Lastwagen begann, konnten Hunderte von Passagieren erkennen, wozu diese Sonderbewaffnung diente: Jeder Soldat schlitzte mit dem Messer jeden einzelnen Müllsack von oben bis unten auf.

Natürlich waren die armen Kerle sehr bald von riesigen Fliegenschwärmen und übelsten Gerüchen umgeben, wie sie von Küchenabfällen, die tagelang vor sich hingefault haben, nun einmal ausgehen. Vermutlich werden sie sich gedacht haben, daß es mit der norwegischen Hygiene doch nicht so weit her sein kann – bei soviel Gestank und so vielen Fliegen.

Wie könnte in einer derartigen Atmosphäre des Mißtrauens und der ständigen Überwachung ein ausländischer Seemann überhaupt jemals in Totalkontakt zu einer Tochter des Landes kommen?

An Bord darf *sie* nicht, ins Hotel darf *er* nicht; Absteigen gibt es nicht, ihre Wohnung ist überfüllt und moralisch überwacht, und Sommer ist es auch nicht dauernd.

Trotzdem kriegen die Jungs es immer wieder leicht und lässig fertig, sich auch bei den Damen des sozialistischen Lagers – treffender: *auf* sozialistischem Lager – eine Infektion zu holen. Und das, obwohl die

Moral so gut ist und so streng überwacht wird. Seeleute sind eben darauf trainiert, mit jeder Situation fertig zu werden.

Natürlich gibt es zwischen den einzelnen Ländern des Ostblocks auch auf diesem Gebiet gewisse Unterschiede.

Polen zum Beispiel erfüllt auf dem Sektor des erotischen Angebots ganz sicher ein erhebliches Übersoll.

Während für Geschäftsreisende und Touristen Warschau das »Paris des Nordens« ist, trägt für die Seeleute das gute alte Stettin diesen ehrenvollen Beinamen.

Aber auch aus den Berichten über die anderen polnischen Häfen wird deutlich, daß sich der Geschlechtsverkehr mit ausländischen Seeleuten in breitesten Bevölkerungskreisen zunehmender Beliebtheit erfreut.

Unsere Untersuchungsergebnisse widerlegen diese Berichte nicht.

So viel über die Auswirkungen der Politik auf das Liebesleben des Seemanns.

Wenn ich bei der Frage der Damenbesuche an Bord auch den Faktor Religion erwähnt habe, meine ich natürlich nicht die Religion als solche. Mit deren Auswirkungen auf sein Liebesleben muß jeder selbst klarkommen. Nein, gemeint ist die Religion, die zur einzigen politischen Kraft eines Landes geworden ist, wie ja in einigen Ländern des Nahen Ostens.

In bezug auf die staatliche Überwachung der Sexualmoral ist dieser neue Nahostblock noch wesentlich rigoroser als der gute alte Ostblock mit seinen gastfreundlichen Polen.

Daher wird es jedem einleuchten, daß kein vernünftiger Mensch – und Seeleute sind ja relativ vernünftig –, sei es an Bord, sei es an Land, sich mit einer Frau einläßt, wenn er hinterher eventuell dafür gesteinigt wird. Das kann ihm nämlich passieren, falls sich herausstellt, daß die Tante, mit der er da zugange war, nach moslemischem Recht verheiratet ist.

Wenn weder politische noch religiöse Einflüsse zum Zuge kommen, entscheiden über die Damenbesuche an Bord zwei Männer: der Kapitän und der Wachsmann.

Dabei läßt der Wachsmann mit sich reden, der Kapitän nicht, vor allem, wenn seine Frau die Reise mitmacht.

Beim Wachsmann ist der bekannteste Trick der, ihm eine Zigarette anzubieten – natürlich in einer geschlossenen Packung, die er erst aufreißen muß und dann ebenso natürlich behalten kann – und sich von ihm Feuer geben zu lassen. Die Zeit dafür reicht erfahrungsgemäß aus, um mit ein bis zwei Frauen am Wachsmann vorbei unauffällig ins Deckshaus zu verschwinden.

Beim Kapitän, so er gegen Damenbesuch ist, läßt sich dieser Trick nicht anwenden. Er hat Zigaretten genug. Also muß man es darauf ankommen lassen.

Das war offensichtlich auch die Taktik eines Kochs gewesen, zu dem ich eines Sonntagmorgens gerufen wurde.

Als ich an Bord war und über das Wohndeck der Besatzung zum Offiziersdeck hinaufsteigen wollte, bog um die Ecke eine Dame, die sich mit den rhythmischen Bewegungen einer Ski-Langläuferin vorwärts schob. Sie hatte aber keine Ski an den Füßen, sondern ein Paar Herrenschuhe Größe 45.

Auch hatte sie keinen Skianzug an, sondern gar nichts. Und sie war nicht nur pudelnackt, sondern auch pudelnaß, weil sie vergessen hatte, zum Duschen ein Handtuch mitzunehmen. So schlurfte sie etwas vornübergebeugt dahin, teils weil sie nicht aus den viel zu großen Herrenschuhen rutschen wollte, teils weil sie eine sehr füllige Oberweite hatte und dadurch etwas topplastig war.

Die Dame zuckte erschreckt zurück, als sie so plötzlich vor mir stand, dann sagte sie aber bloß: »Ach, Sie sind es!«

Dazu muß ich bemerken, daß wir uns keineswegs privat kannten, sondern nur vom Untersuchungsstuhl her, weil ich damals auch die Damen der »Küste«, wie die Gesamtheit der einschlägigen Hafenlokale heißt, regelmäßig zu untersuchen hatte.

Nach ihrer etwas verdrießlichen Bemerkung spurte sie weiter auf eine Tür zu, hinter der sie verschwand.

Ich stieg dagegen aufwärts und fand dort auch ziemlich bald den Ersten Offizier, der für einen Sonntagmorgen schon relativ frisch war und mich sofort zum Patienten führte. Es war der Koch, der seit dem Vortag hohes Fieber hatte.

Da der Koch in mancher Hinsicht wichtiger ist als der Kapitän, hatte ich sofort volles Verständnis dafür, daß man mich seinetwegen sonntags früh an Bord gerufen hatte.

Wir stiegen also wieder ein Deck tiefer, und der Erste klopfte an eine Tür. Es war natürlich dieselbe, hinter der die Langläuferin verschwunden war.

Sie war sehr »emsig in der Koje«, wie Seeleute zu sagen pflegen.

Der Erste bat die Dame in gewählten Worten, ihre außerehelichen

Bemühungen zeitweise zu unterbrechen und dem Doktor die Chance zu geben, den hochfieberhaft Erkrankten zu untersuchen.

Offensichtlich tat sie das nur sehr ungern. Zögernd kletterte sie aus der Koje, sah den Koch prüfend an und fragte: »Hohes Fieber hast du? Und ich dachte, du bist immer so heiß!«

Dann zog sie sich eine Regenhaut über die bloße Haut, trat wieder in die großen Herrenschuhe des Kochs und sagte im schönsten nasalen Küstenslang: »Ich geh' zwischendurch denn mal eben bei Freddy, der wollte mich auch sprechen.«

Sie sagte tatsächlich »sprechen«.

Es gab in Bremen einen Liegeplatz, an dem keine Damen an Bord gehen durften, selbst wenn Kapitän und Wachsmann einverstanden gewesen wären. Das war eine Tanker-Pier bei einem großen Treibstoffdepot der Amerikaner, das sich weserabwärts der bremischen Häfen befand. Dieser Liegeplatz war also weit entfernt von allen Möglichkeiten, mal ein gutes Symphoniekonzert zu hören oder den anderen Vergnügungen nachzugehen, die der Seemann so liebt.

Hinzu kam, daß die supermodernen Pumpanlagen einen mittelgroßen Tanker innerhalb weniger Stunden löschen, also leerpumpen konnten. Für die Tanker-Reederei hatte eine so kurze Liegezeit natürlich ihre Vorteile. Bei der Besatzung hielt sich dagegen die Freude darüber in Grenzen, weil die paar Stunden viel zu kurz waren, um einen anständigen Zug durch die Gemeinde zu machen.

Aber keine echte Marktlücke bleibt bekanntlich unentdeckt. Es findet sich immer jemand, der in sie hineinstößt.

In diese stieß ein Gastwirt, der ziemlich weit weg, etwa im Ruhrgebiet, eine Kneipe betrieb und ein ganz ausgeschlafener Junge war.

Er stellte nämlich einen großen Wohnwagen, wie ihn die Zirkusleute bewohnen, unmittelbar neben dem Haupttor des Depots auf, das natürlich durch hohe Stacheldrahtzäune, Scheinwerfer und bewaffnete Posten gesichert wurde. Wie der Zufall so spielt, stand der Wagen zwar außerhalb der Umzäunung, aber doch während der Nacht im taghellen Licht eines Tiefstrahlers dicht neben dem Wachlokal. Natürlich bewachte der Posten nicht primär den Wohnwagen, sondern einige Millionen Barrels Treibstoff in den unterirdischen Tanks. Aber wer wird schon versuchen, in einen unbewohnten Wohnwagen einzubrechen, der nachts in gleißendes Scheinwerferlicht getaucht ist und neben dem Tag und Nacht ein bewaffneter Posten steht?

Hinsichtlich der Sicherheit war die Position des Wagens also erstklassig. Sie war es aber auch hinsichtlich der vielseitigen Einsatzmöglichkeiten.

Innen war der Wagen als Bar eingerichtet. An der Stirnseite befand sich der Tresen vor einem riesigen Flaschenregal, und beiderseits des Mittelganges waren – ungefähr wie in den Speisewagen der Bundesbahn – feste Tische mit festen Sitzbänken aufgestellt, die sich von denen der Bundesbahn nur dadurch unterschieden, daß die Rückenlehnen der Bänke fast bis zur Decke hochgezogen waren. Es muß ja nicht gleich jeder mitkriegen, was so am Nachbartisch läuft.

Wenn nun ein Tanker für diesen Liegeplatz erwartet wurde, bekam der Barbesitzer in seiner Ruhrgebietskneipe einen entsprechenden Wink von einem Vertrauensmann oder einer Vertrauensfrau in Bremen. Alsdann packte er eine – aufgrund seiner Erfahrungen sicher schon standardisierte – Alkoholausstattung (plus einer Kiste für den Posten) in seinen Kleinbus und brauste in wenigen Stunden zu seiner Küstenfiliale. Dort klarte er dann den Wohnwagen auf, stellte die erste Garnitur Flaschen ins Regal, und damit war seine Bar schon einsatzbereit.

Selbstverständlich war die ETA des Tankers, also seine voraussichtliche Ankunftszeit, nicht nur an den Barbesitzer, sondern auch an einen Stab zuverlässiger Mitarbeiterinnen durchgegeben worden. Sie fanden sich immer sehr gern und sehr pünktlich ein und halfen ihrem Boss schon ein bißchen, indem sie die Gläser spülten, meist gleich mit Gin oder Whisky, was umgehend zu einer schön gemütlichen Stimmung führte, die natürlich von den Gästen dankbar begrüßt wurde.

Diese trafen spätestens zwei Minuten nachdem der Tanker die letzte Trosse festgemacht hatte, am Tresen ein, hechelnd wie Fremdenlegionäre, die sich nach Durchquerung der Sahara aufs erste Wasserloch stürzen. Auf amerikanischen Schiffen herrscht nämlich Alkoholverbot.

Das hat einmal schon dazu geführt, daß beim Start zu diesem Rennen um die besten Plätze ein Zöllner umgerannt wurde und ins Wasser fiel.

In der Bar selbst spielten sich dann rauschende Szenen des Wiedersehens oder des Kennenlernens ab, die aber früher oder später, meist früher, aus Platzmangel sowie aus Gründen der Diskretion in den draußen parkenden Wagen der einzelnen Damen fortgesetzt wurden, falls diese nicht vorsorglich eine Mansarde in einem Häuschen der näheren Umgebung angemietet hatten.

Neben dieser ambulanten Bar stand ich also eines Morgens mit meinem Wagen, weil man mich an Bord gerufen hatte.

Als ich sah, daß der Tanker seinen Bug noch weseraufwärts gerichtet hatte, wußte ich, daß es mindestens eine Viertel wenn nicht eine halbe Stunde dauern würde, bis er fest war. In fast allen Häfen verlangt nämlich die Hafenordnung, daß Schiffe am Liegeplatz so festgemacht werden, daß sie notfalls – etwa beim Brand eines Schuppens oder eines Nachbarschiffes – selbständig und ohne Schlepperhilfe ihren Liegeplatz verlassen und auslaufen können, ohne erst große Wendemanöver machen zu müssen. Das heißt, sie müssen gleich bei Ankunft wenden, damit ihr Bug stromabwärts zeigt.

Ich rief also über Sprechfunk mein Büro an, teilte mit, daß ich erst später zurückkäme, und fragte, ob irgendwelche anderen Hiobsbotschaften vorlagen. Da dies nicht der Fall war, beschloß ich, mir in der Bar einen Kaffee geben zu lassen, weil mein Frühstück wegen des frühen Alarmstarts ausgefallen war.

Als ich den Barwagen betrat, löste sich vom Tresen eine der Damen und kam mit dem berufsspezifischen Hüftschwenken auf mich zu. Sie war jeder zweite Zoll eine Dame von Welt.

Trotz der frühen Morgenstunde trug sie ihr »kleines Schwarzes«, vermutlich, weil sie wußte, daß sich der Morgenempfang bis zum Abend hinziehen würde. Das Kleid hatte übrigens einen Rockschlitz bis zur Hüfte und einen von der Hüfte bis zur Achselhöhle, der allerdings durch eine Art Schnürsenkel locker, aber auch schon sehr locker, zusammengehalten wurde.

Während sie die linke Hand gekonnt auf die Hüfte stützte, winkte sie mir mit der rechten, in der sie eine lange Zigarettenspitze hielt, einen fröhlichen Willkommensgruß zu. Ihre kirschroten Lippen verzogen sich zu einem zärtlichen Lächeln und hauchten: »Hey, I think I know you!«

Ich antwortete nicht ganz so zärtlich: »I know you auch, von der Untersuchung am letzten Freitag.« (Am Freitag kamen die Damen von der Küste zu ihrer wöchentlichen Untersuchung.)

Sie starrte mich mit offenem Mund, aber wortlos an, dann war sie schlagartig nur noch eine müde Kellnerin und seufzte: »Mein Gott, Herr Doktor, hab' ich mich verjagt! Aber ich kann ja nicht wissen, wie Sie ohne weißen Kittel aussehen.«

Ich sagte ihr, daß es dabei auch bleiben solle, und bat um einen Kaffee.

Aus alter Gewohnheit brachte sie gleich zwei Tassen und setzte sich zu mir. Dann sah sie aus dem Fenster und sagte kopfschüttelnd: »Mein Gott, dieser Idiot bringt seinen Dampfer doch wieder nicht richtig ran!

Der lernt es wohl nie. Wie lange sollen wir denn auf die Boys noch warten!« Ich stimmte ihr zu, ich hätte auch schon elegantere Anlegemanöver gesehen.

Um das Gespräch und meine Tischdame nicht ganz einschlafen zu lassen, fragte ich dann, was es an der Küste so Neues gäbe.

Nun haben die Erotessen ja auch ihre Schweigepflicht und halten sich ganz eisern daran. Der Datenschutz in bezug auf Namen und obligatorische Spenden wird von ihnen seit altersher sehr ernst genommen.

Aber offensichtlich wußte sie eine Geschichte, die sie doch brennend gern loswerden wollte, vielleicht weil Schadenfreude mit im Spiel war.

Sie berichtete also, daß kürzlich zur Abwechslung mal ein britischer Tanker gekommen war, dessen Besatzung die Betreuungsverhältnisse an der Pier natürlich nicht kannte. Daher hatten drei der Sailors sich über den Makler gleich ein Taxi bestellt, um endlich einmal die Reeperbahn kennenzulernen. (»Dabei gibt's da nichts, was sie hier nicht auch haben können«, meinte sie fachfraulich.) Nun hatten die Briten zwar gehört, daß die Reeperbahn in Hamburg liegt, waren sich aber nicht ganz klar, ob Hamburg ein Vorort von Bremen oder Bremen ein Vorort von Hamburg war. Jedenfalls fanden sie den Fahrpreis von dreihundert Mark für die Strecke nicht abschreckend. (In fremder Währung gibt man Geld ja immer leichter aus.)

In Hamburg angekommen, setzte der Taxifahrer sie auf einem Parkplatz in der Nähe der Davidswache ab, einerseits, weil sie da mitten in der angeblich sündigsten Meile der Welt standen, andererseits, weil der Name »David« auch für Ausländer als Treffpunkt leicht zu merken war. Außerdem würden sie sowieso vollautomatisch dorthin gebracht werden, wenn sie volltrunken waren und sogar das Wörtchen »David« vergessen hatten.

Man verabredete, in genau drei Stunden wieder zurückzufahren. Viel mehr Zeit blieb nicht, weil ihr Schiff schon morgens wieder auslaufen sollte.

Die drei Sailors schwärmten also aus, der Taxifahrer machte es sich bequem und schlief etwas auf Vorrat.

Bereits nach einer Stunde rüttelte jemand an seiner Tür und klopfte wuchtig ans Fenster. Es war der erste Sailor, der sein Ziel offensichtlich schnell erreicht hatte, egal, was er sich als solches gesetzt hatte; jedenfalls war er ziemlich betrunken, konnte sich aber noch aufrecht fortbewegen.

Der Taxifahrer verstaute ihn auf den Rücksitz, wo er sofort in Tiefschlaf fiel, während auch der Fahrer wieder, allerdings nicht ganz so tief, einschlummerte. Als die drei Stunden verstrichen waren, schreckte er auf und beschloß, die beiden anderen suchen zu gehen.

Das war sein Verderb, denn in den Lokalen dort schätzt man zwar Seeleute, aber keine Sehleute, die mal eben nur reinschauen wollen. Also mußte der Taxifahrer überall etwas bestellen, was er dann natürlich nach dem Grundsatz: »Was auf den Tisch kommt, wird getrunken«, auch zu sich nahm.

In der sechsten Kneipe glaubte er, endlich seine beiden Fahrgäste gefunden zu haben. Als sie ihn auf seine Aufforderung, schnell bei ihm einzusteigen, völlig verständnislos anglotzten und eher ablehnend reagierten, packte er sie aufmunternd am Kragen.

Da es sich bei ihnen um zwei wildfremde Schweden handelte, mochten sie das verständlicherweise gar nicht und brachten dies nicht nur verbal zum Ausdruck. Einzig das Dazwischentreten des Wirtes bewahrte den Taxifahrer davor, selbst zur Davidswache gebracht zu werden.

Erst drei Kneipen weiter fand er dann seine richtigen Fahrgäste. Sie waren in Gesellschaft eines Mädchens, das sie zu einem gemeinsamen Frühstück überreden wollte. Dem Fahrer gelang es aber, beide zum Mitkommen zu bewegen, vermutlich nur, weil er inzwischen genauso betrunken war wie sie und daher den richtigen Ton fand.

Das Mädchen trottete mit, weil es ebenfalls ziemlich betrunken war und dachte, man gehe endlich zum Frühstück.

Am Taxi angelangt, trafen sie ihren nach drei Stunden Tiefschlaf halbwegs nüchternen dritten Mann dabei an, wie er sich gerade durch ein Wagenfenster zwängen wollte. Aufgrund mehrerer Liter Bier, die er in der einen aktiven Stunde geschluckt hatte, mußte er nämlich dringend austreten, aber der Fahrer hatte vorsorglich den Wagen abgeschlossen, als er sich auf die Suche machte.

Auf die Idee, sich die Sache etwas bequemer zu machen, indem er nicht seinen ganzen Körper durch das herabgedrehte Fenster zwängte, war der Sailor als disziplinierter Brite gar nicht erst gekommen.

Als er nach einigen Minuten erleichtert zurückkam, saß links vorne bereits einer seiner Kumpels und schlief. Der andere saß mit dem Taxifahrer zusammen auf dem Rücksitz und schlief noch nicht, weil zwischen ihnen das Mädchen saß. Der halbwegs nüchterne Brite, der inzwischen festgestellt hatte, daß ihr Schiff schon in etwa drei Stunden ablegen würde, sah die betrunkene Gesellschaft angewidert an und setzte sich entschlossen nach vorn in den Wagen.

Dort tastete er ziemlich lange vergeblich nach dem Steuerrad, weil er an Rechtssteuerung gewöhnt war. Als er feststellte, daß das Steuerrad in diesem verdammten Wagen auf der linken Seite war, zwängte er sich fluchend auf den linken Vordersitz, nachdem er den linken Schläfer hinausgestoßen hatte. Der taumelte ebenfalls fluchend vorn um den Wagen herum und warf sich auf den rechten Vordersitz, wo er sofort weiterschlief.

Dann fuhr der britische Seemann los, und da in den ersten frühen Morgenstunden kaum Verkehr herrschte, kam er ohne Zwischenfälle bis zur Autobahn, obwohl er die ganze Zeit links gefahren war. Die paar Betrunkenen, die zu dieser Stunde unterwegs waren, fuhren auch nicht viel besser.

Auf der Autobahn dann fiel er als Linksfahrer schon gar nicht mehr auf, weil es ja immer Leute gibt, die mit einem langsamen Wagen stur auf der linken Fahrbahn bleiben.

Sein Wagen war vor allem deshalb so langsam, weil er daran gewöhnt war, daß der Tachometer Meilen anzeigte, während der Tacho, den er jetzt vor Augen hatte, natürlich deutsche Stundenkilometer angab. Daß alle anderen Wagen an ihm vorbeiflitzten, konnte ihn nicht aus der Ruhe bringen, denn er hatte schon gehört, daß die damned bloody Germans alle wie die Irren fahren.

Unter diesen Umständen dauerte es aber ziemlich lange, bis sie sich Bremen näherten.

In dieser Zeit hatte auch der echte Taxifahrer seinen Rausch so weit ausgeschlafen, daß ihm das Geräusch seines Motors nicht mehr gefiel. Der britische Meilenspezialist fuhr nämlich die ganze Zeit in einem zu niedrigen Gang, weil er sich auch in der Automatik nicht auskannte. Daher bog man auf einen Parkplatz ein, wo der eigentliche Fahrer das Steuer übernahm. Nachdem er auf die Uhr gesehen hatte, beeilte er sich so, daß der Wagen ständig kurz vorm Abheben war.

Das hatte den Vorteil, daß sie rechtzeitig genug an der Ölpier ankamen, um ihr Schiff noch sehen zu können. Es schwamm allerdings schon ein paar hundert Meter entfernt im Strom.

Natürlich stiegen erst mal alle aus, reckten fluchend die Fäuste hinter dem Schiff her, stampften mit den Füßen, warfen ihre Mützen auf die Erde und zeigten alle Zeichen einer unbändigen Wut darüber, daß sie ihr Schiff versäumt hatten.

Als erste faßte sich die schöne Hamburgerin, die mit einer Erotess ein paar schwesterliche Worte wechselte und dann im Barwagen verschwand. Sie kehrte erst einige Tage später in ihr heimatliches Jagdrevier auf der Reeperbahn zurück, weil sie sich das Fahrgeld verdienen mußte. Dank ihres eingehenden Berichts und der bruchstückartigen Erzählungen des Taxifahrers, der noch öfter vorbeikam, konnte meine derzeitige Tischdame dann den Ablauf des Reeperbahn-Abenteuers rekonstruieren und ihn mit einer gewissen Schadenfreude immer wieder zum besten geben.

Der Taxifahrer hatte seine Fahrgäste erst noch zu einem Drink und dann ins Taxi eingeladen, weil er wußte, daß er wesentlich schneller als der Tanker war. Er fuhr nach Bremerhaven, das der Tanker ja passieren mußte, und lieferte seine Fahrgäste bei der Wasserschutzpolizei ab, die sie ohne lange Fragen mit ihrem Polizeiboot zu dem gerade aufkommenden Tanker brachte.

Für diese Lösung benötigte man nur einen kurzen Aktenvermerk, während es gewaltigen Papierkrieg bedeutet hätte, wenn die drei Briten an Land geblieben wären, weil dann Agentur, Konsulat und Ausländerpolizei schriftlich hätten benachrichtigt werden müssen.

Als meine Tischdame mir die Story soweit berichtet hatte, hatte der Tanker inzwischen festgemacht. Ich zahlte, verabschiedete mich und verließ den Wohnwagen, während die ersten Gäste heranspurteten.

Ich hatte meine Arzttasche noch nicht aus dem Kofferraum geholt, als ich vom Barwagen her eine zärtliche Stimme hörte: »Hey, I think I know you!«

Eines regnerischen Abends stand ich an der Getreideanlage und wartete auf ein Schiff. An Bord sollte ein Unfall passiert sein, und da ist man besser gleich bei Ankunft zur Stelle. Also hatte ich eine Bordimpfung verschoben.

Um mich vor dem naßkalten Wind zu schützen, stellte ich mich in den Windschatten eines der großen Exhaustoren, die wie riesige Rüssel von der Anlage herabhingen. Mit ihnen wird das lose Getreide aus den Laderäumen gesaugt.

Ich war so müde, wie man nach einem langen Arbeitstag eben ist, wenn man sich auf ein bis zwei Dutzend ausländischer Patienten konzentrieren, sie untersuchen und behandeln muß, dann noch zwei bis drei Besatzungen geimpft hat und zwischendurch, um all diese Leute aufzusuchen, dreißig oder vierzig Kilometer im dichtesten Hafenverkehr hin- und hergefahren ist.

Solche Tage gibt es. Ich lehnte also neben dem dicken Schlauch des Exhaustors an der Wand und empfand schon das Anlehnen als entspannende Wohltat. Dabei sah ich zu, wie der große amerikanische Bulkcarrier – das ist ein Frachtschiff für schüttfähige Massengüter, in diesem Fall für Getreide – langsam an die Pier bugsiert wurde. Da ich diesen Vorgang schon mehrere hundert Male mit angesehen hatte, döste ich eher vor mich hin und nahm mehr im Unterbewußtsein wahr, wie das Anlegemanöver ablief.

Ebenfalls mehr im Unterbewußtsein nahm ich auch wahr, daß zwei Mädchen daherkamen und sich auf der anderen Seite des Exhaustors in einer Mauernische drückten. Sie konnten mich von ihrem Platz aus nicht sehen, und ich war viel zu müde und abgespannt, um sie zu begrüßen. So wurde ich im Laufe der nächsten Viertelstunde Zeuge ihrer Unterhaltung, die ziemlich ungeniert schien, die ich aber wegen des starken Windes nur bruchstückweise mitbekam.

Sie waren beide noch sehr jung, eigentlich ein bißchen zu jung für das harte Geschäft, in das sie da im Hafen eingestiegen waren.

Aber soweit ich hören konnte, alberten sie fröhlich herum, wobei sie immer wieder in lautes Gelächter ausbrachen. Die eine, die anscheinend etwas älter und erfahrener war, schien der anderen etwas zu erklären, was dieser absolut nicht einleuchten wollte, denn sie fragte ungläubig immer wieder zurück.

Soweit ich aus den Gesprächsfetzen entnehmen konnte, lief ihre Diskussion etwa so:

»Das kann doch nicht angehen!«

»Wenn ich's dir doch sage!«

»Das gibt's doch gar nicht!«

»Bestimmt!«

»Wirklich so lang?« (Gelächter)

»Kannst mir glauben!«

»Ist doch nicht möglich, nein, glaub ich einfach nicht!«

»Aber ich hab' doch selbst... (prustendes Gelächter von beiden)

»Tatsächlich? Hat das denn nicht weh getan?«

»Aber wo! Du brauchst ihn doch nicht ganz...« (fröhliches Kichern)

»Na, nun bin ich ja wirklich mal echt gespannt auf den!«

»Kannste wirklich...«

»Und der beste Witz ist, daß sie ihn ›Shorty‹ nennen!«

Jetzt kreischten beide vor Lachen.

Als das Stichwort »Shorty« fiel, wurde mir sofort klar, wer der Gegenstand ihrer Diskussion war. »Shorty« war ein farbiger amerikanischer Seemann, der mit seinem Schiff alle drei Monate nach Bremen kam und daher in allen Kneipen eine Art Stammgast war. Übrigens auch in meiner Sprechstunde, denn er war im Lauf der Zeit dreimal mit einer jeweils frischen Gonorrhö erschienen.

Die Natur hatte Shorty in bezug auf seine Körpergröße sehr benachteiligt, er maß nicht einmal 1,60 m. Wenn er einen Raum betrat, erweckte er den Eindruck, als sei er so breit wie hoch. Als Äquivalent dafür hatte Mutter Natur ihm aber ein sehr wichtiges Glied sozusagen prolongiert. Sein Penis war annähernd um so viele Zentimeter länger als die Norm, wie seine Körpergröße geringer als die Norm war. Mir selbst waren seine Proportionen natürlich von den Untersuchungen her bekannt, und der Umstand, daß er jedesmal mit einer frischen Infektion erschien, wies deutlich darauf hin, daß die Damen der nordeuropäischen Küstenstädte seine Qualitäten nicht nur visuell genossen.

Als ich beim erstenmal den Versuch machte, ihn nach der Infektionsquelle zu fragen, antwortete er praktisch mit einer Aufzählung aller Häfen, die sein Dampfer in den letzten Wochen angelaufen hatte. Daß er die Reihenfolge völlig durcheinander warf und auch schon mal Danmark mit Danzig verwechselte, wunderte mich nicht weiter, denn daß die Intelligenz sich umgekehrt proportional zur Gliedlänge verhält, soll ja vorkommen.

Natürlich hatte es auch mich im stillen amüsiert, daß ausgerechnet er den Beinamen »Shorty« trug, aber der Schein trügt eben manchmal.

Das fröhliche Geplauder der beiden erwartungsvollen Mädchen zeigte, daß Shorty auch bei ihnen einen Ruf wie Donnerhall hatte und als vorzeigbare Attraktion galt.

Sie starteten spontan aus ihrem Mauerwinkel, sobald die Gangway nur eben die Pier berührte. Als ich dann über die Gangway ging, verschwanden sie schon im Deckshaus. Sie schienen sich hier gut auszukennen, und auch die Leute der Besatzung kannten die beiden offensichtlich, denn niemand fragte sie, was sie hier zu suchen hätten. Aber ihre erwartungsvolle Eile nützte ihnen nichts.

Das ahnte ich gleich, als ich von dem in US-übliches Khaki gekleideten Kapitän in seinem spartanisch eingerichteten Office begrüßt wurde. Die amerikanischen Schiffe sind übrigens fast alle sehr schlicht eingerichtet. Außer Stahl und unbrennbaren Kunststoffen wird kaum anderes Material verwendet, was die Atmosphäre an Bord nicht eben gemütlich macht. Sogar auf großen Passagierschiffen wird dieses Prinzip aus Sicherheitsgründen eingehalten.

Auf der *United States*, dem schnellsten bisher gebauten Handelsschiff von ursprünglich über 53000 BRT, wies man mich voller Stolz darauf hin, daß die beiden einzigen Einrichtungsteile aus Holz der Bechstein-Flügel und der Hackklotz in der Küche seien.

Der Kapitän des Bulkcarriers also bat mich gleich nach der Begrüßung, mir mal Shorty anzusehen, denn er habe einen Unfall gehabt. »Diesmal einen richtigen Unfall mit seinem Bein!« grinste er. Er kannte seine Pappenheimer.

Shorty hatte tatsächlich einen dicken Kniegelenkserguß und mußte in die Klinik, um punktiert und geröntgt zu werden. Als ich ihn in seiner Kammer untersucht hatte und dann zum Kapitän hinaufging, um ihm zu sagen, was los war, kam ich an einer Kammer vorbei, deren Tür gerade aufging. Die beiden Hübschen saßen drinnen auf dem Kojenrand, in der einen Hand eine Pall-Mall, in der anderen ein Glas. Sie hatten sich offensichtlich schnell damit abgefunden, auf die zusätzlichen Zentimeter verzichten zu müssen.

Aber ich will nicht abschweifen.

14. Kapitel

Tragödien am Rande

Hafen – das ist nicht nur ein buntes, interessantes, internationales Milieu mit Tempo, Aktivität und pulsierendem Leben. Auch der Tod hat dort seinen Platz. Den läßt er sich trotz aller ausgeklügelten Sicherheitsvorschriften und Vorsichtsmaßnahmen nicht streitig machen.

Denn ein Hafen ist – unter physikalischem Aspekt – in erster Linie ein Platz, an dem ständig große Massen durch große Kräfte bewegt werden.

Ob ein 30000-Tonner von drei Schleppern mit je 2500 PS bugsiert wird oder zwei Schwimmkräne eine schwere Diesel-Lok von ihrem Gleis heben und in den Laderaum eines Schiffes setzen, immer sind es ungeheure Kräfte, die dabei eingesetzt werden.

Trotz aller Erfahrung und aller Vorsicht im Umgang mit ihnen geschieht es von Zeit zu Zeit – sei es durch Materialfehler, sei es durch menschliches Versagen –, daß diese ungeheuren Kräfte außer Kontrolle geraten und dabei riesige kinetische Energien frei werden. Wehe dem Menschen, der ihnen im Wege steht!

Sein fragiler Körper hat bei dem Zusammentreffen nicht die geringsten Chancen. Das Geschehnis selbst läuft meist so blitzartig ab, daß für Ausweichreaktionen keine Zeit bleibt. Aber vielleicht ist diese Schnelligkeit die letzte Gnade, die das Schicksal seinen Opfern gewährt.

Ein Unfall, der praktisch vor unserer Haustür passierte, ist mir wegen seiner besonders grausamen Umstände immer noch in Erinnerung, obwohl er schon lange zurückliegt.

Ein junger Naturwissenschaftler hatte von seinem Institut einen Forschungsauftrag erhalten, der ihn nach Westafrika führen sollte. Abgesehen davon, daß ein solcher Auftrag ein schöner beruflicher Erfolg für ihn war, bedeutete natürlich die Reise selbst auch ein tolles Abenteuer und eine großartige Abwechslung in seinem eher ruhigen Dasein als wissenschaftlicher Assistent.

Für Überfahrt und Rückreise waren Kabinenplätze auf einem deutschen Afrika-Schiff gebucht, weil man wohl damit rechnete, daß er mit großer Ausbeute von seiner Forschungsreise zurückkehren würde, weshalb die Schiffsfracht günstiger war als die Luftfracht.

Am Morgen der Abfahrt ging er an Bord, und die Familie begleitete ihn dabei. Außer seiner Frau und den beiden Kindern waren auch seine Eltern mitgekommen, um beim Auslaufen des Schiffes zu winken. Es war ja wirklich ein großes Ereignis für die Familie, und trotz der Wehmut des Abschieds waren alle sehr stolz auf ihn.

Ein junger Schiffsoffizier hatte ihnen das ganze Schiff gezeigt und seine Einrichtungen erklärt. Besonders die Kinder waren begeistert und stellten immer wieder neue Fragen. Sie beneideten ihren Vater glühend darum, daß er auf diesem interessanten Schiff so viele Wochen unterwegs sein würde.

Nach der Besichtigung aß die ganze Familie auf Einladung des Kapitäns in der Offiziersmesse: auch das ein berichtenswertes Erlebnis für Binnenländer, die zum ersten Mal auf einem großen Schiff waren.

Noch während sie aßen, wurde das Schiff seeklar gemacht. Man hörte die Lukendeckel poltern, die Schlepper kamen längsseits, der Lotse erschien und begrüßte den Kapitän. All das war neu, interessant und aufregend.

Dann nahm die Familie in der Kabine Abschied. Die übliche Rührung, die üblichen Tränen, die üblichen guten Wünsche, das übliche, bis zuletzt zurückgehaltene Abschiedsgeschenk, ein Foto, »damit du uns nicht vergißt!« Dann klopfte der Steward: »Es wird Zeit, wir legen gleich ab.«

Der junge Wissenschaftler begleitete die Familie an Deck zur Gangway. Man fotografierte ihn, wie er stolz an der Reling lehnte. Dann fotografierte er von der Pier aus die Familie auf der Gangway, zuerst seine Frau mit den Kindern. Aber auch die Eltern sollten natürlich auf einem Abschiedsfoto zu sehen sein. (Wie stolz würde man es im Bekanntenkreis herumzeigen!)

Die Eltern standen auf der Gangway hinter der Frau mit den Kindern, also ein paar Stufen höher, und der fotografierende Wissenschaftler mußte zwei Schritte zurückmachen, um sie mit auf das Bild zu bekommen. Das Auge am Sucher, trat er zurück. Noch in derselben Sekunde war er ein blutspritzender Fleischklumpen, der zerfetzt und zermalmt in blutgetränkten Textilfetzen durch den Staub geschleift wurde.

Seinen letzten Schritt hatte er vor einen lautlos heranrollenden Güterwagen gemacht.

Die Eisenbahn hat ein sehr fein ausgeklügeltes Rangiersystem in den Häfen. Die Wagen der Züge sind in der umgekehrten Reihenfolge zusammengestellt, in der sie auf die einzelnen Liegeplätze verteilt werden, das heißt, der Wagen, der als erster abgekoppelt werden soll, hängt als letzter am Zug. Der ganze Zug wird dann durch die Lok bis kurz vor die Weiche geschoben, die das Gleis bedient, das zu dem Liegeplatz des Schiffes führt, für das die Ladung des letzten Wagens bestimmt ist. Kurz vor der Weiche stoppt der Zug, der letzte Wagen wird durch einen Rangierer abgekoppelt, dann schiebt die Lok den ganzen Zug an, stoppt aber gleich wieder, so daß der abgekoppelte Wagen nun durch den Stoß allein weiterrollt und über die für ihn gestellte Weiche auf sein richtiges Gleis einschwenkt. An der Stelle, wo er halten soll, steht ein Rangierer, der einen Bremsschuh auf das Gleis gelegt hat, so daß der anrollende Wagen dort stehenbleibt, wo er entladen werden soll.

Man muß zugeben, daß das wirklich ein sehr praktisches Verfahren ist. Es hat nur den einen Nachteil, daß sich die einzeln rollenden Wagen im Lärm des Hafenbetriebes völlig lautlos durch das Gewühl bewegen.

Ich selbst mußte dies auch einmal erfahren, als ich eines Nachmittags im Industriehafen zu einem Schiff gerufen worden war.

Im Industriehafen liegen besonders viele Gleise nebeneinander, die von großen fahrbaren Krananlagen und Laufbändern überbrückt werden, welche für das Laden und Löschen von Kohle, Erzen und Baumstämmen benötigt werden.

Der Dampfer, zu dem ich gehen mußte, lag natürlich wie immer am letzten Liegeplatz, etwa einen Kilometer vom Parkplatz entfernt, so daß man eine gute Viertelstunde Fußweg vor sich hatte, der besonders unangenehm war und den man am besten auf den Schwellen zwischen den Gleisen zurücklegte.

Der gesamte Boden war nämlich durch den jahrelangen Kohleumschlag mit einer fußhohen Schicht Kohlenstaub bedeckt, auf den von oben aus den Kränen und Laufbändern ebenfalls jahrelang Öl und Schmierfett getropft waren, die sich mit ihm zu einem pechschwarzen, öligen Brei vermischt hatten.

Das Schlimmste daran war, daß dieser Brei auch tiefe Löcher so heimtückisch ausfüllte, daß man bis über die Knöchel versank, wenn man hineintrat. Die einzige Möglichkeit, solch einem Fehltritt zu entgehen, bestand darin, daß man zwischen den Gleisen auf den Schwellen ging.

Das tat ich also auch an jenem Nachmittag. Ganz weit vorn, wo mein Dampfer lag, stand eine Gruppe Seeleute und Hafenarbeiter, die mich offensichtlich schon erwarteten, denn sie winkten mir von weitem lebhaft zu. Natürlich freute mich das irgendwie, zeigte es doch, daß sie mich kannten und mich anscheinend auch gern kommen sahen. Andernfalls hätten sie mir ja den Rücken zugekehrt.

Als sie noch lebhafter winkten, winkte ich denn auch lässig zurück, um ihnen anzudeuten: »Ja, ja, ich komm ja schon, nun habt euch mal nicht so!«

Nun aber verfielen sie geradezu in eine Art Veitstanz, und ihr Winken erfolgte nicht mehr in vertikaler Richtung, also wie üblich von unten nach oben und zurück, sondern in horizontaler Richtung, genau auf mich zu. Das hätte natürlich auch jemandem gelten können, der hinter mir kam, und so drehte ich mich halbwegs interessiert um – und sprang aufs Nebengleis.

Ein riesiges, dunkles Ungetüm war lautlos hinter mir hergewesen, ein mit gewaltigen Urwald-Baumstämmen beladener Wagen, der weit hinten von der Lok abgestoßen worden war und unaufhaltsam seinen Weg lief.

Und auf diesem Weg war ich gegangen, behutsam von Schwelle zu Schwelle tappend, um Schuhe und Hose zu schonen, sozusagen schon den Tod im Nacken.

Als ich dann am Liegeplatz ankam, waren die Leute dort gar nicht mehr so überschwenglich freundlich, wie ich geglaubt hatte. Die meisten sahen mich kopfschüttelnd an, als wäre ich ein Schwachsinniger, und einer fragte mich: »Doktor, welchen von Ihren Kollegen hätten wir denn rufen sollen, wenn der Wagen Sie erwischt hätte?«

Mir fiel keine Antwort ein, denn ich sah wieder den jungen Afrikaforscher vor mir, wie er über viele Meter verstreut in Stücken vor mir gelegen hatte.

Und ich sah seine Eltern und seine junge Frau, die wie versteinert immer noch auf der Pier standen, als ich kam.

Und vor allem sah ich seine beiden Kinder, die ihre Gesichter an die Mutter preßten, mit den Fäusten gegen ihren Körper trommelten und verzweifelt schrien: »Was ist mit Vati, Mutti, sag doch, was ist mit Vati?«

Manchmal schlägt der Tod von oben zu.

An allen Zufahrten zum Hafen stehen Hinweisschilder mit der Aufschrift: »Vorsicht, schwebende Lasten!« Aber alle Vorsicht nützt nichts, wenn die Last sich löst, lautlos herabstürzt und dann mit schmetterndem Schlag den Menschen trifft.

Besonders gefährdet in dieser Hinsicht sind die Lukenvize. Das sind überaus erfahrene Hafenarbeiter der Umschlagsbetriebe, die für eine Ladeluke verantwortlich sind und ihre Be- oder Entladung überwachen. Da die Kranführer nicht direkt in die Ladeluke des Schiffes hineinsehen können, weist der Lukenvize sie ein, indem er ihnen durch Handzeichen mitteilt, wie die am Kran hängende Last zu bewegen ist, sei es in horizontaler, sei es in vertikaler Richtung, sei es schneller oder langsamer.

Der Lukenvize steht dazu natürlich unmittelbar an der Luke, das ist die verschließbare Öffnung im Deck, die zu den darunterliegenden Laderäumen führt. Die Ladeluke ist umkleidet mit dem sogenannten Lukensüll, einer etwa tischhohen, stählernen Umrandung.

Über die Stahlkante des Lukensülls gebeugt stand eines schönen Sommermorgens ein Lukenvize, mit dem Oberkörper weit in die Luke hängend, den Arm emporgereckt, um dem Kranführer oben mit der Hand die Feineinweisung zu geben.

Der Baumwollballen, der sich hoch oben aus dem am Lasthaken hängenden Netz löste, traf ihn mit der Wucht eines riesigen Vorschlaghammers ins Kreuz. Da sein Körper auf der schmalen, stählernen Kante des Lukensülls auflag, wurde er durch den Aufprall des zentnerschweren Ballens praktisch in zwei Stücke zerteilt. Das derbe Textilgewebe der Arbeitskleidung hielt die Wucht, mit der es gegen die Stahlkante gepreßt wurde, aus. Die Gewebe des menschlichen Körpers – Haut, Bindegewebe, Muskeln und Knochen – waren dieser mechanischen Belastung nicht gewachsen und rissen an der Aufprallstelle auseinander.

Als ich zum Schiff kam, hatte man ihn mit einer Persenning zugedeckt. Schweigend standen die Leute von der Besatzung und die Hafenarbeiter an Deck. Sie hielten weiten Abstand von der Leiche, es gab keine Neugier, keine laute Diskussion.

Während man bei Straßenunfällen immer wieder beobachten muß, daß Neugierige nicht nahe genug an das Opfer herankommen können, um nur ja alle grausigen Einzelheiten zu sehen, habe ich bei Arbeitsunfällen immer das Gegenteil bemerkt. Solange noch die Möglichkeit einer Hilfe besteht oder zu bestehen scheint, verfällt jeder in äußerste Aktivität, die zwar nicht immer ganz sachgerecht sein kann, aber man will eben helfen um jeden Preis. Von einem toten Opfer aber wenden sich alle stumm ab und gehen auf räumliche Distanz zur Leiche. Und keiner sieht dem anderen in die Augen.

Vielleicht hängt dieses unterschiedliche Verhalten damit zusammen, daß es beim Verkehrsunfall Fremde sind, die begafft werden, während es beim Arbeitsunfall der Kollege ist, mit dem man eben noch gesprochen hat und der nun von einem Augenblick zum anderen nicht mehr in dieser Welt ist.

Jeder denkt natürlich auch daran, daß er selbst genauso daliegen könnte, wenn der Ballen ein Stückchen mehr nach rechts oder nach links gefallen wäre; und er unterdrückt den Gedanken, daß es ihm so schon lieber ist.

Als ich die Persenning zurückschlug, starrten die Augen aus dem bleichen, blutleeren Gesicht nach oben in Richtung des Kranes, von wo der Tod gekommen war. Aber das war natürlich Zufall.

Nach der unwiderlegbaren Theorie der Sicherheitsexperten kann man sich natürlich gegen alle Risiken des Hafenbetriebs durch erhöhte Aufmerksamkeit und vorsichtiges Verhalten wappnen.

Das stimmt auch. Man braucht nur pausenlos mit einem Blickwinkel von 360° um sich zu schauen, um nicht unter irgendwelche Räder zu kommen, und gleichzeitig eine sorgfältige Luftbeobachtung nach oben-vorne, oben-hinten, oben-rechts und oben-links aufrechtzuerhalten, um nicht von einer herabstürzenden Last oder, was auch nicht guttut, von ein paar an ihrem Stropp pendelnden Stahlrohren getroffen zu werden.

Wenn man dann noch darauf achtet, nicht zu dicht an stehenden oder rollenden Eisenbahnwagen vorbeizugehen, weil weit herausragende, rasiermesserscharfe Stahlbänder oder Drahtenden der Ladung einem das Gesicht oder sogar den Mantel aufschlitzen können, und wenn man außerdem ab und zu einen Blick nach unten richtet, um nicht in eine Schlinge zu treten, die womöglich im nächsten Augenblick von einer Winsch angezogen wird, dann könnte einem in der Tat eigentlich nichts passieren – wenn es nicht noch überall die unter starker Spannung stehenden Stahltrossen und Taue geben würde.

Die aber stellen nun wirklich eine völlig unberechenbare Gefahrenquelle dar, und jeder halbwegs vernünftige Mensch bemüht sich daher, möglichst schnell an ihnen vorbeizukommen.

Bei Stahltrossen – so heißt es jedenfalls – kann man das bevorstehende Brechen daran erkennen, daß die Drähte, aus denen die Trosse besteht (es können mehrere hundert sein), einzeln reißen.

Eine Stahltrosse bricht also niemals auf einen Ruck. Man kann das Zerspringen der einzelnen Drähte vorher bemerken, vorausgesetzt, man sieht gerade hin.

Bei den Kunstfasertauen wie Nylon oder Perlon gibt es ein derartiges Warnzeichen nicht. Ihre großen Vorteile sind zwar ihre Unempfindlichkeit gegen Feuchtigkeit und ihre große Reißfestigkeit. Ihre Nachteile aber sind eine gewisse Empfindlichkeit gegen Reibung an festen Gegenständen und manchmal ihr großer Reck. Sie dehnen sich maximal bis zur Grenze ihrer Reißfähigkeit. Dann aber reißen sie ohne Warnzeichen und schlagen wie eine Sense zu.

Als vor einigen Jahren ein großer Orkan über Norddeutschland hinwegzog und im Überseehafen gegen die hohen Aufbauten eines großen Frachters drückte, rissen dessen sämtliche Festmacherleinen praktisch gleichzeitig, das Schiff trieb unter den Stößen der Orkanböen quer durch das Hafenbecken und kollidierte mit dem gegenüberliegenden Schiff. Die brechenden Stahltrossen und reißenden Kunststofftaue hatten das stählerne Schanzkleid verbeult, als wäre es aus dünnem Blech gewesen, und einen Teil der Reling des nächsthöheren Decks praktisch weggefegt.

Zu ihrem Glück waren die Leute der Besatzung erfahren gewesen und hatten sich so vorsichtig verhalten, daß niemand zu Schaden kam.

Aber manchmal erfolgt dieser Sensenschlag eben nicht während eines heulenden Orkans, wenn jeder darauf gefaßt ist, sondern aus heiterem Himmel.

Das war auch an jenem Morgen der Fall, als der Sensenmann mit einem einzigen derartigen Schlag das Leben eines jungen Seemanns beendete.

Man brachte mir seinen Freund in die Sprechstunde.

Wenn man im Sprechzimmer mit einem Patienten beschäftigt ist und dann plötzlich vor der Tür laute Stimmen und dumpfes Poltern ertönen, weiß man gleich, daß da jemand gebracht wird, der Vorrang vor den anderen Patienten hat. So war es auch diesmal.

Der junge Seemann befand sich in einem Zustand, der in der Umgangssprache ganz treffend mit Nervenschock bezeichnet wird. Es ist die Reaktion auf ein Schreckerlebnis, die mit Erregungszuständen, Tränenausbrüchen, aber auch mit Verstörtheit bis zur völligen Apathie einhergehen kann. Letztlich ist es eine Art Anpassungsstörung bei einem Ereignis, das außerhalb aller Erfahrungen und Vorstellungen liegt.

Der Patient gehörte zur Besatzung eines großen amerikanischen Containerschiffes, das gerade vor einer Stunde angekommen war. Er hatte mit seinem Freund beim Festmachen an Deck gearbeitet. Während sich beide noch darüber unterhielten, wann sie an Land gehen wollten, riß die Nylon-Festmacherleine, die das Schiff über eine Winde die letzten Meter an die Pier ziehen sollte. Mit einem pfeifenden Schlag traf das eben noch unter gewaltigen Zugkräften stehende Tau den anderen Seemann so unglücklich am Hals, daß es ihn regelrecht enthauptete. Die Wucht des Schlages war so gewaltig, daß der abgetrennte Kopf über das Deck meinem Patienten vor die Füße rollte.

Was ihn bei dem grausigen Anblick am meisten geschockt hatte – wie er immer wieder schluchzend hervorstieß –, war die Tatsache, daß die Lippen des abgerissenen Kopfes sich noch bewegt hatten, so, als wolle sein Freund ihm noch etwas sagen.

Bei seinem Schockzustand hätte es natürlich gar keinen Sinn gehabt, ihm zu erklären, daß das ausblutende Gewebe der Lippen aufgrund der Änderung des Turgors, also des Spannungszustandes, kleine, zuckende Bewegungen machen kann, die dann den Eindruck erwecken, als wollten die Lippen noch etwas sagen.

Ich war daher sehr froh, daß in der Nähe eine erfahrene Psychiaterin praktizierte, zu der ich schon oft ausländische Seeleute überwiesen hatte. Sie kannte sich also in deren Situation aus und verstand es, mit ihnen umzugehen.

Vor allem wußte ich auch, daß sie keine sprachlichen Probleme mit dem jungen Amerikaner haben würde, weil sie fließend englisch sprach. Und bei psychiatrischen Fällen ist der Sprachkontakt zwischen Arzt und Patient die erste Voraussetzung für jede Behandlung.

Es gelang ihr dann auch, ihn in intensiven Gesprächen soweit zu beruhigen, daß er sich entschloß, weiter an Bord zu bleiben und in der gewohnten Umgebung und im engen Zusammenleben der Bordgemeinschaft das schreckliche Erlebnis seelisch zu verarbeiten und zu bewältigen.

Der Hafenarzt stellt üblicherweise für alle, die im Hafen zu Tode kommen, den Leichenschauschein aus, im allgemeinen Sprachgebrauch »Totenschein« genannt.

Dasselbe muß er auch für die tun, die bereits tot ankommen, es sei denn, es liegt ein »Leichenpaß« vor. Dieses Wort hört sich makaber an, ist aber ein internationaler Terminus technicus.

Er besagt, daß für eine Leiche, die aus einem Land in ein anderes transportiert wird, die Gesundheitsbehörde des Landes, in dem der Todesfall erfolgte, die Todesursache beurkundet. Die Gesundheitsbehörde des Landes, in das die Leiche verbracht wird, kann dann sicher sein, daß mit ihr keine Seuche eingeschleppt wird.

Das wäre leicht möglich gewesen, wenn ein im Ausland an Pocken Verstorbener ohne Leichenpaß in sein Heimatland transportiert worden und dort – da ja niemand die Todesursache kannte – zu einem hohen Infektionsrisiko für alle geworden wäre, die mit der Leiche zu tun hatten.

Die Leichen mit Leichenpaß stellten also kein seuchenhygienisches Problem dar. Wenn dieses Dokument aber nicht vorlag, konnte erst die Untersuchung der Leiche, die amtliche »Leichenschau«, darüber Klarheit geben, welches die Todesursache war.

Diese Untersuchung durch den Hafenarzt wurde erforderlich bei allen Todesfällen, die sich während der Reise an Bord ereignet hatten. Aber es gab auch andere.

Ich erinnere mich eines Falles, in dem ein Schiff eine in der Nordsee treibende Leiche geborgen hatte. Man führte mich in die Vorpiek, den vorderen Raum des Schiffes, wo es in unseren Breiten durch Fahrtwind und Bugwellen immer kühl ist.

Es war das Besatzungsmitglied einer norwegischen Bohrinsel, das dort auf einer Persenning lag. Der Mann trug noch seinen Arbeitsanzug, seine Schwimmweste und sogar den Schutzhelm, der so fest saß, daß auch tagelanger Wellenschlag ihn nicht verrückt hatte.

Der Norweger hatte ein paar hundert Meilen im Wasser zurückgelegt, und Gott allein weiß, wie viele davon noch lebend und um sein Leben kämpfend.

Seine signalrote Rettungsweste hatte ihn nicht retten können. Der letzte Dienst, den sie ihm erwies, war, daß sie den Ausguck des vorbeikommenden Schiffes aufmerksam machte, das ihn dann barg.

Nachdem er identifiziert werden konnte und die Todesursache – Tod durch Ertrinken – durch die Obduktion bestätigt worden war, durfte er dann endlich, mit seinem Leichenpaß versehen, seine allerletzte Reise nach Norden antreten, um dort in der heimatlichen Erde an einem stillen Fjord seine letzte Ruhe zu finden.

Nicht immer war es ein Unfall, der den Tod eines vor mir Liegenden herbeigeführt hatte.

Auch auf hoher See toben sich manchmal menschliche Leidenschaften genauso hemmungslos aus wie an Land.

An einem Sonntagvormittag klingelte bei mir zu Hause das Telefon. Die Kripo Hafen teilte mit, daß sie eine »Leichensache«, wie es im Amtsdeutsch heißt, an Bord eines Schiffes habe. Der Dampfer, ein

Spanier, würde gegen 14.00 Uhr im Industriehafen erwartet. Ob ich es einrichten könne zu kommen? Die Frageform war natürlich reine Höflichkeit, vielleicht weil es Sonntag war.

Ich fand mich also um 14.00 Uhr im Industriehafen ein. Wo sonst von früh bis spät der an- und abschwellende Lärm der arbeitenden Kräne, das laute, ächzende und durchdringend quietschende Rattern der Laufbänder und der schmetternde Aufprall der rangierenden Züge die Szene beherrschten, breitete sich jetzt sonntägliche Stille aus. Keine Bewegung war sichtbar, nichts regte sich.

Brütende Hitze lag über dem Platz. Es schien, als würde sie von dem Stahl der Schienen und den Metallkonstruktionen der Kräne und Transportbänder verstärkt in die flirrende Luft zurückgestrahlt.

Ich suchte einen schattigen Platz für meinen Wagen und stieg aus. Die Kripo war bereits da, natürlich auch die Wasserschutzpolizei. Ein Kripobeamter schlenderte heran und berichtete, daß es an Bord eine Messerstecherei gegeben habe. Dabei sei ein Seemann erstochen worden. Mehr wüßten sie auch nicht.

Der Dampfer war schon durchgeschleust und wurde gerade von zwei Schleppern an die Dalben bugsiert.

Die rot-gelb-rote spanische Flagge war auf Halbmast gesetzt, das traditionelle Zeichen der Trauer, wenn ein Besatzungsmitglied an Bord verstorben ist. Da sie bei der Windstille schlaff herunterhing, wirkte ihr Anblick für jeden, der die Bedeutung dieses Symbols kannte, besonders melancholisch.

Wir hatten dieses Symbol der Trauer ziemlich lange vor Augen, denn das Festmachen des Schiffes und das Ausbringen der Gangway dauerte an den Dalben besonders lange. Die Distanz zwischen Schiff und Pier ist hier so groß, daß die bordeigene Gangway nicht ausreicht, um sie zu überbrücken. Daher stehen in diesem Hafenbecken besonders lange, laufstegartige Gangways zur Verfügung, die von einem Kran bewegt werden.

Auch jetzt wurde die Mittagsstille abrupt von einem Kran unterbrochen, der eine der langen schweren Gangways am Stropp hängen hatte. Er jonglierte mit ihr so lange hin und her, bis sie an Deck eingefangen und festgemacht werden konnte. Dann senkte er sie ganz vorsichtig weiter, bis sie mit dem anderen Ende auf der Pier aufsetzte.

Ich stellte das Radio ab, warf die Wagentüren zu, die ich wegen der Gluthitze beide geöffnet hatte, und ging an Bord.

Der Kapitän, ein noch ziemlich junger, gutaussehender Spanier, begrüßte mich mit sehr ernstem Gesicht und berichtete über den

Vorfall.

Am Vortag war es zwischen den Seeleuten, die zu zweit in einer Kammer wohnten, zu einem heftigen Streit gekommen. Worum es dabei ging, konnte niemand sagen, da keiner dabeigewesen war. Die Leute in den benachbarten Kammern hatten nur die lauten, aufgeregten Stimmen gehört und danach das Gepolter einer offensichtlich heftigen Schlägerei. Als dann ein markerschütternder Schrei alle anderen Geräusche übertönte, stürzten sie in die Kammer, um zu sehen, was geschehen war.

Der eine Seemann lag blutend, regungslos am Boden, der andere stand genauso regungslos mit dem blutigen Messer in der Hand daneben. Er ließ sich widerstandslos entwaffnen und in einer leeren Kammer einschließen.

Die Kripobeamten gingen zusammen mit einem Wasserschutzpolizisten, der spanisch sprach, zu ihm, um eine erste Vernehmung durchzuführen.

Dann beauftragte der Kapitän seinen Ersten, mich zum Hospital zu führen, wo die Leiche sei.

»Ach ja, der Vater ist auch im Hospital«, sagte er, als ich schon aufgestanden war, um dem Ersten zu folgen.

Ich blieb stehen und sah ihn verständnislos an. Wie konnte, wenn die Sache gestern passiert war, heute schon einer der Angehörigen an Bord sein?

»Er ist unser Bootsmann«, erläuterte der Kapitän lakonisch.

Da waren also Vater und Sohn auf demselben Schiff gefahren, der Vater als Bootsmann, der Sohn als Matrose.

Bei Fischern und auch bei anderen Seemannsfamilien ist es ein alter Brauch, daß möglichst niemals zwei Männer einer Familie auf demselben Schiff fahren. In erster Linie ist das natürlich eine Vorsichtsmaßnahme, weil bei einem Schiffbruch die Familie dann »nur« einen Mann verliert. Das ist traurig, aber immer noch besser, als wenn sie gleich zwei Männer verliert, etwa Vater und Sohn oder zwei Brüder.

Daß die Anmusterung von zwei Familienmitgliedern auf demselben Schiff außerdem oft zu Reibereien führen kann, die dann das Familienleben belasten, wußten die Küstenbewohner auch.

In unserem Fall hatte es wieder kein Glück gebracht, daß Vater und Sohn auf demselben Dampfer fuhren.

War der Streit vielleicht entstanden, weil der andere über den Bootsmann geschimpft hatte und der Sohn ihn verteidigte? Hatte der andere vielleicht den Vorwurf erhoben, daß der Sohn vom Vater bei der Arbeitszuteilung bevorzugt werde oder andere Vorteile davon habe? Alle diese Möglichkeiten lassen erkennen, daß es wirklich nicht guttut, wenn zwei Männer derselben Familie auf demselben Schiff fahren, besonders wenn der eine Vorgesetzter des anderen ist.

Als der Erste die Tür des Hospitals öffnete und mich eintreten ließ, lief es mir einen Augenblick kalt über den Rücken. Der auf dem Bett liegende Tote schien mich aus riesigen dunklen Augen anzustarren.

Auf seinen Lidern lagen große Kupfermünzen. Ich weiß nicht, ob das ein archaischer Brauch der Mittelmeervölker ist, noch aus der Zeit, als man dem Toten den Obulus für den Fährmann mitgab, der ihn über den Acheron in die Unterwelt übersetzen sollte, oder ob die Münzen nur den Zweck hatten, die Augenlider völlig geschlossen zu halten.

Neben dem Bett saß auf einem einfachen Holzstuhl ein hagerer, dunkelgekleideter Mann. Er saß sehr gerade, die Hände flach auf die Knie gelegt, und starrte den Toten an. Es war der Bootsmann.

Erst nachdem der Täter fortgebracht war, hatten sie ihn in die Kammer seines Sohnes geführt. Der Kapitän hatte dort auf ihn gewartet.

Sie hatten den Toten ins Hospital getragen und auf einem Bett abgelegt. Dann hatten sich die anderen stumm zurückgezogen, bis auf den Zimmermann, mit dem der Bootsmann schon viele Jahre zusammen fuhr und dem der Kapitän einen Wink gegeben hatte, ihm behilflich zu sein.

Die beiden hatten den Toten entkleidet und ihm das Blut abgewaschen. Über die tödliche Wunde hatten sie sorgfältig ein großes Pflaster geklebt. Eine Wunde kann man nicht einfach offen lassen. Dann hatten sie, wie sie es von zu Hause kannten, ein weißes Hemd im Rücken aufgeschnitten und es dem Toten von vorne angelegt. Nun hatte er sein Totenhemd an.

Dann hatten sie ihm die Hände gefaltet, der Vater hatte ihm die Haare gekämmt und ihm die Münzen auf die Augenlider gelegt.

Zuletzt war er in seine Kammer gegangen, hatte sich gewaschen und rasiert und seinen schwarzen Feiertagsanzug angelegt, ganz so, als wenn er zur Kirche ginge.

Als er ins Hospital zurückkam, ließ ihn der Zimmermann allein.

Der Vater hielt bei seinem toten Sohn die Totenwache. Er saß bei ihm die ganze Nacht und den folgenden Vormittag.

Was mag in ihm vorgegangen sein, wie viele Erinnerungen in ihm aufgestiegen sein, als er über das Leben seines Jungen, der jetzt so bleich und still vor ihm lag, nachdachte?

Als wir das Hospital betraten, erhob er sich. Er wußte, daß seine Totenwache nun beendet war.

Der Erste erklärte ihm halblaut, wer ich war und wie nun alles weitergehen würde.

Ich drückte dem Vater nur wortlos die Hand, jede Beileidsformel war überflüssig.

Er wußte, daß sein toter Sohn nun nicht mehr ihm gehörte. Zum Abschied berührte er noch einmal leicht seine gefalteten Hände.

Dann nickte er uns knapp zu und verließ aufrecht und ohne sich noch einmal umzuwenden den Raum.

Die große Würde, mit der dieser einfache Mann einen so grausamen Schicksalschlag ertrug, wird mir unvergeßlich bleiben.

Als ich zwei Tage später wieder auf das Schiff kam, um die Besatzung für die nächste Reise zu impfen, wehte die Flagge wieder auf Vollstock.

Wie der Kapitän mir berichtete, hatte der Bootsmann abgemustert, um bei der Familie zu sein, wenn der tote Sohn heimkehrte. Agentur und Konsulat hätten sich vorbildlich um alles gekümmert.

Als ich wieder an Deck kam und zur Gangway ging, wurden schon die Lukendeckel geschlossen.

Ihr donnerndes Poltern verkündete, daß das Leben weiterging, für das Schiff, für den Hafen und für den Hafenarzt.